"十三五"国家重点图书出版规划项目

上海高校服务国家重大战略出版工程

毕业后医学教育出版工程

Nuclear Medicine

CASE STUDY

名誉总主编　王振义 汤钊猷

总　主　编　黄　红 李宏为

执行总主编　张　勘

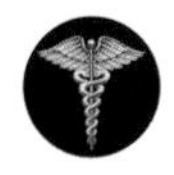

住院医师规范化培训示范案例丛书

住院医师规范化培训 核医学科示范案例

本册主编：黄　钢　王　辉

副主编：刘建军　吕中伟　石洪成　赵晋华　李　彪　左长京

组织编写：上海市卫生与计划生育委员会

上海市医药卫生发展基金会

上海市住院医师规范化培训事务中心

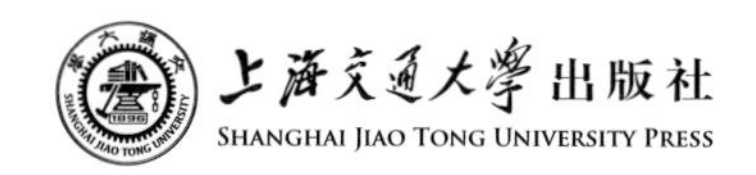

上海交通大学出版社

SHANGHAI JIAO TONG UNIVERSITY PRESS

内容提要

本书主要作为核医学住院医师规范化培训教材，突出毕业后医学教育特点，简化基础知识、基础理论；强化核医学技术的操作和临床应用，强调以疾病为导向的核医学技术的规范化应用；使核医学住院医师通过培训打下扎实的临床工作基础，掌握核医学科常见疾病的诊疗常规和临床路径，从而具有独立从事核医学科临床工作的能力。

图书在版编目(CIP)数据

住院医师规范化培训核医学科示范案例/黄钢，王辉主编.—上海：上海交通大学出版社，2016

(住院医师规范化培训示范案例丛书)

ISBN 978-7-313-15072-1

Ⅰ.①住… Ⅱ.①黄…②王… Ⅲ.①核医学—岗位培训—自学参考资料 Ⅳ.①R81

中国版本图书馆CIP数据核字(2016)第119306号

住院医师规范化培训核医学科示范案例

主　　编：黄　钢　王　辉

出版发行：上海交通大学出版社　　地　　址：上海市番禺路951号

邮政编码：200030　　电　　话：021-64071208

出 版 人：韩建民

印　　制：苏州市越洋印刷有限公司　　经　　销：全国新华书店

开　　本：889mm×1194mm　1/16　　印　　张：16

字　　数：470千字

版　　次：2016年6月第1版　　印　　次：2016年6月第1次印刷

书　　号：ISBN 978-7-313-15072-1/R

定　　价：78.00元

“住院医师规范化培训示范案例”

丛书编委会名单

本书编委会名单

主　编　黄　钢　王　辉

副主编　刘建军　吕中伟　石洪成　赵晋华　李　彪　左长京

编　委

黄　钢　上海健康医学院

刘建军　上海交通大学医学院附属仁济医院

李　彪　上海交通大学医学院附属瑞金医院

王　辉　上海交通大学医学院附属新华医院

石洪成　复旦大学附属中山医院

刘兴党　复旦大学附属华山医院

赵晋华　上海交通大学附属上海市第一人民医院

罗全勇　上海交通大学附属上海第六人民医院

谢文晖　上海交通大学附属上海胸科医院

左长京　第二军医大学附属上海长海医院

吕中伟　同济大学附属上海第十人民医院

蔡金来　同济大学附属上海杨浦区中心医院

赵　军　同济大学附属上海东方医院

孙晓光　上海交通大学医学院附属仁济医院

王　成　上海交通大学医学院附属仁济医院

序

Forword

住院医师规范化培训是毕业后医学教育的第一阶段，是医生成长的必由之路，是提高医疗技术和服务水平的需要，也是提升基层医疗机构服务能力，为基层培养好医生，有效缓解"看病难"的重要措施之一，是深化医药卫生体制改革的重要基础性工作。

自2010年以来，在市政府和国家卫计委的大力支持和指导下，上海根据国家新一轮医改精神，坚持顶层设计，探索创新，率先实施与国际接轨的住院医师规范化培训制度，并把住院医师规范化培训合格证书作为全市各级公立医院临床岗位聘任和晋升临床专业技术职称的必备条件之一。经过6年多的探索实践，上海市已构建了比较完善的组织管理、政策法规、质控考核、支撑保障等四大体系，在培养同质化、高水平医师队伍方面积累了一定的经验，也取得了初步成效。

因一直立足于临床一线，对医生的培养特别是住院医师规范化培训工作有切身体验，我曾希望编写一套关于"住院医师规范化培训"的教材。如今，由上海市卫生计生委牵头组织编写的这套"住院医师规范化培训示范案例"丛书书稿已出炉，不觉欣然。丛书以住培期间临床真实案例为载体，按照诊疗流程展开，强调临床思维能力的培养，病种全、诊疗方案科学严谨、图文并茂，是不可多得的临床诊疗参考读物，相信会对住院医师临床思维能力和技能培训有很大帮助。这套图书是上海医疗界相关专家带教经验的传承，也是上海6年来住院医师培养成果的集中展示。我想这是上海住院医师规范化培训工作向国家交出的一份阶段性答卷，也是我们与其他兄弟省市交流的载体；它是对我们过去医学教育工作的一种记录和总结，更是对未来工作的启迪和激励。

借此机会，谨向所有为住院医师规范化培训工作做出卓越贡献的工作人员和单位，表示衷心的感谢，同时也真诚希望这套丛书能够得到学界的认可和读者的喜爱。我期待并相信，随着时间的流逝，住院医师规范化培训的成果将以更加丰富多彩的形式呈现给社会各界，也将愈发彰显出医学教育功在当代、利在千秋的重大意义。

是为序。

王振义

2016年3月

前言

Preface

2013年7月5日，国务院7部委发布《关于建立住院医师规范化培训制度的指导意见》，要求全国各省市规范培训实施与管理工作，加快培养合格临床医师。到2020年，在全国范围内基本建立住院医师规范化培训制度，形成较为完善的政策体系和培训体系，所有新进医疗岗位的本科及以上学历临床医师均接受住院医师规范化培训，使全国各地新一代医师的临床诊疗水平和综合能力得到切实提高与保障，造福亿万人民群众。

上海自2010年起在全市层面统一开展住院医师规范化培训工作，在全国先试先行，政府牵头、行业主导、高校联动，进行了积极的探索，积累了大量的经验，夯实了上海市医药卫生体制改革的基础，并积极探索上海住院医师规范化培训为全国服务的途径，推动了全国住院医师规范化培训工作的开展。同时，上海还探索住院医师规范化培训与临床医学硕士专业学位研究生教育相衔接，推动了国家医药卫生体制和医学教育体制的联动改革。上海的住院医师规范化培训制度在2010年高票入选年度中国十大最具影响力医改新举措，引起社会广泛关注。

医疗水平是关系国人身家性命的大事，而住院医师规范化培训是医学生成长为合格医生的必由阶段，这一阶段培训水平的高低直接决定了医生今后行医执业的水平，因此其重要性不言而喻，它肩负着为我国卫生医疗事业培养大批临床一线、具有良好职业素养的医务人员的历史重任。要完成这一历史重任，除了构建合理的培养体系外，还需要与之相配套的文本载体——教材，才能保证目标的实现。目前国内关于住院医师规范化培训方面的图书尚不多见，成系统的、以临床能力培养为导向的图书基本没有。为此，我们在充分调研的基础上，及时总结上海住院医师规范化培训的经验，编写一套有别于传统理论为主的教材，以适应住院医师规范化培训工作的需要。

本套图书主要围绕国家和上海市出台的《住院医师规范化培训细则》规定的培训目标和核心能力要求，结合培训考核标准，以《细则》规定的相关病种为载体，强调住院医师临床思维能力的构建。

本套图书具有以下特点：

(1) 体系科学完整。本套图书合计23册，不仅包括内、外、妇、儿等19个学科(影像分为超声、放射、核医学3本)，还包括《住院医师法律职业道德》和《住院医师科研能力培养》这两本素质教育读本，体现了临床、科研与医德培养紧密结合的顶层设计思路。

(2) 编写阵容强大。本套图书的编者队伍集聚了全上海的优势临床医学资源和医学教育资源，包括瑞金医院、中山医院等国家卫生计生委认定的“住院医师规范化培训示范基地”，复旦大学“内科学”等15个国家临床重点学科，以及以一批从医30年以上的医学专家为首的、包含1000多名临床医学专家的编写队伍，可以说是上海各大医院临床教学科研成果的集中体现。

(3) 质量保障严密。本套图书编写由上海市医师协会提供专家支持，上海市住院医师规范化培训专家委员会负责审核把关，构成了严密的质量保障体系。

(4) 内容严谨生动，可读性强。每本图书都以病例讨论形式呈现，涵盖病例资料、诊治经过、病例分析、处理方案和基本原则、要点与讨论、思考题以及推荐阅读文献，采取发散性、启发式的思维方式，以《住院医师规范化培训细则》规定的典型临床病例为切入点，详细介绍了临床实践中常见病和多发病的标准诊疗过程和处理规范，致力于培养住院医师“密切联系临床，举一反三”的临床思维推理和演练能力；图书彩色印刷，图文并茂，颇具阅读性。

本套图书的所有案例都来自参编各单位日常所积累的真实病例，相关诊疗方案都经过专家的反复推敲，丛书的出版将为广大住院医师提供实践学习的范本，以临床实例为核心，临床诊疗规范为基础，临床思维训练为导向，培养年轻医生分析问题、解决问题的能力，培养良好的临床思维方法，养成人文关怀情操，必将促进上海乃至国内住院医师临床综合能力的提升，从而为我国医疗水平的整体提升打下坚实的基础。

本套图书的编写得到了国家卫生与计划生育委员会刘谦副主任、上海市浦东新区党委书记沈晓明教授的大力支持，也得到了原上海第二医科大学校长王一飞教授，王振义院士，汤钊猷院士，戴尅戎院士的悉心指导，上海市医药卫生发展基金会彭靖理事长和李宣海书记为丛书的出版给予了大力支持。此外，上海市卫生与计划生育委员会科教处、上海市住院医师规范化培训事务中心以及各住院医师规范化培训基地的同事都为本套图书的出版做出了卓越贡献，在此一并表示感谢！

本套图书是上海医疗卫生界全体同仁共同努力的成果，是集体智慧的结晶，也是上海多年住院医师规范化培训成效的体现。在住院医师规范化培训已在全国开展并广为接受的今天，相信这套图书的出版会在培养优秀的临床应用型人才中发挥应有的作用，为我国卫生事业发展做出积极的贡献。

“住院医师规范化培训示范案例”编委会

编写说明

Instructions

核医学是应用放射性核素示踪技术进行疾病诊断、治疗和研究的一门新兴学科，是临床医学实践的一个重要组成部分。核医学技术可以能够灵敏而准确地显示和分析机体脏器的功能、代谢、血流、受体密度和基因的分布和动态过程，在机体病理生理变化的检测中具有独特的作用，为临床诊断、治疗监测和医学研究提供准确量化的科学依据。而随着分子医学和医学影像学技术的发展，核医学也成为分子影像学的重要组成部分，是实现转化医学、精准医学临床实践的一个关键要素。

全书内容共分为13章，主要内容包括核医学基础、体外分析、核医学影像及核素治疗。第1～2章主要介绍了核医学概念，以及与核医学相关的仪器设备、图像处理等。通过简要介绍，使读者首先熟悉核医学所涉及的成像原理及基本技术；第3～11章主要通过对临床常规应用的各种核医学显像技术的操作规范、图像特点以及临床价值进行系统阐述，使读者对核医学在疾病诊断中的规范化应用能够充分掌握和理解。第12章主要阐述了核医学治疗技术的特色及其临床价值，使读者能够对具有核医学特色的治疗技术具有一定的了解。第13章系统介绍了免疫检测分析技术，使读者熟悉放射性示踪技术在体外分析方面的应用。住院医师规范化培训属于毕业后医学教育的范畴。其目的是期望通过1～3年的规范化培训，使住院医师打下扎实的核医学科临床工作基础。能够掌握核医学科常见疾病的诊疗常规和临床路径；熟悉各轮转科室的诊疗技术；了解核医学和放射学的现状及发展前景。培训结束时，住院医师能够具有良好的职业道德和人际沟通能力，具有独立从事核医学科临床工作的能力。为此，本书编写中也期望首先突出毕业后医学教育特点，简化基础知识、基础理论；强化核医学技术的操作和临床应用，强调核医学影像与其他医学影像的融合，强调以疾病为导向的核医学技术的规范化应用。本书主要作为核医学住院医师规范化培训教材，也可以作为核医学研究生以及核医学大型设备上岗证的辅助参考书。

由于本书编写的任务重，时间紧。上海市核医学专委会专家组组织专家在最短的时间内完成编写任务。参加本书编写的所有人员有一个共同心愿，就是齐心协力精诚合作、严肃认真群策群力，力求做到系统、规范、准确。但限于作者的水平，本书难免存在一些不足之处，恳请核医学同行和读者给予斧正，在此先致谢意。

黄 钢 教授 博士生导师

上海健康医学院

目录

Contents

第1章 概论

核医学是一种利用放射性核素进行靶分子标记，并利用释放出来的 γ 射线进行成像的一种分子影像技术，它是一种功能性显像技术，可以显示放射性药物流经或选择性聚集在靶器官内的动态和(或)静态分布状况，揭示脏器和病灶的功能、血流和代谢情况。它也是一种定量显像技术，能够通过动态采集技术和定量分析技术，获得定量或半定量诊断参数，更为精确地分析病变性质。目前，分子影像、精准影像、定量影像已经成为医学影像发展的重要方向。

1.1 核医学显像基本原理

具有功能或分子靶向作用的显像剂是核医学影像能够显示生理或病理组织功能或分子表达程度的关键，也是核医学影像与结构性成像(CT 或 MRI)截然不同之处。由于所应用的核医学显像剂的不同，核医学影像可以从不同的角度或层面对疾病的病理生理过程进行图像显示，对于阐述和解释疾病的全貌、预测疾病发展的转归以及判断疾病的疗效具有重要意义。目前临床实践中已经应用的显像剂大致可以分为以下几类：

1.1.1 血流灌注显像剂

这些显像剂可以被正常的组织细胞摄取，摄取程度和组织的局部血流量呈正比。当局部正常组织由于血流减少或阻断发生组织缺血或坏死时，核医学图像可表现为稀疏(显像剂摄取较正常减低)或缺损(完全无显像剂摄取)。临床应用主要包括心肌血流灌注显像剂^{99m}Tc－MIBI、脑血流灌注显像剂^{99m}Tc－ECD 等。

1.1.2 物质合成显像剂

这些显像剂可以作为机体内某些物质合成(如激素)的底物而被正常的组织细胞或病理组织摄取，摄取程度和正常的组织细胞或病理组织对该物质的合成功能直接相关。当正常组织或病理组织合成功能亢进，核医学图像可表现为浓聚(显像剂摄取较正常增高)；当正常组织或病理组织合成功能减低，核医学图像可表现为稀疏或缺损。临床应用主要包括合成甲状腺激素和肾上腺皮质激素的底物^{131}I 和^{131}I 标记的胆固醇等显像剂。

1.1.3 物质代谢显像剂

这些显像剂在机体内正常的组织细胞或病理组织行使某些生理功能时被组织细胞或病理组织所摄取，摄取程度和正常的组织细胞或病理组织具备的生理功能状态直接相关。当正常组织或病理组织的代谢功能增加，核医学图像可表现为浓聚；当正常组织或病理组织的代谢功能减低，核医学图像可表现为稀疏或缺损。而且，核医学图像还可以通过对该功能显像剂的时间摄取曲线进行拟合，进行定量分析组织的功能状态。临床应用主要包括反映葡萄糖代谢功能的显像剂^{18}F－FDG；反映肝胆系统分泌功能的显像剂^{99m}Tc标记的亚氨二乙酸(^{99m}Tc－iminodiacetic acid，^{99m}Tc－IDA)；反映肝、脾、骨髓和淋巴系统中单核-吞噬细胞功能的显像剂^{99m}Tc－硫化锑胶体(^{99m}Tc－antimony sulphide colloid，^{99m}Tc－ASC)。反映骨骼系统中成骨细胞功能的显像剂^{99m}Tc－亚甲基二膦酸盐(^{99m}Tc－MDP)等。

1.1.4 分子通过显像剂

这些显像剂主要利用自身的颗粒大小、电荷状态等物化状态，滞留在体液中，显示机体内体液(如血液、脑脊液、尿液等)的流动或滤过状态。当组织中体液的流动或滤过异常，核医学图像可显示表现为流动或滤过的远端出现稀疏或浓聚。核医学图像还可以通过对显像剂的时间摄取曲线进行拟合，进行定量分析组织的流动或滤过功能。临床应用主要包括用于显示脑脊液漏出和肾小球滤过功能的显像剂^{99m}Tc－二乙三胺五醋酸(^{99m}Tc－DTPA)；用于显示心血管功能和肠道出血的显像剂^{99m}Tc－RBC等。

正是通过这些不同性质显像剂的应用，核医学影像才能为临床实践提供丰富的功能信息，为临床诊断和鉴别诊断、预测疾病发展的转归以及判断疾病的疗效提供有效的帮助。如^{18}F－FDG PET/CT全身显像在恶性肿瘤良、恶性鉴别、临床分期、疗效观察中的应用；^{99m}Tc－MIBI SPECT/CT显像在冠心病的诊断、危险度分层及存活心肌的判断等方面的应用；^{99m}Tc－MDP SPECT在转移性骨肿瘤的应用等，核医学影像已经成为临床实践中的常规，是临床医生必备和必须了解的影像技术之一。

1.2 核医学显像基本程序

核医学图像是一种集解剖、形态、功能、代谢等信息为一体的分子探针分布影像图。真实而清晰的核医学图像是进行准确分析和定量的基础，也是实现核医学成像准确与进行临床诊断的基础。

1.2.1 显像前患者准备

核医学显像是一种功能性的显像技术，靶器官的功能、血流和代谢等动态情况均可能影响图像的质量和分析。因此，核医学显像前患者的准备非常重要，可以排除生理或病理干扰因素，获得满意的图像。如进行^{18}F－FDG PET/CT显像前，我们一般均要求患者禁食4～6 h以上，以保证^{18}F－FDG PET/CT图像质量。

1.2.2 图像采集

选择合适的图像采集参数对于提高图像信噪比、减少图像伪影具有重要意义。图像采集参数主要包括准直器的选择，能窗和能峰的选择，矩阵的选择，采集时间和采集速度的选择，等等。采集足够的放射性计数是实现优质核医学图像的关键因素之一。

1.2.3 图像处理

图像处理主要包括图像重建、图像切层以及衰减校正等因素。一般而言，临床需要根据图像采集所获得的放射性计数、靶器官的大小和显像类型对图像处理参数进行优化，从而获得一幅优质的核医学图像。

1.2.4 图像分析

在进行图像分析前，首先要分析原始图像是否存在位移、放射性计数分布状况以及有无其他伪影等。目前，图像分析方法主要包括视觉分析法、半定量分析法以及绝对定量分析法。

(1) 视觉分析法：视觉分析是最常见的方法。主要指通过目测观察核医学图像中靶器官或靶病灶中显像剂的分布，以及与周围组织的对比情况，主观性较强。

(2) 半定量分析法：半定量分析方法主要是利用感兴趣区技术对靶器官或靶病灶的放射性摄取程度进行比较分析。主要包括靶病灶/非靶组织的放射性药物摄取比值(T/NT)和标准摄取值两种方式。

(3) 绝对定量分析法：根据放射性药物在体内的清除特征，建立房室模型和进行动态采集，可以在体内进行组织内示踪剂的放射性活度绝对测量，灵敏度高，能够在很短的时间内对放射性分布的变化进行准确定量，获得显像剂反映的生化、生理和药理特征。但由于绝对动态定量分析需要动态采集模式，显像所能够覆盖病灶的区域也仅仅一个床位（15～20 mm），还需要有创采集动脉血样，因此，目前临床实践中受到限制。

1.3 核医学显像基本类型

1.3.1 平面显像、断层显像和全身显像

（1）平面显像（planar imaging）：指对靶器官单一方向所有释放的 γ 射线进行采集的成像技术。平面显像可以简单快捷地反映靶器官的功能。但是，平面显像不能鉴别重叠位置放射性分布，可以根据显像目的需要进行多方位平面显像。

（2）断层显像（tomography）：指对靶器官所释放的 γ 射线沿机体长轴进行多平面采集，并通过计算机对原始投影图像进行重建，从而获得靶器官的横断面、冠状面和矢状面等三维断层图像。断层采集时间相对平面显像要长，对计算机的运行速度要求也更高。

1.3.2 局部显像和全身显像

（1）局部显像：指在一个体位对引入机体内的放射性核素所释放的 γ 射线进行局部采集的成像模式。

（2）全身显像：是指对引入机体内的放射性核素所释放的 γ 射线进行全身采集的成像模式，如全身骨显像、全身肿瘤显像等，其优势是可以通过一次成像了解放射性药物在全身的分布情况。

1.3.3 静态显像和动态显像

（1）静态显像（static imaging）：指在一个时间间期内对靶器官所有释放的 γ 射线进行采集的成像技术。静态显像选择的时间间期一般是在显像剂摄取达到高峰，且与周围组织本底的靶本比达到清晰显示的时间点。由于静态显像可以根据需要采集足够的放射性计数，图像较为清晰，分辨率较高。

（2）动态显像（dynamic imaging）：指对靶器官所有释放的 γ 射线进行连续采集的成像技术。动态显像是核医学成像的一个优势，可以反映特定放射性药物被靶器官随着时间变化进行摄取和洗脱的动态变化过程，非常适用于脏器功能的判断。而且，通过建立数学模型，还可以对动态显像数据进行定量分析。

（3）门控显像：指通过机体生理信号触发模式进行图像采集的成像技术。门控采集一般需重复采集多次，并将各次采集同时相的信息都重建出具有门控信息的图像。门控采集可以减少生理运动所带来的伪影，增加图像分辨率，并可以通过计算获得功能参数。

1.3.4 阳性显像和阴性显像

（1）阴性显像（negative imaging）：又称“冷区”显像（cold spot imaging）。靶向性放射性药物能够被正常功能的组织器官摄取，在图像中表现为高放射性背景；而功能减低或失去正常功能的组织不能摄取特定放射性药物，在图像中表现为冷区。目前，阴性显像主要应用在反映脏器功能和血流灌注等方面。

（2）阳性显像（positive imaging）：又称“热区”显像（hot spot imaging）。靶向性放射性药物被病灶组织摄取，在图像中表现为热区；而病灶周围的正常组织或器官并不能摄取特定放射性药物，在图像中表现为低放射性或无放射性背景。目前，阳性显像主要应用在反映具有异常功能的病灶。

1.3.5 早期和延迟显像

（1）早期显像（early imaging）：指靶向放射性药物引入体内后的第一个时间点进行图像采集的成像方式。显像的时间点与放射性药物的显像原理密切相关。

（2）延迟显像（delay imaging）：是相对早期显像而言，指在靶向放射性药物引入体内第一个时间点进行显像后，经过一定时间后再次进行图像采集的成像方式。延迟显像的目的主要是改善早期显像对

于病灶性质判断的不足。

1.3.6 静息和负荷显像

(1) 静息显像(rest imaging):指基础状态下,通过成像设备对靶器官所有释放的γ射线进行采集的成像技术。核医学大部分成像方法均是静息显像。

(2) 负荷显像(stress imaging):也称为运动显像,是指在运动或药物介入状态下采集靶器官放射性分布的成像方式,一般与静息显像联合使用。负荷显像主要用于脏器储备功能的检查,可以检测静息显像时不能发现的病变。

1.3.7 单光子成像和正电子成像

根据显像设备和图像采集原理的不同,核医学成像技术可以分为单光子成像和正电子成像。

(1) 单光子成像(single photo imaging):主要指通过γ相机或SPECT显像设备对放射性核素释放的γ射线进行采集处理的成像技术。目前,在单光子成像中应用最普遍的放射性核素是^{99m}Tc,其释放的γ射线能量约140 keV。

(2) 正电子成像(positron imaging):主要指通过PET或双探头SPECT显像设备及符合采集原理,对发生正电子衰变的放射性核素经过湮灭辐射产生能量为511 keV的一对γ射线进行同时采集的成像技术。目前,在正电子成像中应用中最为普遍的放射性核素是^{18}F和^{11}C。

(刘建军　黄　钢)

第2章

核医学基础知识

2.1 核物理基础

2.1.1 原子核

(1) 原子结构:原子由质子、中子和电子组成。各种元素的原子组成不同,但其基本结构相似。

(2) 原子核结构:原子的中心是原子核,带有正电荷;原子核仅占极小的空间,但它几乎集中了原子的全部质量。

(3) 放射性与放射性核素:原子核里的中子和质子的数量比例有固定的规律,无论是中子过多还是质子过多,都会使原子核失去稳定性,发生自发性核内成分或能态的变化,使之成为不稳定性核素。不稳定性核素经过自发性内部结构或能态的调整使其趋于稳定,这种自发性的变化过程称为核衰变。在核衰变的同时,它将释放一种或多种射线,这种性质称为放射性(radioactivity)。不稳定性核素又称放射性核素(radioactive nuclide)。

2.1.2 核的放射性衰变

(1) α 衰变(α decay):放射性核素的核自发地放射出 α 粒子的衰变称为 α 衰变。核素衰变后,其质量数 A 要减少 4,其质子数即原子序数 Z 要减少 2。

(2) β^- 衰变(β^- decay):放射性核素的核自发地放射出电子的衰变称为 β^- 衰变。此时放射出的电子称为 β^- 粒子。核素衰变后,其质量数 A 不变,其质子数即原子序数 Z 要增加 1。

(3) β^+ 衰变(β^+ decay):放射性核素的核自发地放射出正电子的衰变称为 β^+ 衰变。此时放射出的正电子称为 β^+ 粒子。核素衰变后,其质量数 A 不变,其质子数即原子序数 Z 要减少 1。

(4) 电子俘获(electron capture, EC):如果放射性核素为富质子核素,但又达不到作 β^+ 衰变的条件,则原子核可以从核外靠近核的内层电子轨道上(通常是 K 层,有时是 L 层)夺取一个绕行电子,用这个电子使核内一个质子转变成一个中子。

(5) γ 衰变(γ decay):处于激发态的原子核,在不到 1 μs 的时间内退激回到基态并以 γ 光子的形式释放出多余的能量,此过程称为 γ 衰变。

(6) 内转换(internal conversion):原子核由激发态向基态跃迁时,可以将多余的能量直接传给核外电子,使之获得足够的能量脱离轨道成为自由电子(free electron),这一过程叫内转换。由内转换放射出的自由电子称内转换电子(internal conversion electron)

2.1.3 放射性活度

(1) 放射性活度:放射性活度是描述放射性核素放射性程度的一个物理量,即单位时间内,放射性物质核衰变的次数称为放射性活度。

(2) 放射性活度单位:现用国际制单位专用名称是贝可(Becqerel, Bq)。过去活度沿用居里(Curie, Ci)为专用单位。居里和贝可之间的换算关系为:$1\ Ci = 3.7 \times 10^{10}\ Bq$;$1\ mCi = 37\ MBq$;$1\ Bq \approx 2.703 \times 10^{-11}\ Ci$。

2.1.4 放射性核素的衰变规律

(1) 衰变规律:假定在 $t = 0$ 时刻,有 N_0 个放射性原子核,经过 t 时间衰变后,放射性原子核数变成 N 个。放射性核素的衰变服从指数衰减规律:$N = N_0 e^{-\lambda t}$,式中,λ 为衰变常数。

(2) 衰变常数:衰变常数 λ 是放射性核素的固有常数,只由核素的放射性决定。对于确定的放射性核素,衰变常数 λ 是一个恒量。衰变常数 λ 的物理意义:在单位时间内衰变的原子核数占原子核总数的百分率。λ 的单位为 s^{-1}。衰变常数 λ 越大,放射性核素衰变越快;反之,λ 越小,放射性核素衰变就越慢。

(3) 半衰期:放射性核素衰变到原有核数一半所需时间称为半衰期。通常用 $T_{1/2}$ 表示。$T_{1/2} = \ln 2/\lambda = 0.693/\lambda$。可见,半衰期与衰变常数成反比,衰变常数大的核素半衰期短,放射性核素衰变得快。

在实际应用中,常常计算经过若干个半衰期后,放射性核素活度还有原来的多少分之一。设 $t = nT_{1/2}$ $n = 1, 2, 3$ 正整数表示半衰期的个数,则得:$A = A_0 (1/2)^n$,在防护、放射性废物处理及剂量估算中,常利用此式方便快捷地估算放射性活度值。

(4) 递次衰变:放射性核素经过两次以上的衰变,变成稳定核素,称之为递次衰变。递次衰变得到的子核称为第二、三、四代子核……第 n 代子核。递次衰变系列称为放射系。在某个递次衰变系列中,母核的衰变符合指数衰变规律,子核的数量及活度受制于其上代母核的衰变,不符合指数衰变规律。

2.1.5 射线与物质的相互作用

射线与物质的相互作用是产生辐射生物效应和放射性探测、核医学显像和放射性核素治疗的物理基础。当射线在某种物质中穿行时,射线要与物质相互作用,作用结果可使射线能量损失甚至消失(转化成其他的粒子或能量)。

2.1.5.1 带电粒子与物质的相互作用

(1) 电离(ionization):射线使物质原子变成离子对的现象就是电离,射线所具有的这种作用就叫做电离作用。核外轨道电子要脱离原子的束缚,必须获得足够的能量,射线产生电离作用时将损失能量。

(2) 激发(excitation):如果射线给予原子核外束缚电子的能量不足以使原子电离,即不足以使轨道电子变成自由电子,而只是使它从内层低能级轨道跳到较外层的高能级轨道上,此时,原子就处于激发状态,这一过程就是激发。处于激发状态的原子是不稳定的,它不能维持很久,一般很快就要从激发态跃迁到低能的基态,同时放出能量。激发总是与射线相伴而生的。目前用于探测 β 射线和 γ 射线的闪烁计数器的原理正是利用射线的激发作用。

(3) 轫致辐射(bremsstrahlung):当快速运动的电子经过原子核附近时,受到库仑场的加速,就会辐射电磁波,称之为轫致辐射。轫致辐射的穿透力比 β 射线强得多,因此在 β 核素的防护中,使用双层材料屏蔽,内层为低原子序数材料,降低轫致辐射;外层为高原子序数材料,吸收轫致辐射。

(4) β^+ 粒子的湮灭辐射(annihilation radiation):自然界无独立存在的正电子(β^+ 粒子),原子核发生衰变时从核内发射出来的正电子寿命很短,它与物质相互作用,通过电离、激发、辐射将其能量很快耗尽,然后和物质中的一个负电子相结合,并且正电子和负电子同时消失,这两个粒子的静止质量以两个光子的形式发射出来,每个光子的能量为 0.511 MeV,相当于一个电子的质量。这一过程称为湮灭辐射(annihilation radiation),或正电子湮灭,也称为质湮辐射。

(5) β 粒子的吸收(absorption)和射程:β 粒子在介质中穿行时,不断地使径迹周围的原子发生电离、激发或发生韧致辐射，同时损失自己的能量，随着β能量的减少和速度的减慢，电离密度迅速增加，能量损失也越来越快，直至耗尽为止。β粒子能量耗尽而停止下来，被介质原子所俘获。β粒子的射程也叫全吸收厚度，是指β粒子全部被吸收所需要的介质厚度。

2.1.5.2　γ(X)射线与物质的相互作用

γ射线与物质的相互作用比α和β都复杂得多，作用方式主要有光电效应、康普顿效应和电子对效应。

(1) 光电效应(photoelectric effect)：当γ光子与介质原子中束缚电子作用时，光子把全部能量传给某个束缚电子，使之发射出去，而光子本身消失，这个过程就叫光电效应。光电效应中发射出来的电子称为光电子。光电子为内层电子。发射了光电子的原子，会在光电子所在的内层留下空缺，使原子处于激发态，又会产生特征X射线或俄歇电子。

(2) 康普顿效应(compton effect)：γ光子在与原子发生弹性碰撞时，把一部分能量转移给电子，使它脱离原子发射出去，而γ光子的能量和运动方向发生变化，这个过程称为康普顿效应，也称康普顿散射。康普顿散射中发射出去的电子称为康普顿电子，也称为反冲电子。而能量和运动方向发生变化了的γ光子称为散射光子。散射光子与入射光子的夹角，称为散射角。康普顿效应可以认为是具有中等能量的γ光子与动能为零的自由电子之间的弹性碰撞。入射光子的能量和动量就在反冲电子和散射光子两者之间进行分配。康普顿电子与光电子相似，也能引起电离激发作用。

(3) 电子对效应(electron pair effect)：具有高能量的γ光子，从原子核旁经过时，在原子核的库仑场作用下，γ光子可以转化为一个正电子和一个负电子，这种过程叫电子对效应，也称为电子对的产生。γ光子在物质中产生电子对效应必须具备两个条件：①必须有原子核参加；②γ光子的能量必须大于正负电子对的静止能量，即 $2\,m_ec^2 = 2 \times 0.511 = 1.022$ MeV。

入射的高能γ光子的能量(hν)除一部分转变为正负电子对的静止能量(1.022 MeV)外，其余就作为正负电子的动能。电子对效应产生的负电子，类似于光电子和反冲电子，也能使介质电离。而电子对效应产生的正电子，在介质中通过电离和辐射损失动能之后，将和物质中的一个自由电子相互结合发生湮灭辐射。

γ光子的三种效应，不仅与γ光子的能量有关，而且与吸收介质的原子序数Z值有关。光电效应和康普顿效应发生的概率随着γ光子能量的增加而减小。而电子对效应出现在γ光子能量大于1.02 MeV以后。

2.1.6　电离辐射量及其单位

2.1.6.1　照射量与照射量率

(1) 照射量(exposure)：指在单位质量的空气中，由光子(X射线或γ射线)产生的一种符号离子总电荷的绝对值。其国际单位为：库仑每千克，用C/kg表示。非国际单位为伦琴(Roentgen)，用符号R表示。伦琴与库仑每千克之间的换算关系为：$1\text{R} = 2.58 \times 10^{-4}$ C/kg。

(2) 照射量率(exposure rate)：单位时间的照射量。其国际制单位为：库仑每千克·每秒，用符号 $\text{C} \cdot \text{kg}^{-1} \cdot \text{s}^{-1}$ 表示。其专用单位有：伦琴每秒(R/s)、伦琴每分(R/min)、伦琴每小时(R/h)等。

$1\ \text{R/s} = 2.58 \times 10^{-4}\ \text{C} \cdot \text{kg}^{-1} \cdot \text{s}^{-1}$；$1\ \text{R/min} = 1.548 \times 10^{-2}\ \text{C} \cdot \text{kg}^{-1} \cdot \text{s}^{-1}$；$1\ \text{R/h} = 0.9288\ \text{C} \cdot \text{kg}^{-1} \cdot \text{s}^{-1}$。

2.1.6.2　吸收剂量与吸收剂量率

1) 吸收剂量(absorbed dose)

吸收剂量是指单位质量的物质吸收的射线能量。其国际单位为：焦耳每千克，记作J/kg或 $\text{J} \cdot \text{kg}^{-1}$。它的专名为：gray(戈瑞)，记作Gy。(1 Gy=1 J/kg)。在实际应用中，有时戈瑞显得偏大，常用毫戈瑞mGy、微戈瑞μGy。另外一个非国际单位制的专用单位：Rad(拉德，也称作“瑞德”)。拉德与戈瑞的关系为：$1\ \text{Rad} = 10^{-2}$ Gy。

2）吸收剂量率(absorbed dose rate)

单位时间内的吸收剂量。其国际制单位为：戈瑞每秒，记作 Gy/s 或 $Gy \cdot s^{-1}$。在实际应用中，有时也使用毫戈瑞每秒(mGy/s)、微戈瑞每秒(μGy/s)。

3）当量剂量与当量剂量率

(1) 剂量当量(dose equivalent)：剂量当量(H)为组织中某一点的吸收剂量(D)、射线的品质因数(Q)和其他一些修正因数(N)的乘积，即 $H = D \cdot Q \cdot N$，由此可见，剂量当量实为经过适当修正后的吸收剂量，如表 2-1 所示。

表 2-1　不同种类射线的品质因数(Q)

射线种类	品质因数(Q)	射线种类	品质因数(Q)
X 射线、γ 光子和电子	1	未知能量的 α 粒子	20
未知能量的中子和质子	10	未知能量的多电荷粒子	20

N 的数值视具体情况而定，例如亲骨放射性核素在体内分布极不均匀，N 定为 5；外照射较为均匀，通常将 N 定为 1。剂量当量国际单位是希沃特(Sievert, Sv)，旧的专用单位为雷姆(rem)。1 Sv = 1 J/kg = 100 rem。

(2) 剂量当量率(dose equivalent rate)：指单位时间内的剂量当量，用 H 表示，即：$H = dH/dt$，单位为 $Sv \cdot s^{-1}$ 或 $rem \cdot s^{-1}$。

4）有效剂量

(1) 有效剂量(effective dose)：有效剂量为各组织或器官 T 接受的当量剂量 H_T 与相应的组织权重因子 W_T 的乘积之和。用 E 表示：$E = \sum_T W_T \cdot H_T$，可见，有效剂量是全身照射的当量剂量的加权平均值，国际单位为 Sv。

(2) 组织权重因子：组织权重因子与组织危险度相对应，也称危险度权重因子，是某组织或器官可能诱发的恶性疾患的概率与全身疾患的总概率之比。均匀照射下总的危险度权重因子 $W_{总}$ 等于所有器官和组织的危险度权重因子 W_T 之和，此值等于 1。$W_{总} = \sum W_T = 1$，如表 2-2 所示。

表 2-2　恶性疾患率的部分组织权重因子

器官或组织 T	权重因子 W_T	器官或组织 T	权重因子 W_T
性腺	0.20	肝	0.05
红骨髓	0.12	食管	0.05
大肠	0.12	甲状腺	0.05
肺	0.12	皮肤	0.01
胃	0.12	骨表面	0.01
膀胱	0.05	其余组织或器官	0.05
乳腺	0.05		

2.2　核医学设备基础

在医学中用于探测和记录放射性核素发出射线的种类、能量、活度以及随时间变化规律和空间分布的仪器，统称为核医学仪器。

2.2.1 射线探测的原理

放射性探测是用探测仪器把射线能量转换成可记录和定量的光能、电能等，通过一定的电子学线路分析计算，表示为放射性核素的活度、能量、分布的过程，其基本原理是建立在射线与物质相互作用的基础上，主要包括电离作用、荧光现象和感光作用三种。

1）电离作用

射线引起物质电离，产生相应的电信号，由于电信号与相应的射线种类、能量和活度有一定关系，故采集和计量这些电信号即可得知射线的性质和活度，例如电离室、盖革计数管等。

2）荧光现象

带电粒子能使闪烁物质发出荧光。在闪烁体中，射线通过产生的光电子、康普顿电子和电子对激发闪烁物质发出荧光，荧光通过光电倍增管产生电信号并被放大，而后由电子学线路测出射线的性质，例如闪烁计数器。

3）感光作用

射线使感光材料形成潜影，经显影定影处理后，感光材料形成黑色颗粒沉淀显示黑影，根据黑影在被测样品的部位和它的灰度对被测样品的放射性做出定位和定量判断，如放射自显影技术。

2.2.2 射线探测器

放射性探测仪器通常由两大部分组成：放射性探测器和后续电子学线路。放射性探测器通常被称为探头，其作用是使射线在其中发生电离或激发，再将产生的离子或荧光收集并转变为可以记录的电信号，实现能量的转换。后续电子学线路是由一系列电子学线路和外部显示装置构成，可以将放射性探测器输入的电信号进行放大、运算、分析、选择等处理，并加以记录和显示，从而完成对射线的探测、分析过程。

放射性探测仪器根据其探测原理可分为闪烁探测器（scintillation detector）、电离型探测器（ionization detector）、半导体探测器。闪烁探测器主要用于核医学显像仪、功能测定仪、体外射线测量仪等。

1）功能测定仪器

脏器功能测定仪多由γ闪烁探测器连接计数率仪或记录器组成，根据临床需要设计一个或多个探头。其工作原理是利用探头从体表监测脏器中的放射性的动态变化，以获得脏器以时间为横坐标，放射性活度为纵坐标的时间-放射性曲线，进而评价相关脏器功能。常见的脏器功能测定仪有甲状腺功能测定仪、肾脏功能测定仪、多功能仪等。

（1）甲状腺功能测定仪，又称甲功仪，是一种利用放射性碘作为示踪剂测定人体甲状腺功能的仪器。放射性^{131}I作为碘的同位素可被甲状腺组织摄取并参与甲状腺激素的合成，其被摄取的数量和速度与甲状腺功能密切相关。甲状腺功能测定仪由准直器、γ闪烁探测器、光电倍增管、放大器、配套电子线路以及计算机构成。准直器一般采用张角型，当患者颈部贴近准直器时，张口刚好把甲状腺完全覆盖，可以有效减少来自身体其他部位射线的干扰，使测量结果尽可能真实反映甲状腺的摄碘功能。

（2）肾功能测定仪，又称肾图仪，是临床上广泛应用的核医学仪器之一。肾图仪一般有两个探头，分别固定在可以升降和移动的支架上。检查时将两个探头分别对准左、右侧肾脏，由静脉弹丸式注射显像剂后，通过两套计数率仪电路，记录左右两肾区对放射性显像剂的积聚和排泄过程，所得到的时间-放射性曲线就是肾功能曲线（即肾图）。分析肾图曲线可以分别获得双肾血流灌注、分泌及排泄情况。可用于诊断上尿路梗阻，测定分肾功能，监测移植肾功能，观察某些药物对泌尿系统疾病的治疗效果等。

（3）多功能测定仪，简称多功能仪，是由多套探头组成的功能测定仪，可同时测定一个脏器的多个部位或多个脏器的功能。多功能仪的探测器采用γ闪烁探头，晶体前分别装有张角型、聚焦型的准直器。多功能仪的各个探头可分别使用也可组合使用，从而达到一机多用的目的，整套系统一般采用床椅合一的可调式结构，可进行肾脏功能、甲状腺功能、膀胱残余尿量、心脏及脑功能等多项测定，全面了解放射性药物在体内的代谢规律。

2）手持式γ射线探测器

手持式γ射线探测器又称γ探针，是一种小型便携式γ射线探测器。由探头和信号处理显示器两部分组成，具有体积小、准直性能好、灵敏度高、使用方便等特点。探头有闪烁型和半导体型两类，信号处理显示器由数字显示装置和声控信号处理系统组成，γ射线的强弱可通过声音的大小和计数的高低来确定。术前将淋巴显像剂注入肿瘤内或瘤旁组织间隙，先采用动态显像显示前哨淋巴结的位置、大小及分布。术中采用手持式γ射线探测器探测前哨淋巴结，有利于准确、彻底地清扫前哨淋巴结。

3）γ放射免疫计数器

γ放射免疫计数器是体外放射性分析的主要测量手段之一，由γ射线探测器和后续电子学线路组成。γ计数器的典型装置室配备井型探测器的γ闪烁计数器。井型探测器是探头内部的NaI(Tl)晶体的一端被加工成“井”型凹陷，测量时将含有放射性样品的试管置入闪烁晶体“井”中，待测样品被闪烁晶体保卫，探测的几何条件接近4π，大大提高了测量的灵敏度，有效降低了本底计数。γ放射免疫计数器是在井型γ计数器的基础上为适应放射免疫分析的需要发展而来的全自动γ闪烁计数器。除了采用侧井晶体作为探测元件，γ放射免疫计数器多配备自动传送及换样装置及电子计算机进行数据采集和处理，可实现对较多体外放射分析样本的自动测量、自动记录及和分析等一系列数据处理过程。

2.2.3 单光子发射计算机断层

2.2.3.1 单光子发射计算机断层(single photon emission computed tomography，SPECT)成像基本原理

当射线打到闪烁体(晶体)上产生荧光光子，光子在光电倍增管的阴极上转化成光电子，光电子经过光电倍增管放大后在阳极上转换成电信号经后续电路测量定位。其中最核心的部分是探头，探头由准直器、闪烁晶体、光电倍增管和电子线路组成。

(1) 准直器：准直器的材料一般是铅或者铅钨合金，基本的形状是一块合金中间有很多大小不同的孔，只有通过这些孔被晶体探测到的射线才产生信号，保证了图像的分辨率和图像的定位，从形状上一般分为平行孔和针孔两大类，也可以按照探测射线的能量高低来分类。

(2) 晶体：晶体也称作闪烁体，吸收射线—激发荧光光子—传递到光电倍增管，最常用的闪烁晶体是掺杂铊元素的碘化钠。

(3) 光电倍增管：将晶体产生的荧光光子转换成光电子后并放大信号供探测。

2.2.3.2 SPECT采集参数的选择

SPECT的采集模式有静态、动态、断层、全身扫描、门控等，但是最关键重要的参数是矩阵、准直器、采集终止条件和放大倍数。

(1) 矩阵：理论上讲矩阵越大，图像就越清晰，但是所需要的采集时间也就越长。不同的采集模式，常用的矩阵大小也不同，一般平面静态用256矩阵，动态用64或者128，断层用64，脑断层128。

(2) 准直器：高灵敏度的准直器探测效率高，如肾动态可以选择；高分辨率的准直器图像细腻，如心脏断层、脑断层等适用；针孔型适用于小脏器的显像，如甲状腺、甲状旁腺和关节等。

(3) 采集终止条件：采集终止条件可以是时间也可以是计数，原则上时间也是根据计数率经验推算来的，还是要看矩阵以及当时的计数率。

(4) 放大倍数：SPECT的放大倍数zoom就是将小脏器放在探头视野中间，放大后成像，减少周围

无关脏器和本底对成像质量的影响。一个很重要的前提是采集对象要放在探头视野的中心，另外放大以后矩阵也随着增大，获得同样质量的图像，采集计数或者时间要相应提高。

2.2.3.3　SPECT 的图像处理与重建

1）滤波反投影（filtered back-projection，FBP）

反投影算法类似于解析一个多元一次方程组，图 2－1 是一个四个像素四个方向投影 P1～P4 的示例，很容易就可以获得 A1～A4 的值也就是这个断层图像的信息，但是如果是一个矩阵为 64 的心肌血流灌注断层图像，常规每 6 度采集一帧图像，180°共采集 30 帧，数学原理上讲是无法获得 64 × 64 ＝ 4 096 个像素的信息的，只有通过增加角度信息和函数转换的方式来求得近似解，也就是所谓滤波以及傅里叶变换技术。

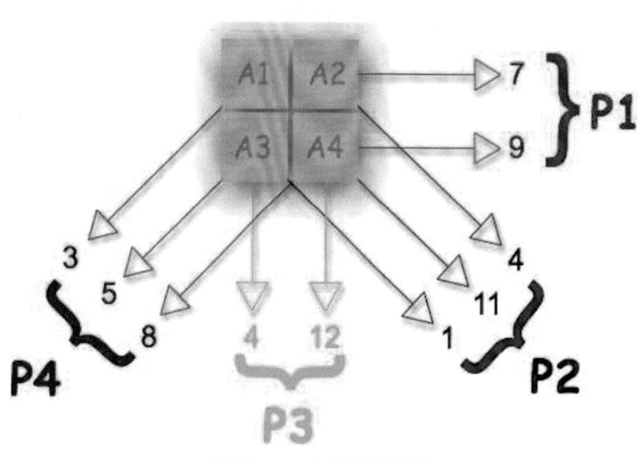

图 2－1　滤波反投影

2）迭代算法（iterative algorithm）

迭代是数值分析中通过从一个初始估计出发寻找一系列近似解来解决问题（一般是解方程或者方程组）的过程，为实现这一过程所使用的方法统称为迭代法（iterative method）。

下面以滤波反投影的 4 个像素的示例简单说明迭代的计算过程：

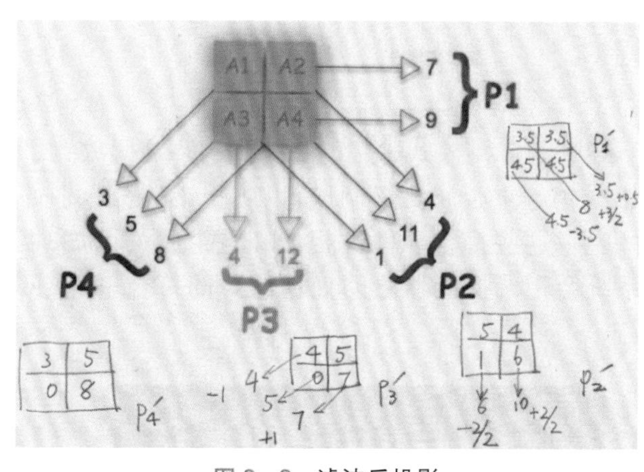

图 2－2　滤波反投影

先以第一次投影 P1 值估计 A1 ＝ A2 ＝ 3.5，A3 ＝ A4 ＝ 4.5，四个像素的计数分布如 P1′所示，根据此估计值，P2 的投影应该为 3.5，8，4.5，四个像素的值需要修正后得到 P2′，此时的投影与真实的 P2 是一致了，从 P2′计算 P3 方向的投影后再与真实的 P3 比较修正得到 P3′……最终通过三次迭代计算得到 P4′的结果。从这个例子可以看到迭代法与投影法比较起来，数学模型更加简单更加容易利用计算机进行简单的计算；数据不足时也可以获得近似解；理论上讲投影值越多，迭代次数越多越接近真实值，如图 2－2 所示。

3）SPECT 质量控制

核医学质量控制是确保核医学诊疗工作能够正常高质量开展的技术保证。

（1）质量（quality）：质量是反映实体满足明确或隐含需要能力的特征和特征的总和。

（2）质量控制（quality control）：为达到质量要求所采取的作业技术和活动称为质量控制。

（3）质量保证：质量保证（quality assurance）指为使人们确信某一产品、过程或服务的质量所必须的全部有计划有组织的活动。

（4）质量体系（quality system）：质量体系包含一套专门的组织机构，具备了保证产品或服务质量的人力、物力，还要明确有关部门和人员的职责和权力，以及规定完成任务所必需的各项程序和活动。因此，质量体系是一个组织落实有物质保障和有具体工作内容的有机整体。

（5）日常质控测试（routein QC testing）：是指由客户独自或者在工程师指导下完成的质控检测，一般需要的设备简单，方法也容易掌握，新型的设备都有设置好的采集与处理预置程序，核医学技师经过原厂工程师的培训后都可以胜任完成。上海市核医学质控中心经过多年的摸索给出的建议是这样的：

每日：能峰。

每周：均匀性。

每月：旋转中心。

每季度：四象限铅栅模型。

每年：冷热区与脑 HOFFAN 模型测试。

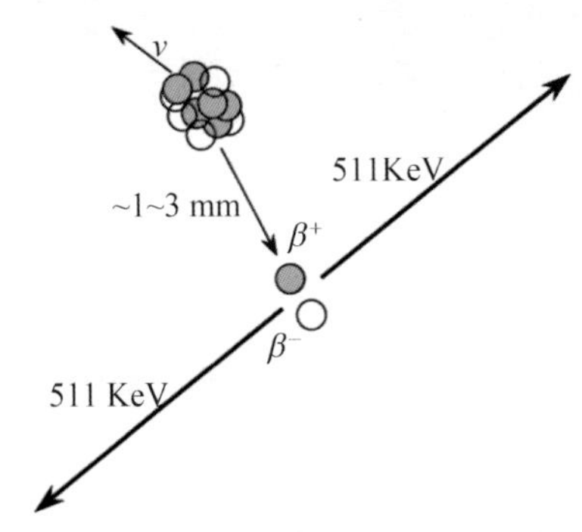

图 2-3 正电子湮没辐射

2.2.4 正电子发射计算机断层

2.2.4.1 正电子发射计算机断层(positron emission tomography, PET)探测基本原理

PET 的探测是利用正电子淹没辐射双 γ 射线的符合探测，它是由符合线路接受前置电路传送的个体 γ 事件，并确定它是否属于符合状态，换言之，就是在符合线路的控制下，利用探测器探测互成 180°的两条 511 keV 的 γ 射线，来反向寻找正电子湮没的位置（见图 2-3）。在 PET 的符合探测中，有三种物理符合形式，真符合、随机符合和散射符合。真符合就是我们所期望得到的原始数据，而随机符合和散射符合则是假符合，是常见的噪声。

2.2.4.2 PET 平板探测器

(1) PET 的探测器结构：由闪烁晶体、光电倍增管、高压电源组成。

(2) PET 探测器性能要求：它是 PET 的核心部分，对它的性能通常有高探测效率、符合分辨时间短、空间分辨率高和可靠性及稳定性等要求。

2.2.4.3 PET 数据采集与处理

1) PET 有两种采集模式

即二维模式采集（2D 采集）和三维模式采集（3D 采集）。二维模式采集时探头环与环之间放置了隔离片（septa），这些隔离片是由射线屏蔽效率高的铅或钨等重金属材料制成，以防止错环符合事件发生。但是隔离片并不阻止相邻环之间的符合事件发生，这些符合事件被相加和重组后，成为采集数据的一部分。三维采集模式取消了环间隔离片，系统会记录探测器之间任何组合的符合事件（见图 2-4）。

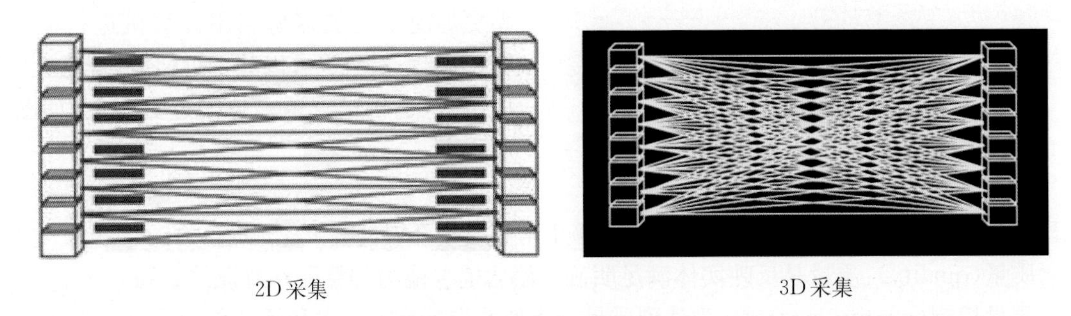

图 2-4 PET 的两种采集模式

2) 三维采集与二维采集的数据重组方式

都使用数据重组技术，但三维采集的数据计算量比二维采集时大得多，探头环数越多，三维采集的计算量越大。由于去除了环间隔离片，三维采集时会获得大量非同环符合计数，使真符合探测灵敏度比二维采集增加很多。三维采集灵敏度在轴向视野内沿轴线方向变化，在轴向视野边缘因参与符合的探测器数量和二维采集时相近，两者灵敏度接近相同。在轴向视野中心，参与三维采集的探测器数量比二维采集时要多许多倍，此位置的三维采集的灵敏度最高。对三维采集视野内灵敏度变化进行校正，可以防止轴向视野边缘的畸变，如表 2-3 所示。

表2-3 PET的二维采集和三维采集模式的比较

特 点	二维采集	三维采集
信噪比	高	低
灵敏度	较低	较高
采集时间	长	短
随机符合和散射符合计数	较低	较高
图像校正和重建	简单	复杂
定量精度	高	差
轴向分布均匀性	较好	较差

3) PET图像重建方法

目前PET所使用的图像重建算法:主要有滤波反投影法(filtered back projection, FBP)和有序子集最大期望值法(ordered subsets expectation maximization, OSEM)。

(1) FBP法:属于解析变换方法一类,它是将某一角度下的RAMP滤波和低通窗滤波后的投影数据,按其投影方向的反向,反向投射于整个空间。其优点是操作简便、速度快,便于临床使用,但缺点是存在高分辨率和低噪声的矛盾,尤其在示踪剂分布陡变的区域会形成伪影,当采集数据为热源尺寸较小的情况下,往往难以得到令人满意的图像,且定量精度较差(见图2-5)。

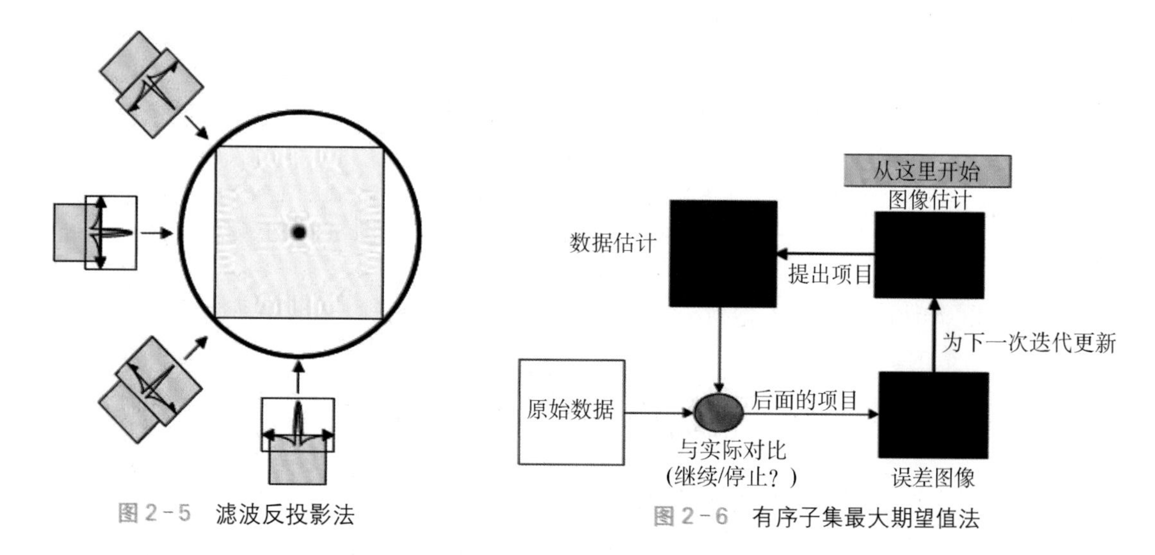

图2-5 滤波反投影法

图2-6 有序子集最大期望值法

(2) OSEM法:属于基于概率统计模型的迭代方法一类,它是将投影数据分成n个子集,每次重建时只采用一个子集对投影数据进行校正,称为一次迭代,整个图像重建过程中将进行n次迭代直到满足停步规则。该方法具有良好的分辨率和抗噪声能力,但计算量大,运算时间长(见图2-6)。

2.2.4.4 PET的主要性能指标

(1) 探测效率(detector efficiency):指当一个光子通过探测器时,能够被记录下来的概率。探测效率主要取决于晶体的性状。

(2) 死时间(dead time):包括瘫痪型死时间和非瘫痪型(non-paralyzable)死时间,前者由脉冲堆积(pulse pile up)产生,后者是由于单光子丢失造成。非瘫痪类型的死时间使探测器的计数率具有饱和特性。这两种死时间合并在一起,构成了光子的总丢失,使得探测器的计数率随光子入射率的变化呈现出上升区、饱和区和瘫痪区。

(3) 时间分辨率与符合时间窗(time resolution & coincidence time window):湮灭光子从入射到被探测记录服从某种分布,其分布的半高宽即为时间分辨率。一般而言,半高宽越窄,时间分辨率越高。时间分辨率与晶体、光电倍增管、后续电路及探测系统的设计有关。

符合时间窗(coincidence time window)就是真符合的时间差所设的限,即两个光子被记录的时间差小于符合时间窗时,就被作为一次符合探测。符合时间窗宽取决于时间分辨率,当时间相应为高斯分布时,符合时间窗宽一般选择为时间分辨率的两倍。

(4) 能量分辨率与能窗(energetic resolution & energy window):能量分辨率为脉冲能谱分布的半高宽(E_{FWHM})与入射光子的能量(E_0)之比。该值越小,能量分辨率越高,它表明了 PET 系统对散射符合计数的鉴别能力。能量分辨率取决于晶体的光子产额、阻止能力及光电倍增管的性能。

湮灭光子在介质中发生散射后改变方向的同时也损失了能量,利用能窗下限可将低能量的散射光子排除掉。散射符合计数随脉冲能量下限的提高而减少,但能窗下限的提高受到能量分辨率的制约,提得过高将导致真符合计数的丢失。

(5) 空间分辨率(spatial resolution):一个点源经 PET 系统后所成的像并不是一个点,而是一个点扩张函数(point spread function, PSF),通常用 PSF 的最大值一半处的宽度(半高宽,FWHM)来描述成像系统的空间分辨率。半高宽越大,点源的扩展程度就越大,分辨率就越低。

(6) 均匀性(uniformity):理想的 PET 系统对视野中任何位置的放射源应有相同的探测能力,但是由于计数的统计涨落及探头的非均匀响应,即使是均匀源的图像上也会出现计数偏差,该偏差越小,均匀性越好。均匀性分断层均匀性、体积均匀性和系统均匀性。其中,断层均匀性用来描述某一个断层内的计数偏差,体积均匀性则用来描述 PET 整个视野体积内的计数偏差,系统均匀性则用来描述 PET 整个视野中所有横断层之间的计数偏差。

(7) 灵敏度(sensitivity):灵敏度是指 PET 系统在计数率损失小于 5%的前提下,在单位时间内单位活度下所获得的符合计数。灵敏度的决定因素包括探测器素所覆盖的立体角和探测器效率,而系统灵敏度则取决于系统的设计及数据的采集模式,当以三维采集来代替二维采集时灵敏度将显著增加。在一定的统计误差条件下,灵敏度又制约扫描的时间和所需的示踪剂剂量,当示踪剂剂量一定时,灵敏度越高,所需的扫描时间越短。

(8) 散射分数(scatter fraction):散射分数是散射符合计数在总符合计数中所占的百分比,它描述 PET 系统对散射计数的敏感程度。

(9) 计数率特征:计数率特征反映总符合计数率、真符合计数率、随机符合计数率、散射符合计数率和噪声等效计数率随活度的变化。随着视野内的辐射源强度增加,PET 的计数率也随之增加,但到一定程度后,由于死时间的影响而不再增加,即达到饱和,在辐射源进一步增加时,计数率开始下降。

(10) 计数丢失及随机符合校正精度(accuracy of corrections for counts losses and randoms):计数丢失及随机符合校正精度描述 PET 系统对随机符合及由死时间引起计数丢失的校正精度。

(11) 散射校正精度(accuracy of scatter correction):散射校正精度描述 PET 系统对散射符合事件的剔除能力。

(12) 衰减校正精度(accuracy of attenuation correction):衰减校正精度描述 PET 系统对射线在介质中衰减的校正能力。

(13) 图像质量(image quality):在模拟临床采集的条件下,用标准的成像方法来比较不同成像系统的图像质量。用不同大小热灶、冷灶的对比恢复系数及背景的变异系数来描述图像的质量。

2.2.4.5 PET 的质量控制

1) 常用 PET 质控指标

(1) PET 每日质控检测(Daily QC)。

(2) 均匀性。

(3) SUV 值(包括 SUL)校正。
(4) 模型测试(热区和冷区模型、体模、脑 Hoffman 模型)。
(5) 系统灵敏度。
(6) 空间分辨率。
(7) 散射分数。
(8) 噪声等效计数率。
2) PET 质控测试的推荐频率
表 2-4 为 PET 质控测试的推荐频率。

表 2-4　PET 质控测试的推荐频率

测试项目	验收	大修后	日	周	月	季	年
每日指控			●				
均匀性校正	●	●		●			
系统均匀性	●	●			●		
归一化设定	●	●				●	
SUV 值校正	●	●				●	
空间分辨率	●	●				●	
系统灵敏度	●	●					●
散射分数	●	●					●
噪声等数计数率	●	●					●

2.3　放射性药品基础

2.3.1　放射性药品的基本概念

2.3.1.1　放射性药品的定义

对于放射性药品,广义的定义是:①含有一种或多种放射性核素的医药制剂;②医学使用的放射性核素发生器;③与核素发生器配套使用的药盒;④制备放射性药品的前体。而狭义的定义则为:含有一种或几种放射性核素供医学诊断和治疗用的药物。放射性药品必须经国家批准生产,具有批准文号、质量标准和使用说明书。

2.3.1.2　放射性药品的主要类型

放射性药物按照临床核医学的用途可分为体内放射性药品和体外放射性药品。体内放射性药品又可分为诊断用放射性药品和治疗用放射性药品;体内诊断用放射性药品还可以分为显像药物和非显像药物。其他的根据按放射性核素的半衰期长短又可分为长半衰期、中等半衰期、短半衰期和超短半衰期放射性药品。按用途不同可分为:显像、功能测定、体外分析和治疗药物;按放射性药品的理化性质和结构的不同又可分为离子型、胶体型和络合物型等。

2.3.1.3　放射性药品的特点

放射性药物像其他药物一样,保证它的安全、有效是基本要求,但是放射性药物有着与其他药物不同的特点:①具有放射性,放射性药品是利用其放射性核素发出的粒子或射线来达到诊断或治疗的目的的药品;②不恒定性,放射性药品中的放射性核素是不稳定的,会按照一定的衰变规律自发地核衰变成另一种核素或者能态;③自辐射分解,由于核素衰变产生的粒子或者射线的物理效应、化学效应、生物学效应直接作用于药物本身，引起化合物结构改变或者生物活性丧失，导致放射性药物在体内生物学行为改变；④引入量少，普通药物一般用“克”计，最少也在“毫克”水平，而放射性药物的引入量则只有“纳克”级，因此几乎不存在因体内储蓄而引起的化学危害。

2.3.2 放射性核素的来源

目前，绝大多数的医用放射性核素是用反应堆和加速器产生的，也有一些是通过放射性核素发生器和核燃料后处理获得的，如表 2-5，表 2-6，表 2-7 所示。

表 2-5 利用反应堆反应产生的医用放射性核素

放射性核素	半衰期	核反应
^{32}P	14.08 d	$^{31}P(n, \gamma)^{32}P$
^{51}Cr	27.7 d	$^{50}Cr(n, \gamma)^{51}Cr$
^{125}I	60.2 d	$^{124}Xe(n, \gamma)^{124}Xe\ EC^{125}I$
^{131}I	8.04 d	$^{130}Te(n, \gamma)^{131}Te^{m} \xrightarrow{IT} {}^{131}Te \xrightarrow{\beta^-} {}^{131}I$
^{153}Sm	46.8 h	$^{152}Sm(n, \gamma)^{153}Sm$
^{177}Lu	6.71 d	$^{176}Lu(n, \gamma)^{177}Lu$
^{3}H	12.33a	$^{6}Li(n, \alpha)^{3}H$
^{14}C	5 730a	$^{14}N(n, p)^{14}C$
^{64}Cu	12.7 h	$^{64}Zn(n, p)^{64}Cu$

表 2-6 利用加速器产生的医用放射性核素

放射性核素	半衰期	主要衰变方式	生成反应
^{11}C	20.38 min	β^+	$^{14}N(p, \alpha)^{11}C$
^{13}N	9.96 min	β^+	$^{12}C(d, n)^{13}N$
^{15}O	122 s	β^+	$^{14}N(d, n)^{15}O$
^{18}F	109.8 min	β^+	$^{18}O(p, n)^{18}F$

表 2-7 利用发生器产生的医用放射性核素

放射性核素	半衰期	发生器
^{99m}Tc	6.02 h	$^{99}Mo—^{99m}Tc$
^{68}Ga	68.1 min	$^{68}Ge—^{68}Ga$
^{188}Re	16.98 h	$^{188}W—^{188}Re$

2.3.3 体内放射性药品的摄取机制

放射性药物主要通过下列途径进入体内，浓集于体内的特定部位：①毛细血管阻塞原理；②吞噬作用原理，如^{99m}Tc-硫化锝胶体的骨髓显像和^{99m}Tc-植酸盐用于肝显像；③转运作用原理，如放射性碘测定甲状腺功能等；④受体和配体结合原理，如^{11}C-去甲肾上腺素与心肌中的肾上腺素能神经末梢结合用于心肌成像；⑤抗体和抗原结合原理，如^{131}I-HAb18Fab、^{131}I-AFP-LCA 等可以和肝细胞癌结合；⑥参与代谢过程，如^{18}F-DOPA 注射后参与脑内多巴胺的合成与代谢，用来测定脑多巴胺代谢；⑦生物转化原理，如，^{131}I-玫瑰红和^{99m}Tc-IDA 由肝细胞摄取，再随胆汁排出，因而可以使肝和胆道显像；⑧竞争性结合原理。如$^{67}Ga^{3+}$等可与金属离子Fe^{2+}、Ca^{2+}、Mg^{2+}等竞争性结合，形成^{67}Ga－TF复合物，并可以与转铁蛋白特异性载体结合而进入细胞；⑨核酸分子片段的互补性结合原理，如^{18}F－5FU可参入DNA双链中，用于代谢显像研究、进行肿瘤诊断，也用于化疗药物的示踪研究、预测疗效、指导治疗用药等。

2.3.4　放射性药品的管理

1）质量管理

放射性药品质量是反映放射性药品满足核医学诊断、治疗和研究等各方面明确和隐含需要的能力之特征的总和。为了保证高质量的产出，必须保证各种投入和具体运转环节的高质量。因此，需要建立保证各个环节的高质量的一系列标准化方案和系统行为。这些方案和措施的总和称为质量保证(quality assurance QA)。在严格的质量保证方案执行过程中，还要有一套适合实际情况和切实可行的标准和方法，对操作过程中的每一重要的环节进行定期的检测，把好质量关。这种为达到质量要求所采取的作业技术与活动称为质量控制(quality control QC)。

一般来说，QC是QA的一部分，这两方面的工作分为两个层次进行：生产厂家实施QA部分工作，建立和严格实施药品生产和管理规范(good manufacturing practice GMP)；使用单位则要建立和实施放射性药房的管理规范(good radiopharmacy practice GRP)。在日常工作中对市售放射性药品把好质控关，在自制放射性药品过程中全面实施QA和QC，以确保其高质量。

2）质量检验的内容

放射性药品的质量检测主要包括物理学、化学和生物学三大方面，主要的放射性药品检测项目为：

(1) 物理学方面，包括性状(色泽、澄清度、粒子等)、放射性核素纯度和活度、放射性核纯度等。

(2) 化学方面，包括pH、化学纯度和放射化学纯度等。

(3) 生物学方面，包括细菌检查、细菌内毒素测定、安全实验和体内分布实验。

2.3.5　核医学中常用的放射性药物

核医学中常用的放射性药物如表2－8所示。

表2－8　核医学中常用的放射性药物

核素	半衰期	标记药物	用途
^{11}C	20.38 min	^{11}CO，$^{11}CO_2$	脑肺功能显像
		^{11}C-乙酸	测定心肌脂肪代谢
		^{11}C-胆碱	脑肿瘤成像
		^{11}C-氟马西尼	苯并二氮受体显像
		^{11}C-雌二醇	雌激素受体显像
^{13}N	9.96 min	$^{13}NH_3$	脑、心肌PET显像
		^{13}N-氨基酸	测定蛋白代谢
^{15}O	2 min	$^{15}O_2$	脑、肺PET显像
^{18}F	109.8 min	$Na^{18}F$	骨肿瘤显像、急性心肌梗死显像
		^{18}F－FDG	脑、心肌葡萄糖代谢显像，肺部肿瘤、脑瘤、消化道肿瘤等显像
		^{18}F-氟多巴	脑PET神经受体显像
		^{18}F－L－α-甲基酪氨酸	神经胶质瘤显像
		^{18}F-氟尿嘧啶	腹水癌、肺癌等肿瘤显像

（续表）

核素	半衰期	标记药物	用途
		^{18}F-氟哌啶醇	多巴胺 D_2受体显像
		^{18}F-酪氨酸，苯丙氨酸，色氨酸	氨基酸代谢研究
^{99m}Tc	6.02 h	$Na^{99m}TcO_4$	甲状腺、唾液腺、脑、恶性软组织瘤显像
		^{99m}Tc-硫化锝胶体	肝、脾、骨髓显像
		^{99m}Tc-植酸盐	肝显像
		^{99m}Tc-MAA	肺灌注显像、下肢深静脉血栓显像
		^{99m}Tc-MDP	骨显像
		^{99m}Tc-磷酸盐	骨显像
		^{99m}Tc-DMSA	肾显像
		^{99m}Tc-DTPA	脑显像、肾小球滤过率测定、肺通气显像
		^{99m}Tc-MIBI，脂肪酸，Furiforsmin	心肌显像
		^{99m}Tc-HMPAO，ECD	脑血流显像、淋巴显像
		^{99m}Tc-Dx	肾、肺显像
		^{99m}Tc-GH	多巴胺转运蛋白受体显像
		^{99m}Tc-TRODAT-1	肿瘤显像
		^{99m}Tc-奥曲肽	炎症显像
		^{99m}Tc-IgG 和 HIG	
^{111}In	2.81 d	$^{111}InCl_3$	脑池脑室显像
		^{111}In-枸橼酸	亲肿瘤显像、骨显像
		^{111}In-DTPA	脑脊液显像
^{123}I	13.2 h	$Na^{123}I$	甲状腺显像、甲状腺功能测定
		^{123}I-胆固醇	肾上腺皮质显像
		^{123}I-MIBG	心肌显像、肾上腺髓质显像
		^{123}I-脂肪酸	心肌显像
		^{123}I-VIP	胰腺腺癌、结肠腺癌、乳腺癌等显像
^{131}I	8.04 d	$Na^{131}I$	甲状腺疾病诊断与治疗
		^{131}I-McAb	肿瘤治疗
		^{131}I-OIH	肾图测定
		^{131}I-碘油	肝癌治疗
		^{131}I-胆固醇	肾上腺皮质显像
		^{131}I-MIBG	肾上腺髓质显像、恶性嗜铬细胞瘤治疗
		^{131}I-5-碘尿嘧啶	胃显像及胃癌治疗
^{188}Re	16.9 h	^{188}Re-HEDP	治疗骨转移癌疼痛
		^{188}Re-奥曲肽	肿瘤治疗

2.3.6 放射性药品使用原则

1）限制使用范围和使用量

（1）严格掌握适应证。

（2）为诊断目的，尽量选用辐射吸收剂量最小的方法。

（3）在保证获得可靠的诊断结果和检查时间可以耐受的前提下，根据所用仪器的具体情况，按体重计算使用最小放射性活度。

（4）坚持用活度计测量活度，记录每一个用药者所用的放射性活度。

（5）严防误用不同品种和不同活度的放射性药品。

（6）尽量减少不必要的重复检查。

2）尽量减少额外照射

3）尽量减低环境污染

2.4 核医学放射防护

2.4.1 电离辐射生物效应

电离辐射生物效应（ionizing radiation biological effect）是指电离辐射将辐射能量传递给有机体所引起的任何改变的总称。电离辐射作用于生物机体引起生物活性分子的电离和激发是产生电离辐射生物效应的基础。

电离辐射对生物大分子作用的方式包括直接作用（direct effect）和间接作用（indirect effect），前者指电离辐射直接引起靶分子电离和激发而发生物理化学变化，造成结构和功能损伤的过程。后者指电离辐射作用于生物分子的周围介质（主要是水）生成水解自由基，这些自由基再作用于生物分子发生物理化学变化，引起生物分子破坏。

电离辐射对 DNA 的影响包括：DNA 分子损伤、DNA 合成抑制、DNA 分解增强；电离辐射对蛋白质和酶的影响包括分子破坏，蛋白质和酶的合成受到影响，蛋白质和酶的分解代谢增强；电离辐射对细胞的影响包括细胞的辐射敏感性、细胞周期的变化，染色体畸变，细胞病死，细胞损伤后的修复；电离辐射对组织器官的影响包括造血器官、胃肠道、神经内分泌系统、心血管系统和免疫系统造成不同程度的损伤和破坏。

辐射生物学效应可分为外照射（external irradiation）与内照射（internal irradiation），局部照射（local irradiation）和全身照射（total body irradiation），近期效应（short-term effect）和远期效应（long-term effect），躯体效应（somatic effect）与遗传效应（genetic effect），确定效应（deterministic effect）和随机效应（stochastic effect）。

2.4.2 放射卫生防护

我国放射防护方面的法律、法规和标准主要有：《中华人民共和国职业病防治法》《放射性同位素与放射装置放射防护条例》《电离辐射防护与辐射源安全基本标准》《临床核医学卫生防护标准》《临床核医学中患者的放射卫生防护标准》《放射性药品管理办法》《放射性物质安全运输规定》《放射事故管理规定》等。辐射照射的实践活动须遵守实践正当化（justification of practice）、防护最优化（optimization of protection）和个人剂量的限制（dose limitation）的基本原则。

我国和国际辐射防护基本安全标准中均对放射工作人员和广大公众受到的人工辐射源的剂量限值做出了明确规定。职业照射的个人剂量限值连续 5 年内年平均有效剂量应低于 20 mSv，并且任何单一年份内不超过 50 mSv；一年中晶状体所受的当量剂量应小于 150 mSv；四肢和皮肤小于 500 mSv。对年龄在 16～18 岁的少年，年有效剂量应低于 6 mSv，眼晶状体的年当量剂量限值为 50 mSv，四肢和皮肤为 150 mSv。各种实践引起公众成员的照射不得超过下列剂量限值：一年中有效剂量 1 mSv；特殊情况下，在单一年份内最大有效剂量 5 mSv，其前提是在 5 个连续年中平均剂量每年不超过 1 mSv；一年中眼晶状体所受的当量剂量 15 mSv；一年中皮肤所受的当量剂量 50 mSv。

2.4.3 放射防护基本措施

（1）内照射的防护：①降低空气中放射性核素的浓度；②降低表面放射性污染水平；③防止放射性核素进入人体；④加速体内放射性核素的排出。

（2）外照射的防护：①时间防护：即减少受照时间；②距离防护：即用长柄器械、机械人或遥控装置操作放射源。③屏蔽防护：即高能 β 射线使用铝、有机玻璃或塑料作为屏蔽，而 γ 射线和 X 射线要用铅进行屏蔽。

2.4.4 核医学工作中的放射防护

1）核医学工作场所的防护

国家标准《临床核医学放射卫生防护标准》（GBZ 120—2006）中对核医学工作场所进行了规定，其主要点有：

（1）核医学科室应设在建筑物的同一层或一端，与非放射科室分开。

（2）工作场所按控制区、监督区和非限制区三区制原则布局，在控制区和监督区间应设立卫生过渡间。

（3）高活区应保持负压，确保气流从清洁区流向活性区。

（4）地板、墙壁和工作台面等应用耐酸碱、易清洗且容易去污的建筑材料。

（5）设立专用放射性污水排放管道及衰变贮存池。

（6）通风橱排气口应高于附近 50 m，范围内建筑物层脊 3 m，并设有活性炭或其他专用过滤装置，排出空气浓度不应超过有关限值。

（7）设立专用的医用放射性废物收集和贮存装置，放置至少 10 个半衰期后可作一般废物处置。

（8）设有施药后患者专用候诊或休息室以及专用卫生间。

2）核医学工作人员的防护

核医学工作人员受到的照射既有外照射，可能也有内照射。对外照射的防护依然根据时间、距离和屏蔽防护的三种基本方法减少受照射量。对内照射的防护一方面要按操作制度认真操作，防止或减少放射性污染；另一方面要加强个人防护，养成良好的卫生习惯，尽量避免或减少放射性核素摄入体内。

3）核医学诊疗过程中患者的防护

核医学诊断和治疗中患者所受到的照射属于医疗照射，应遵从国家标准《临床核医学患者的放射卫生防护标准》（GB 16361—1996）中的规定。特别注意对育龄妇女、哺乳期妇女和儿童的正当性进行审查，从严掌握适应证。对于必须进行核医学诊断检查的患者，其施药活度应遵从核医学诊断过程放射性活度的指导水平所建议的活度水平，同时应建立严格的放射性药品管理制度和审核制度，防止误投事故发生。

4）放射性污染的预防和处理原则

核医学操作属于开放型放射性物质的操作，一旦发生放射性表面污染事件时，应遵从以下原则：

（1）按《放射事故管理规定》有关规定逐级上报单位主管部门和卫生监督部门，接受监督指导。

（2）立即采取措施防止污染范围扩大。

（3）放射工作人员或其他人员受到污染，应根据污染部位不同，立即采取适当的减缓措施，其后到专科医院进行处理。

（4）对于各类物质的表面污染，应根据污染表面的性质和污染物的特点，选择最佳的去污方法，并遵从动手要早、从低到高和减少放射性废物量的原则。

（5）对于可能产生气溶胶的去污操作，工作人员应采取个人防护措施和局部围封措施，防止造成新的污染。

(6) 表面污染事件处理完后，应及时总结经验教训，并根据法规的要求上报卫生监督部门。

2.5 推荐阅读文献

[1] 张永学，黄钢. 核医学(全国高等医学院校八年制统编教材)[M]. 北京：人民卫生出版社，2010.
[2] 黄钢. 核医学与分子影像临床操作规范[M]. 北京：人民卫生出版社，2014.
[3] 黄钢. 影像核医学[M]. 北京：人民卫生出版社，2010.
[4] 黄钢. 核医学[M]. 北京：高等教育出版社，2003.
[5] 范我，强亦忠. 核药学教程[M]. 哈尔滨：哈尔滨工程大学出版社，2007.
[6] 王世真. 分子核医学[M]. 北京：中国协和医科大学出版社，2004.

(王　成)

第3章

PET/CT 肿瘤显像

3.1 概述

PET/CT 是将 PET 和 CT 组合为一体的显像设备，一次检查可以同时获得 PET 和 CT 两种图像及二者的实时同机融合图像，显示病变的功能代谢与解剖结构信息，二者取长补短，优势互补，优于单独 PET 和单独 CT，提高对肿瘤的诊断水平，增加诊断结论的完整性、确定度和可信度，更能满足临床对影像学诊断的"四定"要求。PET/CT 在肿瘤的诊断、临床分期、再分期及疗效评价、指导肿瘤放疗计划的制订、预后评价等方面具有重要价值。PET 可以针对肿瘤特殊的生物学特点，选择不同的示踪剂，从细胞表面、细胞内甚至核内多方位地显示肿瘤固有的特殊变化，为临床提供肿瘤特征化和临床诊治相关的信息。肿瘤 PET 显像的种类和显像剂如表 3-1 所示，其中最常用的 PET 显像剂为 ^{18}F-FDG，在国内占临床应用的 95%以上。

表 3-1 肿瘤 PET 显像的种类和显像剂

原　理	正电子显像剂
葡萄糖代谢	^{18}F-FDG
蛋白质合成加速	^{11}C-蛋氨酸
	^{11}C-酪氨酸
	^{18}F-酪氨酸
脂肪酸代谢	^{11}C-棕榈酸
细胞增殖	^{11}C-胸腺嘧啶
	^{18}F-氟脱氧尿嘧啶
乏氧	^{18}F-Misonidazole
	^{62}Cu-ATSM
血流灌注	$H_2{}^{15}O$、^{13}N-$NH_3 \cdot H_2O$
神经递质	^{18}F-DOPA

（续表）

原　理	正电子显像剂
血管形成	^{62}Cu - PTSM
抗原表达	^{64}Cu -抗体 ^{124}I 抗体
受体表达	
雌激素受体	^{18}F - 17β - estrodiol
生长抑素受体	^{18}F - Octreotide
癌基因表达	^{18}F - fluoroacyclovir(FACV)
HSV1 - tk	^{18}F - fluoroganciclovir(FGCV)
成骨代谢	^{18}F -氟离子
抗肿瘤药物	^{18}F - 5FU

Warburg(1930年)发现恶性肿瘤细胞糖酵解作用增强，并认为是癌细胞的特征之一，恶性肿瘤细胞糖酵解速率异常高于正常或良性病变。肿瘤对FDG的摄取基于肿瘤细胞糖酵解的增加，注射后FDG被摄入至细胞内，运输FDG进入转化的细胞内的一个重要机制是葡萄糖转运蛋白(GLUT)的作用，而且结合于肿瘤细胞线粒体的高活性的己糖激酶(HK)通过使FDG磷酸化生成FDG - 6 - PO_4 而滞留于细胞内。

3.1.1 FDG PET/CT检查适应证

(1) 肿瘤的临床分期及治疗后再分期。

(2) 肿瘤治疗过程中疗效监测和治疗后的疗效评价。

(3) 肿瘤的良、恶性鉴别诊断。

(4) 肿瘤患者随访过程中检测肿瘤复发及转移。

(5) 肿瘤治疗后残余和治疗后纤维化或坏死的鉴别。

(6) 已发现肿瘤转移而临床需要寻找原发灶。

(7) 不明原因发热、副癌综合征、肿瘤标志物异常升高患者的肿瘤检测。

(8) 确定肿瘤的生物靶容积，协助指导放疗计划。

(9) 指导临床选择有价值的活检部位或介入治疗定位。

(10) 有肿瘤高危因素人群的肿瘤筛查。

(11) 肿瘤治疗新药与新技术的客观评价。

(12) 恶性肿瘤预后评价及生物学特征的评价。

3.1.2 受检者预约及准备

(1) 嘱受检者携带既往和近期检查资料。

(2) 注射 ^{18}F - FDG之前禁食至少4～6 h，不禁水。

(3) 显像前24 h内避免剧烈活动。

(4) 检查前测量身高、体重，测试血糖。血糖水平原则上一般应低于200 mg/dl(11.1 mmol/l)。

(5) 避免服用止咳糖浆、糖锭类药物，避免静脉输入含葡萄糖的液体。

(6) 了解受检者是否有幽闭恐怖症。

(7) 孕妇和哺乳期妇女原则上避免PET/CT检查。若因病情需要而必须进行此项检查时，应详细向患者说明可能对胎儿的影响，并要求签署知情同意书，哺乳期妇女注射 ^{18}F - FDG 24 h内避免哺乳，并

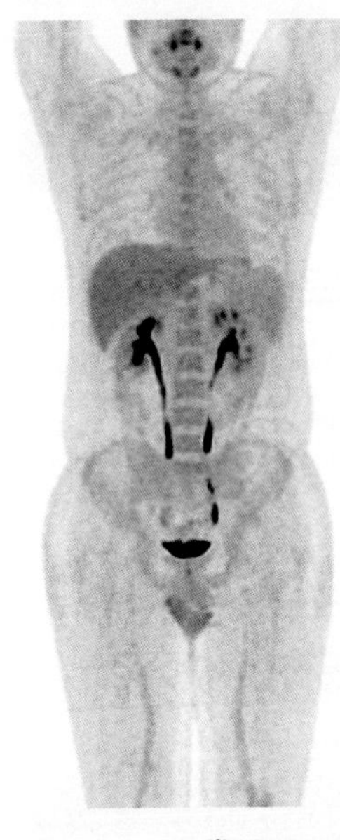
图3－1 正常 FDG PET 图像

远离婴幼儿。孕妇不要陪伴受检者进行 PET/CT 检查。

3.1.3 正常 FDG PET 图像

3.1.3.1 显像方法

受检者检查前禁食 6 h 以上，测量手指毛细血管血糖浓度为＜8 mmol/L，静脉注射^{18}F－FDG 剂量 0.15 mCi/kg。让受检查在休息室静息 60 min 后首先行体部 Topogram 定位扫描，接着行体部 CT 扫描，电流 140 mA、电压 120 kV、扫描层厚 3 mm；然后行 PET 扫描，采集 6 个床位，2～3 min/床位。如包括下肢全长，再加扫 2～3 个床位。图像后处理工作站 TrueD 系统进行图像重建、融合，形成冠状面、横断面、矢状面断层图像及三维投影图像。

3.1.3.2 正常图像

人体正常 FDG PET 图像如图 3－1 所示。

3.1.3.3 讨论

FDG 不仅被恶性肿瘤细胞所摄取，而且被体内许多正常的组织器官所摄取，在生理情况下存在多种变异，如表 3－2 所示。

表 3－2 FDG 的正常分布与生理性变异

分布位置	生理性变异
中枢神经系统	脑皮质正常摄取高
心血管系统	心肌的摄取有变异
泌尿系统	FDG 经泌尿道排泄引起肾集合系统及输尿管多变的形状
胃肠道	胃与结肠摄取是变化的，淋巴组织也可摄取
肝脏	摄取较低
脾脏	脾脏摄取通常低于肝脏
骨骼肌	休息时低度摄取，活动后或紧张时摄取增加
其他肌肉	眼球运动、吞咽、过度换气、谈话可引起相应肌肉摄取增加
肺	通常低度摄取，可有局部变异
内分泌	乳腺、滤泡性卵巢囊肿
生殖系统	卵巢、子宫内膜、睾丸
其他(年龄有关)	胸腺、扁桃体

3.2 肿瘤诊断与鉴别诊断

3.2.1 PET/CT 诊断肿瘤的临床价值

FDG PET/CT 对不同病理类型的肿瘤具有不同的诊断灵敏度和准确性(见表 3－3)，在临床实践中应值得注意，多种不同的显像剂联合应用或 PET/CT 联合增强 CT、MRI 可以提高诊断的准确性。

表3-3 ^{18}F-FDG PET显像对各种肿瘤不同检查目的的灵敏度

	诊断		分期		复发		监测治疗响应	
灵敏度	>80%	<80%	>80%	<80%	>80%	<80%	>80%	<80%
肺癌	*		*		*		*	
头颈部肿瘤	*		*		*		*	
乳腺癌	*		*		*		*	
淋巴瘤	*		*		*		*	
脑肿瘤	*		*		*		*	
结直肠癌	*				*			
胃/食管癌	*			*	*		*	
胰腺癌	*			*			*	
肾癌	*			*				
恶性黑色素瘤			*					
睾丸肿瘤			*					
原发灶不明肿瘤			*					
卵巢/子宫/宫颈癌		*		*	*		*	
肝细胞肝癌		*		*				
甲状腺癌		*		*		*		
前列腺癌				*		*		
膀胱癌				*		*		

3.2.2 病例分析

病例1 肺单发结节(SPN)良恶性鉴别诊断

【病史及检查目的】

患者,男性,68岁。咳嗽、咳痰1月余,无痰血。抗感染治疗2周,咳嗽有减轻。胸部CT右下肺结节,直径1.1 cm。行PET/CT检查鉴别右下肺结节良恶性。

【检查方法】

静脉注射^{18}F-FDG 10 mCi 60 min后行PET/CT全身显像。120 min行肺部延迟显像。

【显像结果】

如图3-2所示,右下肺叶背段小结节,直径1.1 cm,SUVmax=2.85,延迟SUVmax=3.91,结合病史,考虑肺癌。

【手术病理】

腺癌,T1N0M0。

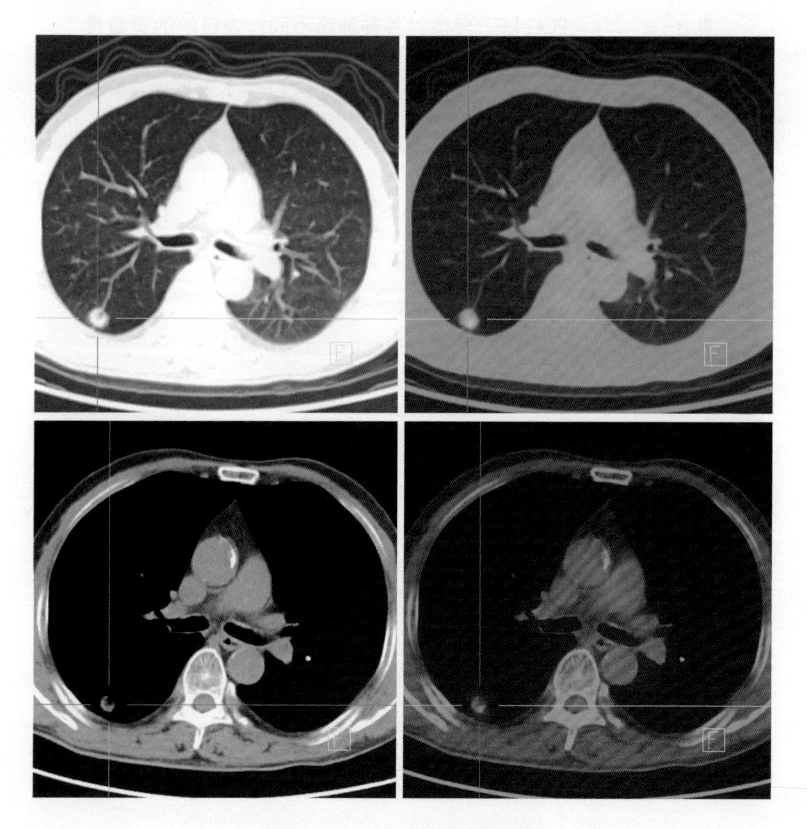

图 3-2 右下肺叶背段腺癌

【讨论】

肺癌(lung cancer)是我国第一大癌症，国内外日趋公认肺癌的“两个第一”，即发病率第一、病死率第一。中国的肺癌发病率及患病绝对人数均占全世界第一位。肺癌的发病病因相关危险因素主要包括环境污染、吸烟、职业接触、精神因素以及遗传基因易感性等，其中吸烟是目前公认的肺癌病因中最重要的因素。

肺癌的组织学分类：鳞状上皮细胞癌，简称鳞癌，为肺癌中最常见的一种类型，约占 50%；未分化小细胞癌，约占 20%；腺癌大多起源于较小的支气管黏膜分泌黏液的上皮细胞，多见于女性，发病年龄亦较小，约占 20%；细支气管肺泡癌是腺癌的一种特殊类型，在各类肺癌中约占 3%，女性较多见；未分化大细胞癌不多见，约半数起源于较大支气管，癌肿体积较大；支气管腺瘤起源于支气管黏膜下黏液腺及腺管上皮细胞的一组原发性肺、支气管肿瘤，发病率较低，仅占 2%左右。此外，少数肺癌可以在同一肿瘤的不同部位存在不同的组织学类型，较常见的是腺癌中有鳞癌组织，亦可在鳞癌中有腺癌组织或鳞癌与未分化小细胞癌并存。

肺癌的扩散和转移途径有：局部直接蔓延扩散、淋巴道转移、血道转移、气道播散。

^{18}F-FDG PET/CT 显像被认为是评价肺部结节最可靠的无创性诊断方法，^{18}F-FDG PET 鉴别诊断 SPN 灵敏度为 96%，特异性 80%，FDG PET 阴性预测值较高，一般可达 92%～96%。一方面随着 CT 技术发展和普及，发现了越来越多的肺结节，另一方面小于 8 mm 肺实性结节(属于微结节范畴)恶性的可能性较低、活检有难度，对这类微结节 CT 和 FDG PET 的灵敏度不够，因此小于 8 mm 肺实性结节应以 CT 随诊为主。大于 8 mm 肺实性结节中恶性病变可能性较高，对于新出现的多个或单个肺结节，强烈推荐 FDG PET/CT 检查。

部分实性肺结节中癌前病变或肺癌常见。FDG PET/CT 鉴别部分实性肺结节良恶性的研究不是太多。已有的研究显示，在部分实性肺结节中 PET/CT 探查肺癌的灵敏度在 48%～89%之间，且需要降低 SUV 诊断截止点以提高灵敏度。以 SUV 1.2 作为截止点，PET/CT 在部分实性肺结节中诊断肺癌的灵敏度为 62%、特异性为 80%。虽然如此，如果 CT 随诊 3 月的大于 8 mm 部分实性肺结节仍无法作出诊断，应该进行 FDG PET/CT 检查；较大的部分实性肺结节比小结节更可能是恶性的，如果部分实性肺结节大于 15 mm，应该立刻行 PET/CT 或活检，甚至手术切除。

FDG PET 对肺癌的诊断常见的假阳性包括结核、曲霉病、炎性假瘤、结节病、嗜酸性肉芽肿等。常见的假阴性主要为细支气管肺泡癌、类癌、含黏液成分高的肿瘤、高分化肿瘤及小病灶(<1 cm)等。

病例 2　肺磨玻璃结节诊断

【病史和检查目的】

患者，女性，56 岁。2008 年 1 月体检发现右肺下叶背段小磨玻璃影，随访至 2010－12－24 发现病灶增大。

【检查方法】

常规 PET/CT 全身显像，肺部屏气薄层 CT 扫描。

【显像结果】

右肺下叶小磨玻璃影，未见 FDG 代谢异常增高，2009、2010 年随访病灶增大，结合病史，考虑低代谢肺癌(见图 3－3)。

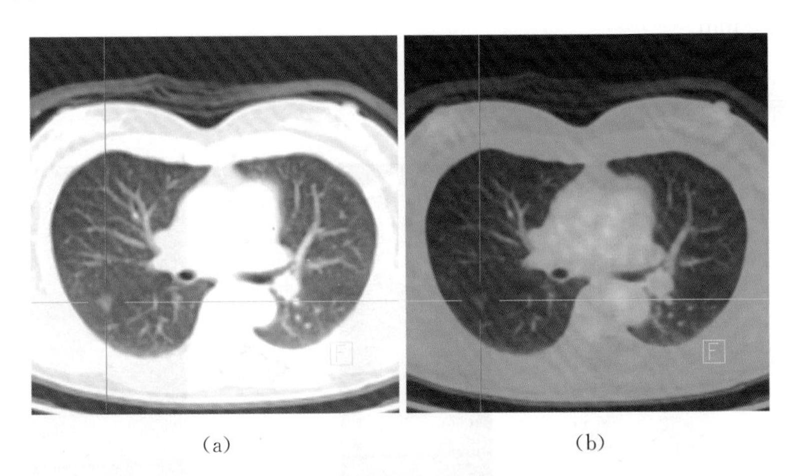

(a)　　(b)

图 3－3　右下肺 GGO 随访

(a) 肺部屏气薄层 CT 扫描；(b) PET/CT 融合断层显像

【手术病理】

浸润性腺癌，T1N0M0。

【讨论】

纯磨玻璃结节的 FDG PET 显像假阴性率高，有研究甚至发现癌性纯磨玻璃结节的 SUV 低于炎性纯磨玻璃结节，因此纯磨玻璃肺结节暂不推荐 PET/CT 检查。单发 pGGO 不需要 PET/CT 检查；单发 mGGO>8～10 mm，可考虑行 PET/CT 检查；多发 GGO 主导病灶为实性或有实性成分的 GGO，建议 PET/CT 检查。

由于 GGO 的 FDG 摄取较低，在 PET 上假阴性率较高，因此尽管 FDG PET 为阴性，也应进行密切的临床随访(ACCP 2007 版指南：进行后续的其他诊断措施，以排除恶性可能)。随访期间一旦出现实性病灶，CT 增强结节强化或兼有增强肿瘤微血管征者，应停止随访，建议手术切除，以免延误早期肺癌的诊治。

对小于 2 cm 的低/无代谢肺结节，观察肺结节的形态比代谢更为重要，要重视薄层 CT 及 MPR 矢状面/冠状面重建。当结节为恶性的可能性较小时，应用 CT 对肺结节进行定期随访复查。

病例 3 鼻咽癌诊断

【病史和检查目的】

患者，男性，54 岁。发现左侧颈部淋巴结大。穿刺病理结果为转移性低分化鳞癌。CT 示鼻咽顶部咽后壁软组织稍增厚，以左侧明显，右侧咽隐窝变浅，左侧消失，增强后轻度异常强化，左肺少许炎症。鼻咽镜左侧鼻咽顶近咽隐窝处增厚，略有下塌感，右侧咽隐窝亦有软组织增生，表面黏膜均光滑。病理鼻咽部左顶壁黏膜组织内可见少量泡状核样细胞，倾向低分化鳞形细胞癌，咽隐窝黏膜慢性炎症。PET/CT 检查目的在于了解肿瘤原发灶及治疗前临床分期。

【检查方法】

受检者空腹血糖 4.8 mmol/l；静脉注射示踪剂^{18}F－FDG 399.6 MBq(10.8 mCi)，患者休息，保持安静；注射示踪剂后 20 min 饮水 800～1 000 ml，注药后 1 h 排尽尿液，行 PET/CT 常规体部显像(2 min/床位，7 个床位，范围从颅底至股骨上段)。CT 图像采集参数为：电压 120 kV，管电流 140 mAs，准直/层厚 5.0 mm/0.75 mm，0.5 ms/转，螺距 1.25，扫描时间 20～30 s，检查者平静呼吸。在 CT 同一扫描范围进行 PET 三维(3D)采集，采集完成后应用 CT 数据对 PET 图像进行衰减校正，迭代法(OSEM)重建获得横断面、冠状面、矢状面影像及 PET 与 CT 的融合图像。脑部图像的采集在注射显像剂 30 min 后应用 3D 模式，时间 8 min。

【检查结果】

如图 3－4 所示。

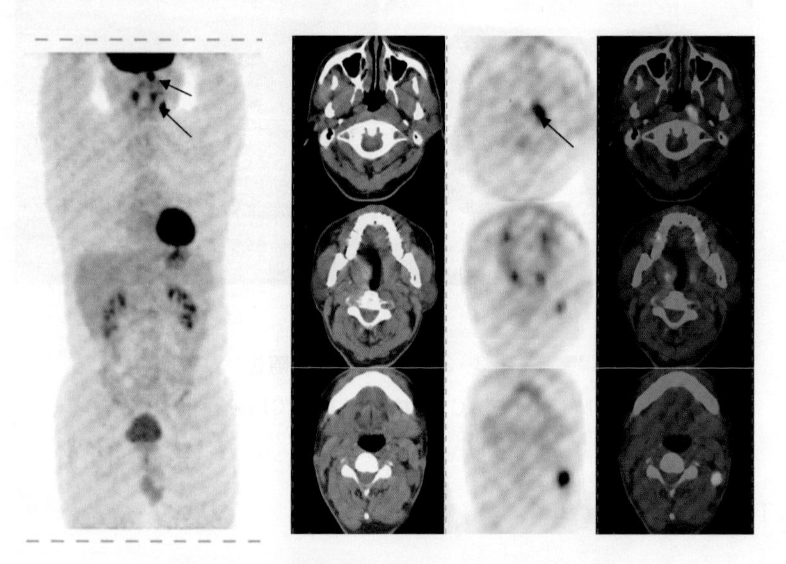

图 3－4　左侧鼻咽癌^{18}F－FDG PET/CT 显像

【诊断意见】

左侧鼻咽顶部咽后壁增厚软组织影放射性摄取异常增高，SUVmax 6.4。左侧颈部见 2 个淋巴结影，较大者约 1.6 cm，PET 示其放射性摄取异常增高，SUVmax 7.4。左侧鼻咽部增厚软组织及左侧颈部淋巴结 FDG 代谢异常增高，结合病史，考虑鼻咽癌及其转移所致。

【随访结果】

鼻咽部左顶壁镜下黏膜上皮完整，黏膜固有膜内可见散在少量异型核大细胞，上皮标记呈阳性反应，部分挤压变形，参考病史，倾向低分化鳞状细胞癌(泡状核细胞型)。酶标：CK 广(＋/－)，Ker(＋/－)，34BE12(＋/－)，CK7(－)，LCA(－)，CD30(－)。

【讨论】

1）诊断要点

（1）左侧颈部淋巴结大，穿刺病理结果为转移性低分化鳞癌。

（2）CT 鼻咽顶部咽后壁软组织稍增厚，以左侧明显，左侧咽隐窝消失，增强后轻度异常强化。

（3）鼻咽镜左侧鼻咽顶近咽隐窝处增厚，略有下塌感，病理可见少量泡状核样细胞，倾向低分化鳞形细胞癌。

（4）左侧鼻咽顶部咽后壁及左侧颈部淋巴结 FDG 代谢异常增高。

（5）全身其他部位未见 FDG 代谢异常增高灶。

2）鉴别诊断

（1）炎性病变：头颈部位是感染好发部位，如口腔炎、牙龈炎等，病灶局部或颈部淋巴结可出现炎性反应性增生，引起非特异性 FDG 摄取增加。

（2）第二原发肿瘤：10%～15%的鼻咽癌患者可同步发生第二肿瘤，最常见于食管、胃、支气管等处。

【注意事项】

（1）头颈部肿瘤除了 FDG PET 显像的常规准备以外，还应注意一些特殊要求，以减少伪影和假象（pitfalls）对影像判读的影响（见表 3-4）。

表 3-4 头颈部肿瘤患者 FDG PET/CT 显像的准备和伪影原因

准备事项	措施
饮食	禁食 6 h 以上、注意血糖水平、有无饮酒史
病史	活检、手术、放/化疗剂量及结束时间、有无感染灶（窦道炎等）
注射后检查程序	不要讲话和咀嚼，取舒适体位以放松颈部肌肉
范围	包括颅底到肝下界（诊断原发肿瘤与第二肿瘤，特别是食管癌） 如果原发灶不明，则检查范围要扩大包括颅底到股骨上段
体位	建议增加头颈部的局部显像，双上肢放于身体两侧
淋巴结	大小、部位、有无远处转移
伪影或假象原因	防范措施
患者没有禁食	注射前测定血糖水平
PET 检查前活检	病史
窦道炎	病史
胃炎、食道炎	病史
食道弥散性高 FDG 摄取	PET 检查应在放疗后至少 3 个月
肌肉普遍 FDG 高摄取	测定血糖
咀嚼、吞咽和谈话引起 FDG 高摄取	注射前后交代注意事项
颈部肌肉及棕色脂肪摄取类似恶性病变	体位舒适、避免肌肉紧张、保暖措施、必要时服镇静剂；PET/CT 有助于鉴别

（2）头颈部 ^{18}F-FDG 的生理性摄取较为复杂，腭扁桃腺体与舌扁桃腺体组成的 Waldyer 环呈“U”字形的放射性摄取，生理性摄取多为对称性。

（3）进行纤维鼻咽镜检查及在 FDG PET/CT 显示高代谢的部位进行取材，可提高穿刺活检的阳性率，获取病理结果指导治疗方案的制定。

（4）血清中EB病毒抗体滴度增高或EB病毒免疫荧光抗体测定法诊断鼻咽癌的阳性率较高。

病例4　右侧乳腺肿块诊断

【病史及检查目的】

患者，女性，58岁。发现右侧乳腺肿块，PET/CT检查目的用于乳腺肿块良恶性判断及临床分期。

【FDG PET/CT诊断】

右侧乳腺肿块及右侧腋窝淋巴结FDG代谢增高（见图3-5）。

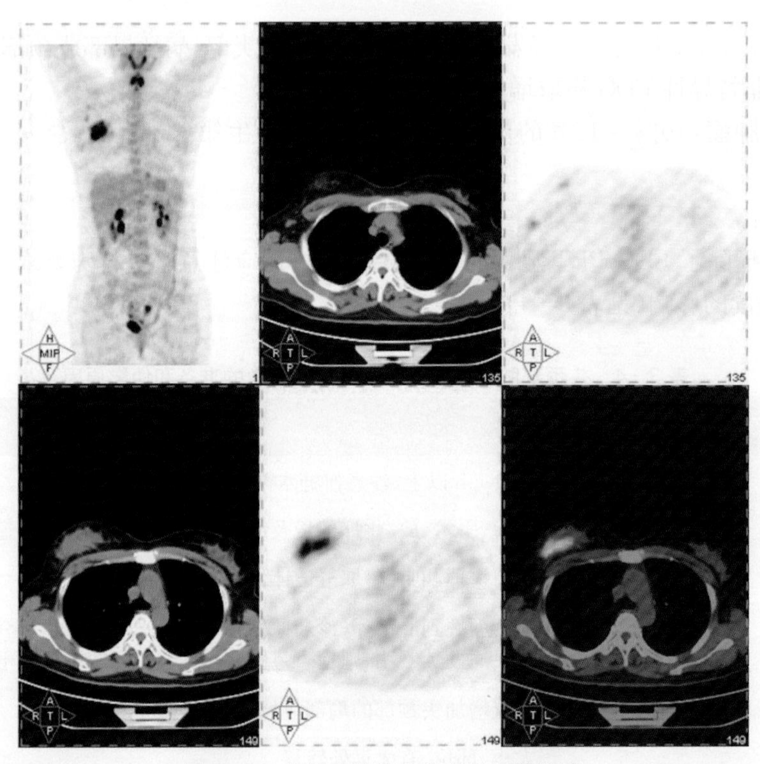

图3-5　右侧乳腺癌及腋窝淋巴结转移

【手术病理结果】

浸润性导管癌及腋窝淋巴结转移。

【讨论】

乳腺癌是严重危害妇女健康的恶性肿瘤，近年来，发病率呈不断上升的趋势，以每年2%～3%的速度递增，全球每年约有40万人死于乳腺癌。在中国，乳腺癌发病率已跃居女性恶性肿瘤首位，且发病年龄呈年轻化趋势，一般是45～55岁。但病死率却有所下降，这归因于乳腺癌早期诊断以及手术技术和放化疗水平的提高。早期诊断是降低乳腺癌病死率的关键因素。乳腺癌早期发现的意义远大于目前任何一种治疗方案。新的靶向药物治疗也显著提高了乳腺癌患者的生存期。乳腺癌仍是女性肿瘤死亡的第二大原因。乳腺癌重要的引流途径：腋窝淋巴引流、内乳淋巴引流。

乳腺钼靶成像和超声是临床常用的早期诊断乳腺癌的成像方法。但是乳腺钼靶成像的灵敏度在年龄小于40岁的女性仅为54%～58%。超声的灵敏度和特异性较低而且受操作者的影响较大。乳腺核医学显像主要包括乳腺SPECT显像和乳腺专用伽马射线成像（BSGI），其中BSGI具有高分辨率、小视野等优点，其最大空间分辨率为1.9～3.3 mm。对于乳腺组织比较致密或复杂的患者，以及乳腺X线摄影术和超声等不能确诊的患者可以提供较大帮助。乳腺钼靶成像对致密型乳腺、多中心病灶及局部复发的诊断存在不足。PET/CT不受致密型乳腺的限制，可弥补钼靶的不足。随着早期乳腺癌诊断能力的提高，保乳手术的比例正在不断增大，保乳手术的一个关键在于需要排除乳腺癌的多中心病灶，MRI被推荐用于该领域，文献报告其灵敏度在90%以上。PET/CT也应用于发现多灶性和多源性乳腺癌，但其安全性还需大样本资料及长期随访观察证实。

^{18}F-FDG PET显像阳性预测值高达96%，假阳性一般与乳腺导管上皮增生和炎症等有关。一般而言，乳腺良性病变对FDG的摄取均较低，对临床检查或常规影像学检查难以明确诊断的患者，PET/CT应作为乳腺肿块定性诊断的最佳选择，特别是那些不愿意接受创伤性检查的患者。在肿瘤临床实践指南中^{18}F-FDG PET/CT目前不作为乳腺癌常规原发灶的诊断手段。

乳腺癌FDG PET/CT显像建议完成常规仰卧位全身显像后，为了清晰显示乳腺病变的位置和形态，加做一个床位的乳腺局部俯卧位显像，让受检者俯卧于乳腺显像专用泡沫垫上，使乳腺自然下垂，双上肢上抬放于头两侧。

病例5 右侧睾丸肿块诊断

【病史及检查目的】

患者，男性，79岁。发热1月余，体温37.2～38.5℃，CT示两下肺感染，右侧少量胸腔及心包腔积液。AFP、CEA、CA199、SCC正常。ESR 109 mm/h，胸腔积液未发现肿瘤细胞。PET/CT检查目的用于明确判断及临床分期。

【检查结果】

如图3-6所示。

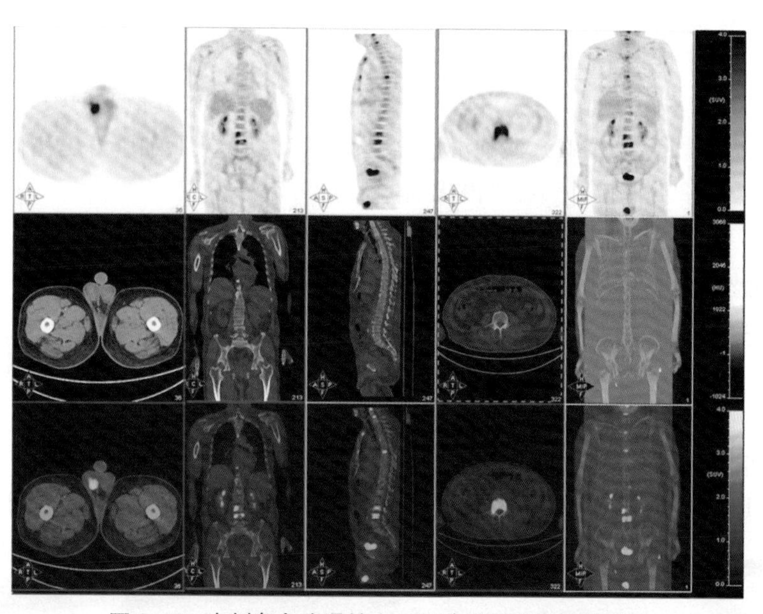

图3-6 右侧睾丸弥漫性大B细胞淋巴瘤及骨髓浸润

【FDG PET/CT诊断】

右侧睾丸肿块及骨骼多发FDG代谢增高。

【手术病理结果】

右侧睾丸手术病理弥漫性大B细胞淋巴瘤。

【讨论】

恶性淋巴瘤是一种起源于淋巴造血组织的实体瘤，分为霍奇金淋巴瘤(Hodgkin lymphoma, HL)

和非霍奇金淋巴瘤(non-Hodgkin lymphoma, NHL)两大类。2008 年第 4 版 WHO 淋巴组织肿瘤分类中淋巴瘤有近 80 种类型,每种类型淋巴瘤是依据形态学、免疫表型、遗传学特征和临床特点来确定的,都作为独立的疾病。

^{18}F－FDG PET/CT 对于比较典型的淋巴瘤的诊断和鉴别诊断有一定的临床指导意义,对于大多淋巴瘤,包括淋巴结及结外病变,多呈^{18}F－FDG 高代谢,但黏膜相关性淋巴瘤可呈低代谢或无代谢,小淋巴细胞性淋巴瘤可不摄取^{18}F－FDG。所以淋巴瘤的诊断必须依赖于组织病理,较难诊断的还要进行免疫组化、基因重排等方法以获取最终诊断和病理分型。

2009 年版 NCCN 将 NHL 的亚型是否需要行 PET(/CT)检查分为以下 3 个层次:

(1) 对所选病例 PET/CT 有价值型:滤泡型淋巴瘤(1～2 级),但当考虑疾病进展时应该行组织活检或者 FDG PET;胃外 MALT 淋巴瘤(结外边缘带 B 细胞淋巴瘤);淋巴结边缘带淋巴瘤;脾边缘带淋巴瘤;外周 T 细胞淋巴瘤(非皮肤型),治疗结束后 PET/CT 评价疗效及随访;蕈样霉菌病及赛塞里综合征(Mycosis Fungoides/Sezary Syndrome),T2 期以上、大细胞转化型或亲毛囊性蕈样霉菌病,有肿大淋巴结或实验室检查异常者。

(2) 在特定情况下 PET/CT 有价值型:套细胞淋巴瘤;原发皮肤 B 细胞淋巴瘤。

(3) PET/CT 必须检查型:弥漫大 B 细胞淋巴瘤,治疗前、治疗结束后 PET/CT 阳性者改变治疗方案前需要活检,Ⅰ期及Ⅱ期在放疗结束至少 8 周后(最佳时间尚不清楚)行 PET/CT; Ⅲ期及Ⅳ期在化疗 3～4 疗程后复查 PET/CT,所有治疗结束后再次行 PET/CT,如果阳性需要更改治疗方案需要再次活检。艾滋病相关的 B 细胞淋巴瘤。

Weiler-Sagie M 等总结了本 PET 中心 2001—2008 年病理学证实的 766 例淋巴瘤,根据 WHO 分类进行不同亚型 FDG 摄取程度的分析,^{18}F－FDG 总的阳性率为 94%(718/766),FDG 摄取阴性者有 48 例(6%)。^{18}F－FDG 阳性率 100%的亚型有霍奇金病(n = 233),伯基特淋巴瘤(n = 18),套细胞淋巴瘤(n = 14),结节边缘带淋巴瘤(n = 8),淋巴母细胞淋巴瘤(n = 6);其他亚型^{18}F－FDG 阳性率分别为:弥漫大 B 细胞淋巴瘤 97%(216/222)、滤泡淋巴瘤 95%(133/140)、T 细胞淋巴瘤 85%(34/40)、小淋巴细胞性淋巴瘤 83%(24/29) 和结外边缘带淋巴瘤 55%(29/53)。

病例 6 胶质瘤诊断

【病史及检查目的】

患者,女性,50 岁。2014－2 出现小写症,无其他不适,MRI 检查提示颅内病变。期间出现一次右侧肢体抽搐,无意识障碍。PET/CT 检查明确病变性质及恶性程度分级。

【PET/CT 检查结果】

左侧额叶 MRI 所示异常信号区 FDG 代谢减低,MET 代谢增高,考虑为低级别胶质瘤(见图 3－7)。

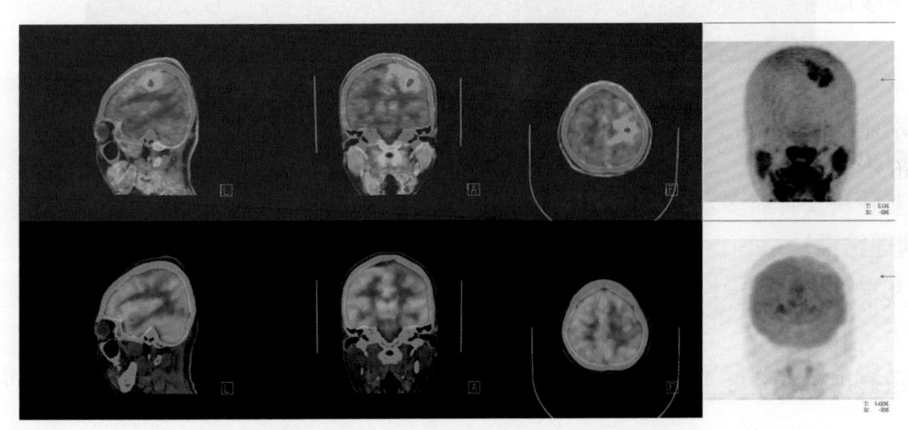

图 3－7 左侧额叶低级别胶质瘤^{11}C－MET 和^{18}F－FDG PET 显像

【手术病理结果】

左侧额叶星形细胞瘤Ⅱ级。

【讨论】

^{18}F－FDG摄取的高低与脑肿瘤的恶性程度密切相关，可以通过探测肿瘤组织的葡萄糖代谢情况了解肿瘤的生物学行为，鉴别脑肿瘤的良恶性。一般Ⅰ、Ⅱ级星形细胞瘤^{18}F－FDG代谢减低，Ⅲ、Ⅳ级星形细胞瘤^{18}F－FDG代谢增高，当肿瘤内部发生出血或坏死时表现为FDG代谢减低或缺损。一般少突胶质细胞瘤表现为FDG代谢减低。Di Chiro等定量测定23例脑胶质瘤的葡萄糖代谢率，13例低级别胶质瘤的葡萄糖代谢率为4.0±1.8 mg/(100 g. min)，10例高级别胶质瘤的葡萄糖代谢率为7.4±3.5 mg/(100 g. min)。对胶质瘤的无创分级一般需结合^{11}C－MET PET结果进行。

氨基酸是除^{18}F－FDG之外最常用的PET脑肿瘤显像剂之一，与FDG相比，氨基酸显像的优点是正常脑组织的摄取相对较低，因此胶质瘤氨基酸显像可以较好地与正常脑组织相鉴别，明确肿瘤的浸润范围，对低级别胶质瘤的诊断及早期复发的评价优势更明显。常用的氨基酸显像剂有^{11}C－MET和^{18}F－FET。主要通过内皮细胞膜上的L-转运系统转运参与蛋白质的合成，能够反映活体内氨基酸的转运、代谢和蛋白质的合成。两种显像剂鉴别胶质瘤与非肿瘤性病变的灵敏度和特异性均为70%～90%。Chung等对45例FDG显像为低代谢或等代谢的脑部病变患者行^{11}C－MET显像，其中24例病理证实的胶质瘤患者中有22例^{11}C－MET呈高代谢，高代谢区的范围及程度高于FDG，诊断灵敏度为89%，特异性为100%，准确性为91%。Rapp等报道174例脑部病变^{18}F－FET PET显像的诊断效能，其中包括66例高级别胶质瘤(HGG)和77例低级别胶质瘤(LGG)，肿瘤病变对FET的摄取明显高于非肿瘤性病变(TBRmax 3.0±1.3 vs. 1.8±0.5)，HGG和LGG鉴别理想的界值TBRmax为2.5，灵敏度为80%，特异性为65%，准确性为72%。值得注意的是炎性细胞和神经胶质反应增生可引起氨基酸的非特异性摄取。

Dunet等对13篇462例原发性脑肿瘤的^{18}F－FET PET研究论文的荟萃分析结果表明汇总的灵敏度为0.82，特异性为0.76，曲线下面积为0.84，ROC分析原发性脑肿瘤与非肿瘤性病变鉴别的理想界值TBRmean＝1.6，TBRmax＝2.1。

病例7 不明原发灶肿瘤诊断

【病史和检查目的】

患者，女性，57岁。头晕，头胀，走路不稳。既往无特殊病史。MRI脑内多个异常信号灶，考虑转移瘤。PET/CT检查目的在于了解肿瘤原发灶和全身其他部位转移情况。

【检查方法】

受检者空腹血糖5.2 mmol/l；静脉注射示踪剂^{18}F－FDG 370 MBq(10.0 mCi)，患者休息，保持安静；注射示踪剂后20 min饮水800～1 000 ml，注药后1 h排尽尿液，行PET/CT常规体部显像(2 min/床位，7个床位，范围从颅底至股骨上段)。必要情况下建议进行真正的全身显像(true whole body PET scan)。脑部图像的采集在注射显像剂30 min后应用3D模式，时间在8 min，滤波反投影(FBP)重建，矩阵大小256×256，Zoom 2.5，FWHM 2.5 mm。

【影像学表现】

脑显像示大脑皮层放射性摄取不均匀，双侧额叶、右侧顶枕叶可见放射性摄取异常增高灶，周围伴放射性摄取减低区[见图3－8(a)、(b)、(c)]。CT示双侧额叶、右侧顶枕叶略高密度灶，周围见大片水肿区。左肺下舌叶一结节放射性摄取异常增高，大小0.9 cm×1.1 cm，SUVmax＝2.83，双侧肺门淋巴结放射性摄取轻度增高，SUVmax 1.68[见图3－8(d)、(e)]。

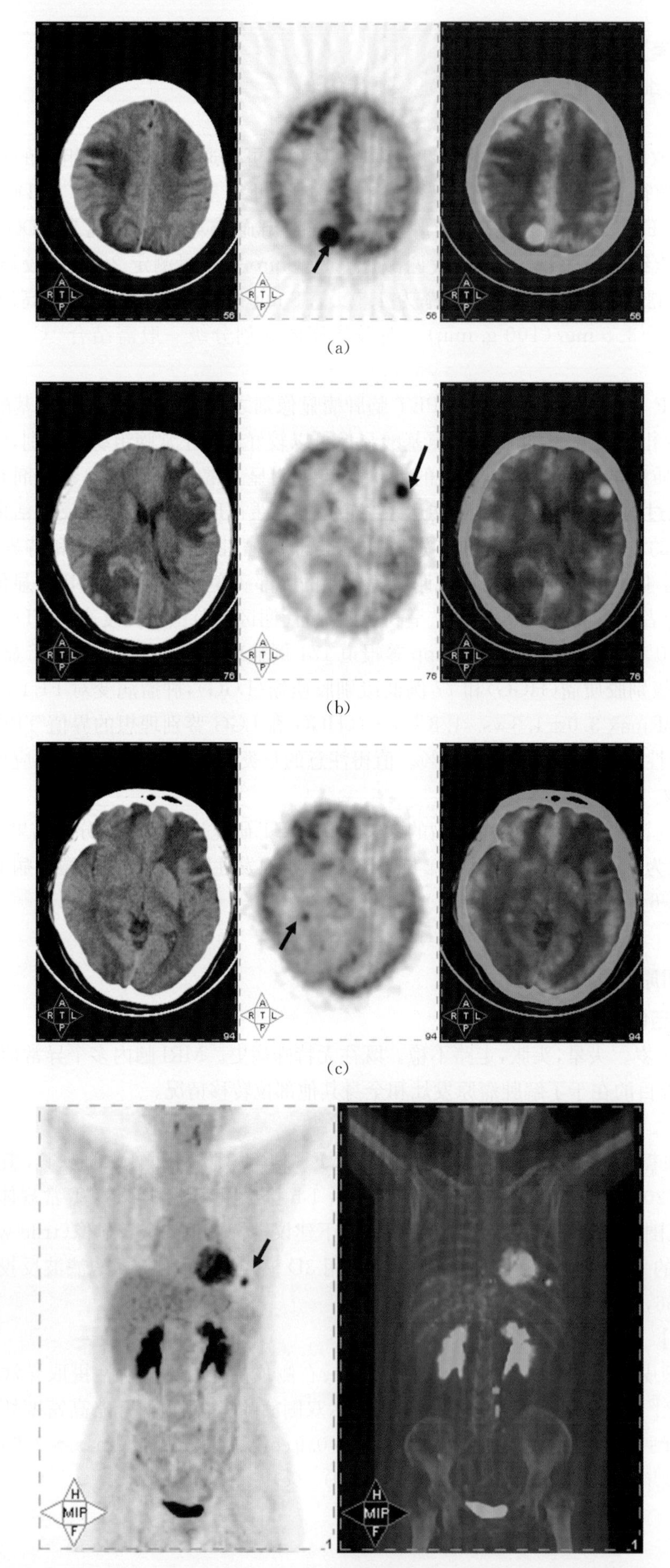

(a)

(b)

(c)

(d)

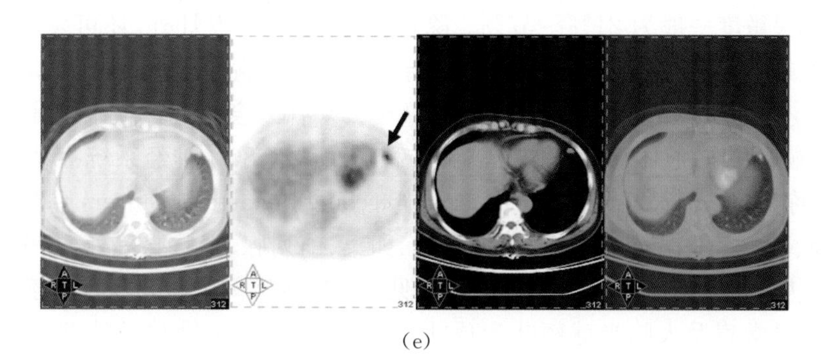

(e)

图3-8 脑多发转移瘤寻找原发灶

【诊断意见】

双侧额叶、右侧枕叶多发FDG高代谢灶，周围水肿区FDG摄取减低，左肺下舌叶结节FDG代谢异常增高，结合病史，考虑为左肺癌及脑多发转移所致。余全身PET显像未见异常FDG代谢增高灶。

【临床诊断】

左肺癌及脑多发转移。

【讨论】

1）诊断要点

（1）女性患者，头痛，头胀，走路不稳。

（2）MRI示脑内多发异常信号灶。

（3）PET/CT同机CT示双侧额叶、右侧枕叶多发略高密度结节，周围低密度水肿带，PET示典型的脑转移瘤征象，即转移瘤为高代谢，周围水肿为低代谢。

（4）全身PET显像左肺下舌叶小结节FDG代谢异常增高，因其邻近膈肌，单纯CT不易发现。余全身其他部位(包括淋巴结、肾上腺、骨骼、肝脏等)未见异常高代谢病灶。CT平扫亦未能发现其他恶性病灶。

2）鉴别诊断

（1）脑内多发病灶需与原发性中枢神经系统淋巴瘤、多发性脑脓肿、脑囊虫病、多发性硬化、脑白质病相鉴别。其中后者全身PET显像应无异常FDG代谢增高灶。

（2）原发性脑淋巴瘤：98%是B细胞淋巴瘤，病变集中在脑室周围的中线部位和灰白质交界处，90%在幕上。CT平扫表现为等或略高密度，MRI平扫 T_1WI 呈等或稍低信号，T_2WI 呈高信号，增强扫描均见肿瘤均匀或不均匀强化，瘤周多为轻、中度水肿，占位效应轻，出血少见。MRS示NAA降低，Cho升高，可出现脂肪峰或乳酸峰。

（3）多发性脑脓肿：多来源于身体其他部位的化脓性感染和结核性脓肿。脓肿病灶张力高，外形较圆，脓肿壁光滑、厚度一致；而肿瘤空洞壁多不规则。

（4）脑囊虫病：病灶大小一致，体积一般小于1 cm，增强扫描环壁厚度均匀，腔内可见头节等，寄生虫抗体检测有较大帮助。

（5）多发性硬化(MS)：发病年龄轻，好发于女性，MRI T_2WI 斑块数目多于增强后 T_1WI 活动期强化的病灶数目。MS病变位于脑室的周围，并与脑室垂直。

不明原发灶肿瘤(cancer of unknown primary, CUP)是指首先表现为转移性病灶，确诊时找不到原发灶的一类恶性肿瘤，占恶性肿瘤的2%～10%，高发年龄60岁以上，男性多于女性。CUP患者首发转移灶最常见的部位是颈部淋巴结、肺(包括胸膜)、腹腔、骨和脑，其他少见的转移部位包括肝脏、腋窝淋巴结、腹股沟淋巴结、皮肤和软组织、硬膜外等。诊断标准为：患者经组织学证实为转移性肿瘤，首发部位无法查到原发病灶，经过详尽的病史采集、体格检查、实验室检查(肿瘤标志物等)、常规影像学检查、内镜等检查临床上均未发现原发肿瘤的部位。CUP应注意除外淋巴瘤。FDG PET及PET/CT显像探测 CUP 原发灶的灵敏度一般为 21%～57%。除可检出 CUP 原发灶外，还可发现其他部位的转移灶，为临床治疗方案的制定提供重要依据，同时可指导可疑原发灶病理活检取样，以提高活检阳性率。

癌症患者中 20%～40%最终会发生脑转移，其中 60%～70%会出现神经系统症状，如头晕、头痛、呕吐、视乳头水肿、癫痫发作、肢体活动障碍等。脑转移瘤中约有 30%神经系统症状可先于原发肿瘤，此种类型的转移瘤称为"脑先行型"转移瘤(cerebral preceding metastatic cancer, CPMC)。脑转移瘤的原发灶常来自于肺、乳腺、消化道、泌尿道、血液系统、卵巢、前列腺、甲状腺等处，其中原发灶肺癌为最多，占 30%～75%，尤其以肺腺癌和小细胞肺癌最常见。80%～85%脑转移瘤发生于大脑，15%～20%发生于小脑及脑干，最常累及大脑半球额叶和顶叶，灰白质交界区是最常见的部位。在临床上，约有 10%的脑转移瘤患者直至死亡仍不能发现原发灶。

【注意事项】

(1) 由于正常脑皮质葡萄糖代谢旺盛，脑转移瘤特别是较小的情况下，在高本底背景下不容易检出，脑转移瘤 FDG PET 可表现为高摄取、中心坏死、低摄取或等摄取等。延迟脑显像及^{11}C－Choline PET 显像等可以提高检测灵敏度。

(2) 增强 MRI 是脑转移瘤检查的最可靠手段。

(3) 对怀疑肺部小病灶的情况下，主张进行呼吸控制的薄层 CT 采集。

(4) FDG PET 探测 CUP 原发灶的灵敏度较低，可能的原因包括过小病灶，原发肿瘤不摄取或少摄取 FDG(细胞活性、出血坏死及治疗影响等)，原发肿瘤处于高的周围本底。

(5) 肿瘤标志物检查、遗传学分析、预警基因的检测和 DNA 微阵列技术在某种或某些肿瘤中特异性的表达可帮助明确诊断。

病例 8　直肠癌诊断

【病史及检查目的】

患者，男性，46 岁。大便次数增多，排便困难 3 月余，直肠指诊无异常。PET/CT 用于明确诊断及临床分期。

【PET/CT 表现】

直肠壁增厚，代谢增高，周围肠系膜间隙毛糙，肝脏右叶高代谢结节(见图 3－9)。

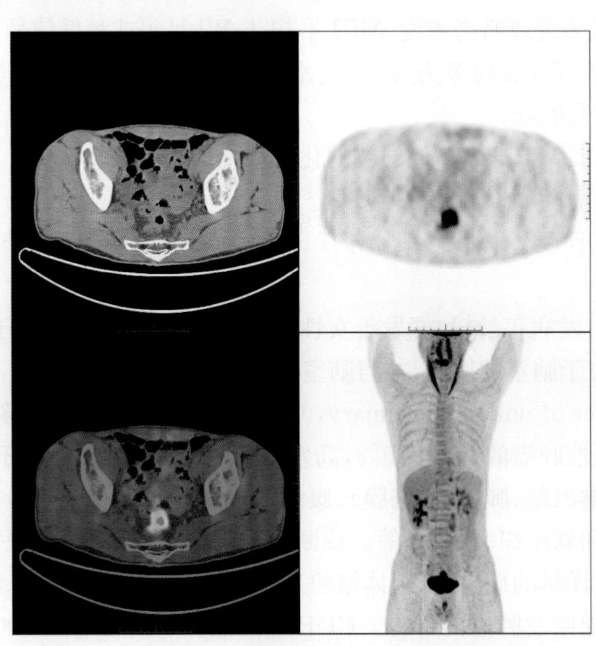

图 3－9　直肠壁增厚，代谢增高，肝脏见高代谢结节

【诊断意见】

直肠癌伴肝脏转移。

【病理诊断】

直肠中分化腺癌侵犯浆膜层,肝脏转移。

【讨论】

结直肠癌(colorectal carcinoma)又称大肠癌,包括结肠癌和直肠癌,是消化道最常见的恶性肿瘤之一,发病年龄多在40岁以上,男性发病率多于女性。病理大体分型:肿块型、溃疡型、浸润型和黏液型。病理分型:以腺癌最为常见,其他尚有黏液腺癌、乳头状腺癌、未分化癌、类癌和腺鳞癌等。根据分化程度分为高分化、中分化和低分化3级。

早期结肠癌,肠壁局限性或环形增厚多伴放射性浓聚影,部分黏液腺癌和高分化腺癌可无放射性浓聚,而周围肠壁正常,肠腔狭窄。癌肿穿透肠壁达浆膜层和向周围浸润时,浆膜面模糊、毛糙,周围脂肪层密度增高,索条影。结直肠癌的远处转移多为肝、肺转移及腹膜腔种植转移。

病例9 肝肿瘤诊断

【病史及检查目的】

患者,57岁,男性。AFP阴性,乙肝病史多年。MRI检查肝右后叶病灶。PET/CT检查目的肝病灶定性及术前临床分期。

【PET/CT诊断意见】

肝右后叶下段病灶未见FDG异常摄取增高,结合增强MRI考虑高分化肝细胞肝癌(见图3-10)。

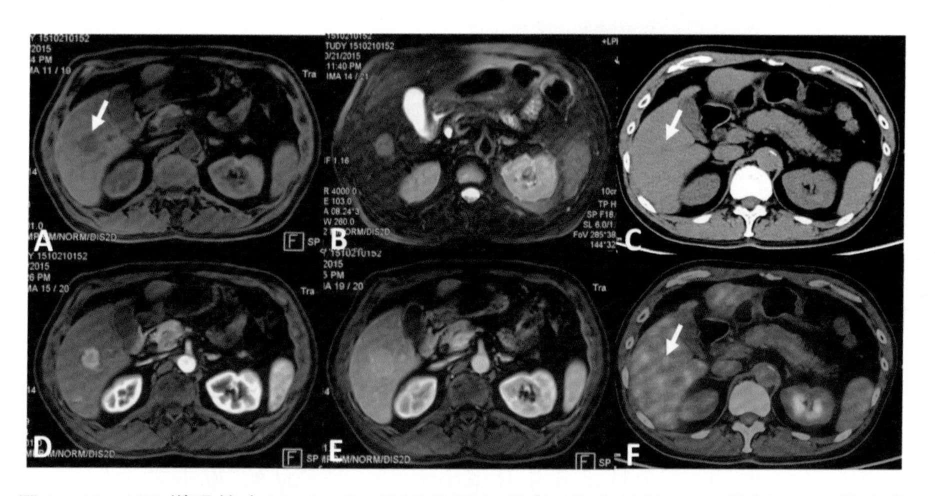

图3-10 MRI增强检查(A, B, D, E)可见肝右后叶下段病灶呈T_1WI等低、T_2WI等高信号,增强图像表现为动脉期较明显强化,门脉期强化程度降低。PET/CT显像(C, F)中病灶未见FDG异常摄取增高

【病理结果】

高分化HCC。

【讨论】

PET/CT对高分化HCC以及小HCC诊断敏感性低,容易漏诊且与良性病变有相似表现,不易鉴别诊断。2013 NCCN肝细胞癌诊疗指南不推荐采用FDG PET/CT进行HCC早期诊断。因此,在肝脏占位良恶性鉴别方面,只有对于那些传统影像学检查无法判别良恶性的可疑肝脏恶性肿瘤患者,FDG PET/CT可作为一种补充手段。^{11}C-Acetate PET显像对高分化肝细胞肝癌灵敏度高。

病例10 胰腺肿块鉴别诊断

【病史及检查目的】

患者,女性,55岁。反复上腹痛3年余,加重3月。PET/CT检查目的在于明确诊断及临床分期。

【FDG PET/CT显像】

胰头部略低密度小结节FDG代谢异常增高,SUVmax = 5.7(见图3-11)。

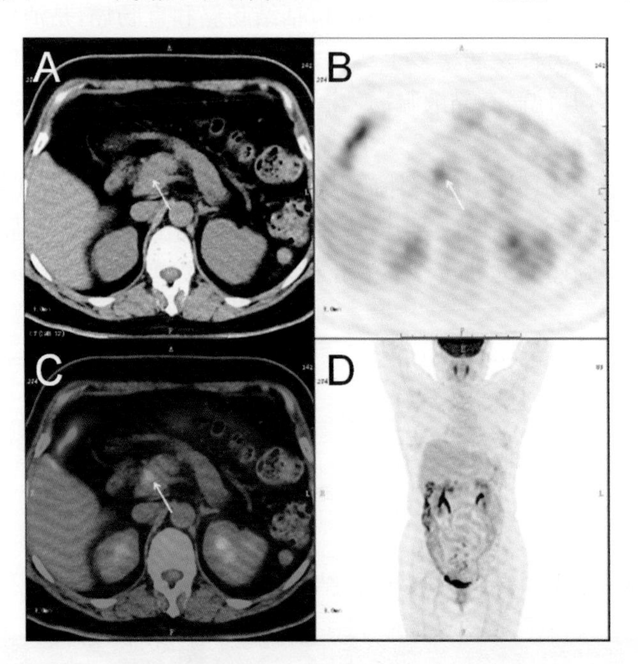

图3-11 PET/CT检查(A. CT平扫图像,B. 横断面PET图像,C. PET/CT融合图像增强CT图像,D. 全身PET投影图像)发现胰头部小结节状高代谢灶,SUVmax = 5.7

【手术及病理结果】

术中发现胰头部直径约0.8 cm结节,病理结果为低至中分化导管腺癌。

【讨论】

胰腺癌是最具侵袭性的恶性肿瘤,美国2013年的统计数据显示,胰腺癌新发估计病例数男性第10位,女性第9位,占恶性肿瘤病死率的第4位;在上海胰腺癌新发估计病例数列男性第6位,女性第7位。胰腺癌总的中位生存时间<6个月,5年生存率小于6%,是公认的"癌中之王"。

临床用于诊断胰腺癌的影像技术很多,包括B超、CT、MRI、PET/CT、超声内镜(EUS)、ERCP等,特点各不相同,根据病情选择恰当的技术是诊断胰腺病变的前提。2012 NCCN胰腺癌诊疗指南将PET/CT作为常规影像学检查(CT、MRI等)的一个重要补充手段,在胰腺癌的诊断、分期及预后判断等方面具有一定的优势。

胰腺癌在CT上平扫表现为低密度肿块,增强后强化不明显表现为乏血供病变,较大的肿块可造成胰腺轮廓和外形的改变;间接征象包括上游胰管的扩张、胰头癌可引起胰胆管同时扩张表现为双管征、肿块侵犯胰周血管及腹膜后结构、淋巴结及脏器转移等。^{18}F-FDG PET/CT诊断的准确性更加依赖于病灶的糖代谢情况,较单纯的形态学诊断具有一定特点和优势,胰腺癌通常表现为结节或肿块样的高代谢灶。PET/CT诊断胰腺癌具有较高的诊断效能,敏感性85%~90%,特异性55.6%~94%;尤其是在囊性肿瘤的良恶性鉴别方面更有优势,准确率可以达到94%~95%。双时相扫描可以改进胰腺良恶性病变的鉴别诊断效能及小胰腺的检出率。此外,PET/CT可以发现自身免疫性胰腺炎(AIP)的涎腺、颌下淋巴结、前列腺等更多的胰腺外改变，从而有助于胰腺癌与AIP的鉴别。但需注意炎症、感染和部分良性肿瘤也可出现FDG的高摄取，从而导致假阳性，而部分浆液或黏液性癌可以出现假阴性。

病例11 骨肉瘤

【病史和检查目的】

患者，男性，17岁。左膝关节痛2月，MRI提示骨肉瘤。PET/CT检查目的在于明确诊断及临床分期。

【左股骨FDG PET/CT显像图】

如图3-12所示。

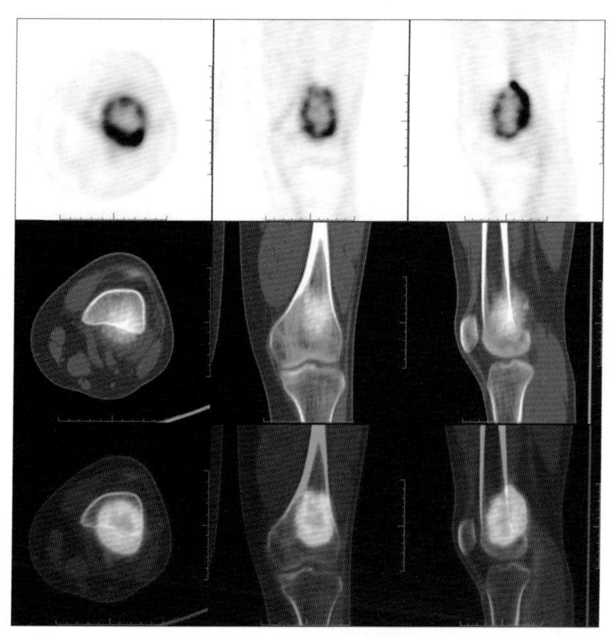

图3-12 左股骨高代谢灶伴成骨

【检查表现】

左股骨远端高密度肿块，伴骨外侵犯，代谢不均匀升高，SUVmax = 10，余骨未见明显异常。影像学诊断：左侧股骨远端骨肉瘤。

病理结果：左股骨下端成骨肉瘤。

【讨论】

骨肉瘤可发生在任何骨骼、任何年龄段，而多数发生于幼儿，好发于长骨两端。分为成骨型，溶骨型和混合型。最初发现骨肿瘤疾病往往依靠X线片检查。CT检查是对X线片检查的补充，用于显示成像困难部位，可更好地对相关细节，如是否存在钙化及是否存在肺转移作出评估。MRI检查是目前用于评估骨肿瘤的主要方法，因为其对髓内及软组织的显像更为清晰。MRI检查结果是目前临床用于评估骨肉瘤局部广泛切除，尤其是施行保守治疗的重要指标。此外，ECT骨显像还有助于检查发现转移、跳跃灶、多发病灶和肿瘤复发。FDG PET/CT检查近年越来越多地应用于骨骼恶性肿瘤诊断。FDG PET检查有助于骨肉瘤检测、分级、分期和疗效评价，并有助于良恶性肿瘤的鉴别。

另外有以下骨肿瘤需要鉴别：

(1) Ewing肉瘤：多发生于儿童，部位骨干多见。

(2) 软骨肉瘤：多发生于年龄较大者，肿瘤内可有不规则钙化(见图3-13)。

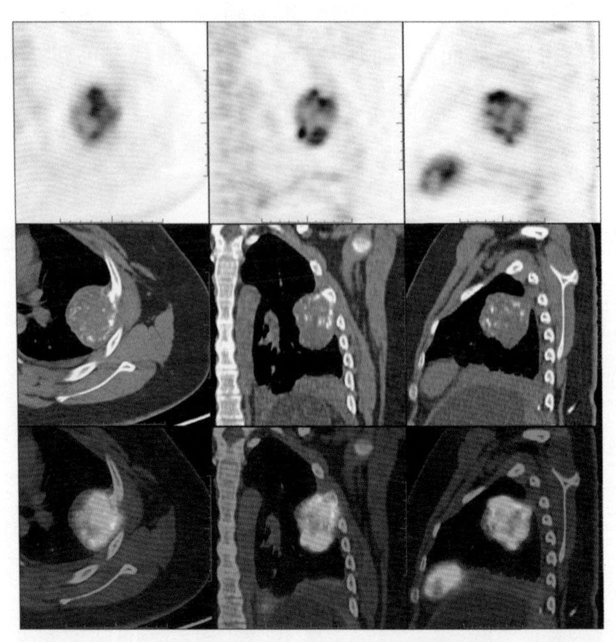

图 3-13 肋骨软骨肉瘤,见斑片状钙化

(3) 骨肿瘤样病变:骨肿瘤样病主要包括骨嗜酸性肉芽肿(eosinophilic granuloma of bone, EGB),骨纤维异常增殖症(fibrous dysplasia of bone, FDB)和动脉瘤样骨囊肿(aneurysmal bone cyst, ABC)。这些病变代谢也可以升高,发病部位形态特点有助鉴别。EGH 多发生余颅骨和脊柱;FDB 容易发生在扁骨,呈磨玻璃密度,丝瓜瓤状或囊状(见图 3-14);ABC 多呈肥皂泡状改变。

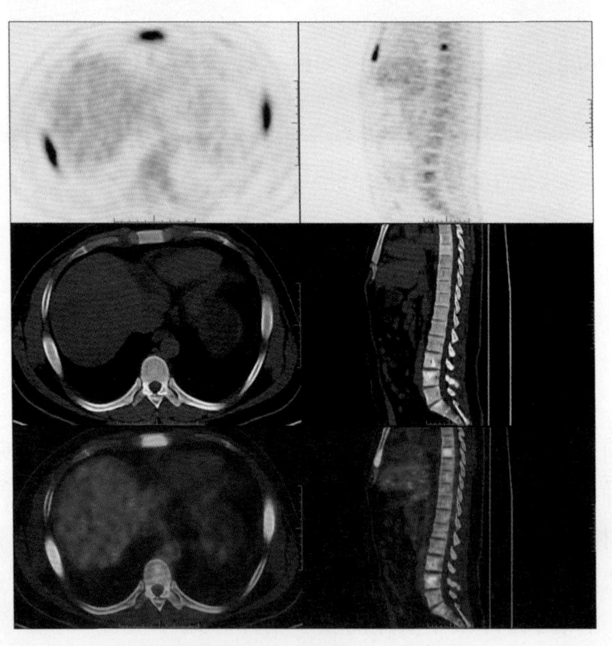

图 3-14 肋骨、胸骨及脊柱多发骨纤维异常增生症,表现为磨玻璃密度伴代谢增高

3.3 在肿瘤临床分期中的应用

病例12 肺癌临床分期

【病史及检查目的】

患者,男性,59岁。左上肺尖后段肿块,大小4 cm×3 cm×2.5 cm,PET/CT 检查目的为肺癌临床分期。

【检查结果】

左肺上叶恶性病变伴纵隔淋巴结转移(见图3-15)。

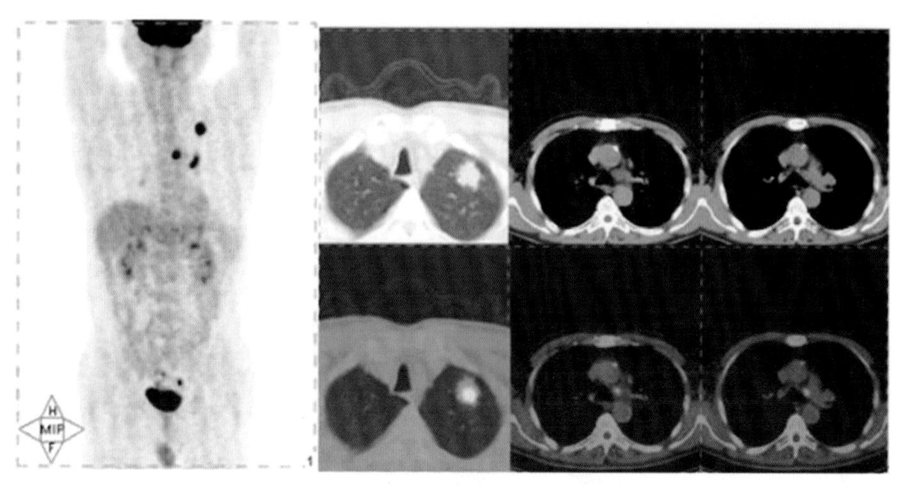

图3-15 左肺癌临床分期

【手术病理结果】

左上肺腺癌,乳头状及实体腺癌伴黏液混合亚型,中低分化,上叶管口淋巴结、主动脉弓下及弓旁组淋巴结转移。病理分期 pT2N2M0, Ⅲa 期

【讨论】

非小细胞型肺癌(NSCLC)有否淋巴结转移对诊断、治疗方案选择和患者的预后至关重要。美国临床肿瘤指南(NCCN)中将 PET/CT 显像作为肺癌临床分期检查非创伤性检查方法之一(包括Ⅰa期病例),国内临床路径也将 PET/CT 检查列入肺癌术前评估的可选择项目之一。PET/CT 肺癌分期诊断能够为肺癌的诊断和治疗节约费用,主要是因为准确的分期诊断:①在常规 CT 阴性患者中发现纵隔淋巴结受累,避免不必要的外科手术;②CT 提示纵隔淋巴结受累,如果 PET 显像阴性则术前不必行纵隔镜;③发现远处转移,避免不必要手术及其并发症治疗产生的费用。由于 PET 显像提高了分期诊断的准确性,所以 PET 显像后可避免不必要的其他检查费用以及提供个体化的治疗方案。

T 分期:PET/CT 根据 CT 的解剖信息评价肺癌对胸壁、周围血管支气管及纵隔的侵犯,又结合 PET 提供的生物学信息提高了对 T 分期的准确性。

N 分期:CT 主要依靠淋巴结的大小判断转移,一般以10 mm 为标准,而有的转移淋巴结体积并不增大,因此区分肿大的淋巴结是否由肿瘤转移或炎性增生引起,小的淋巴结有否肿瘤的转移尚有缺陷,因而限制了 CT 的诊断价值。PET 在淋巴结分期上优于 CT,但是单纯 PET 对淋巴结的准确定位有一定困难,近肺门区的异常放射性浓聚的淋巴结很难区分究竟是在肺门还是纵隔内(即 N1 或 N2 的鉴别),特别对伴有肺不张或术后解剖结构改变的患者,由于纵隔偏移,单个异常放射性浓聚的淋巴结就更难准确定位。已有多项研究发现 PET/CT 对纵隔淋巴结的分期优于单独的 PET 和 CT 或 PET 和 CT 的联合分析。

对于 CT 等常规检查诊断 T1N0 的肺癌临床医生一般不会选择行纵隔镜检查，因为此类患者淋巴结转移的概率仅为 5%～15%。但也有研究发现其转移率可达 22%。PET/CT 的高阴性预测值有助于筛选不需要行纵隔镜检查的 T1 患者，而 PET/CT 发现的阳性淋巴结可指导纵隔镜等微创活检。另外，主肺动脉窗、前纵隔及隆突下后方的淋巴结是标准颈部纵隔镜较难到达的部位，经颈纵隔镜约有 8%的假阴性率，其中 57%以上的假阴性是这些难采样部位的淋巴结所导致的。如果 PET/CT 检出这些部位的高代谢淋巴结，可指导对这些淋巴结进行其他的活检方法，如前纵隔镜、经皮或经气管穿刺活检、食管超声内镜检查指导的细针穿刺(EUS - FNA)等，提高分期的准确性。

病例 13　肺癌临床分期

【病史及检查目的】

患者，男性，65 岁。咳嗽，咳痰，右侧臀部疼痛 2 月。外院 B 超：右侧臀部软组织距体表 9 mm 内见大小约 18 × 16 mm 的低回声肿块。外院 CT 左侧髂骨多发骨质破坏，L_2 椎体骨质破坏。检查目的为明确诊断及临床分期。

【PET 结果】

考虑为右肺癌及右侧肾上腺、骨骼和肌肉多发转移(见图 3 - 16)。

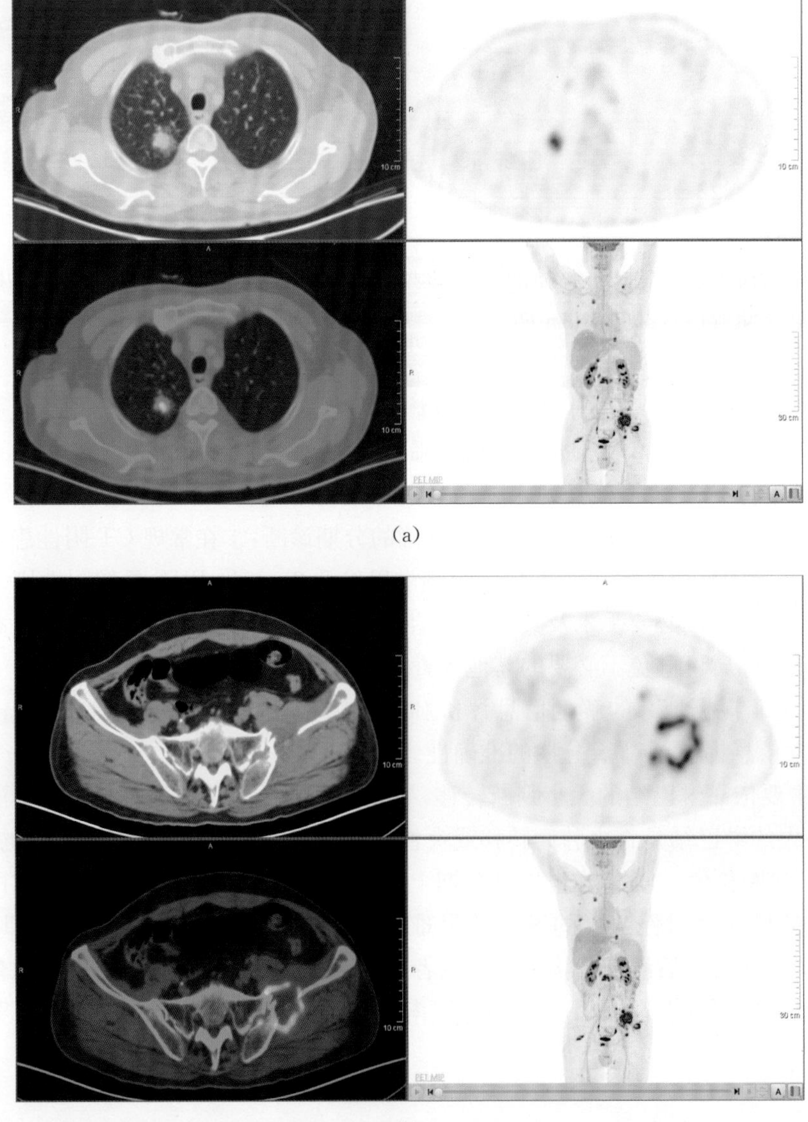

(a)

(b)

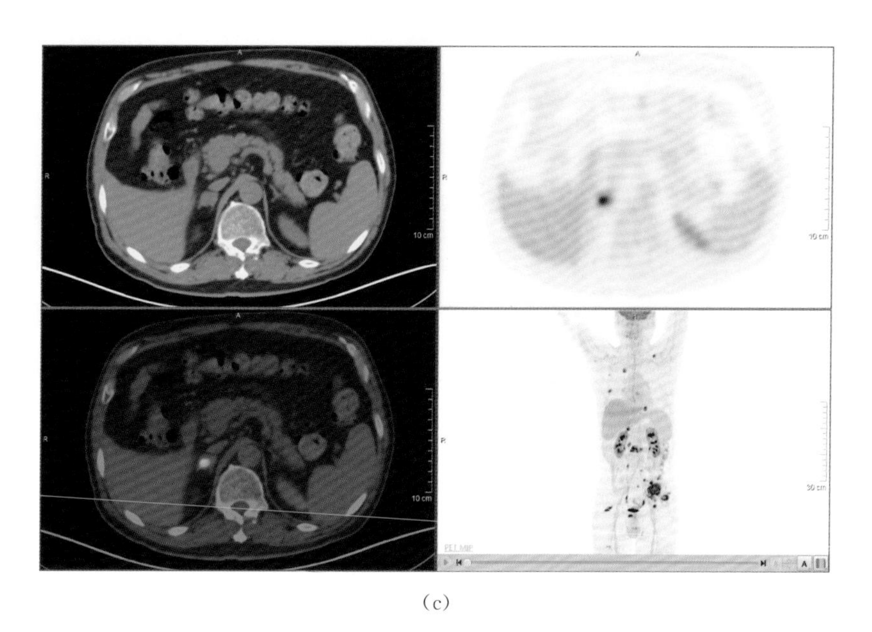

(c)

图 3-16 右肺癌及右侧肾上腺、骨骼和肌肉多发转移

(a) 右肺上叶恶性病变；(b) 髂骨转移；(c) 右侧肾上腺转移

【病理】

低分化鳞癌。

【讨论】

肺癌常见的远处转移部位为肝、肾上腺、骨骼和脑等。PET/CT 在肺癌 M 分期诊断中的价值体现在从拟手术切除的肺癌患者中发现常规影像学检查不能发现的远处转移灶，确定肺癌的可切除性，制定合理的治疗方案。PET 还能检测出不易被重视部位的转移灶，如常规 CT 隐匿部位的肺内小结节病灶、软组织内的病灶、皮下结节、腹膜后淋巴结或触诊阴性的锁骨上淋巴结等转移灶。

一般双侧的肾上腺肿大或肿块基本可以确定为转移，如为单侧肿块则需排除腺瘤后方可诊断。PET 是一种评价肾上腺占位的有效方法，对肾上腺转移的检出灵敏度高。以肾上腺放射性摄取高于肝脏作为诊断肾上腺转移的准确性可达到 92%以上，部分肾上腺腺瘤可能导致假阳性。CT 上诊断不明确的病灶如果 PET 上阴性通常不是转移灶。但对肾上腺的小病灶判断时要特别小心。^{99m}Tc 标记的亚甲基二磷酸盐(^{99m}Tc-MDP)骨显像是临床诊断骨转移灶的常规方法，其灵敏度高，大约为 90%，但缺乏特异性。美国 NCCN 关于肺癌诊疗指南中指出对肺癌的骨转移诊断^{18}F-FDG PET 可取代骨显像。肺癌肝内转移通常为非孤立性病灶，而且多数病灶由 B 超或 CT 检查可得到诊断。对 NSCLC 分期的研究显示 PET 比 CT 对肝脏转移更准确。^{18}F-FDG PET/CT 对脑转移的检测没有优势可言。因为正常脑组织葡萄糖呈高代谢，PET 检测脑内转移的灵敏度低，PET 不太适合检测脑内的转移。对高度怀疑脑转移而 PET/CT 检查阴性者，建议增强 MRI 检查，MRI 被认为是脑内转移灶诊断的最佳方法。

病例 14 淋巴瘤分期

【病史及检查目的】

患者，女性，57 岁。反复发热伴双下肢酸痛，体温 38～39℃。B 超：双侧腋窝、颈部、腹股沟淋巴结肿大。LDH 2 758 IU/L。右侧腹股沟淋巴结穿刺涂片恶性肿瘤细胞浸润。

【检查结果】

淋巴瘤全身多处淋巴结累及双下肢骨骼累及(见图 3-17)。

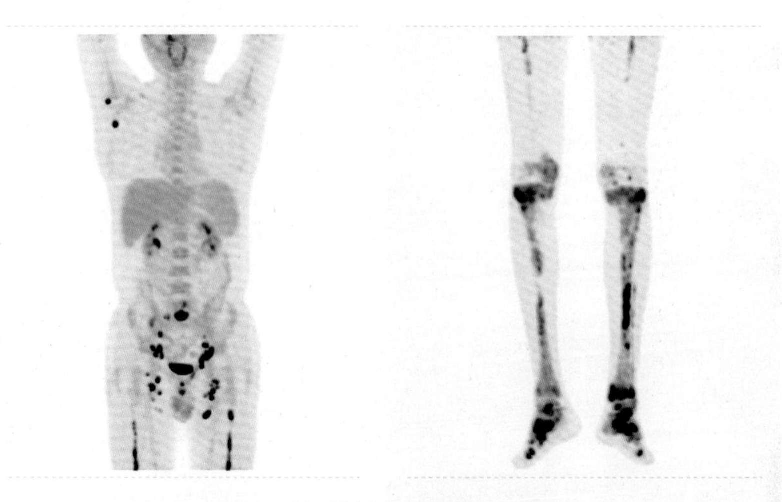

图 3-17 弥漫大 B 细胞淋巴瘤

【病理】

(左腹股沟)淋巴结结构大部分消失,中等偏大淋巴细胞弥漫性浸润,核分裂象,酶标提示弥漫性大B细胞淋巴瘤,Ki-67 90%。骨穿提示少量异型细胞浸润。IPI 3 分。

【治疗经过】

R-CHOP 6 疗程。

【讨论】

淋巴瘤准确的临床分期有利于制订合理治疗方案及评价预后。PET 在鉴别 CT 可疑或正常的淋巴结是否为活性肿瘤组织方面具有优势。淋巴瘤的骨髓浸润较为常见,是淋巴瘤患者预后不良的征兆之一,且决定淋巴瘤的分期。^{18}F-FDG PET/CT 可以较准确评价全身骨髓浸润,可帮助选择有价值的骨髓穿刺活检部位。单独骨髓细胞学检查或活检阳性率分别为 13.5%和 14.8%,两者联合应用时阳性率为 21.1%。Schoder 等采用问卷调查的方式,结果表明 PET 显像使 44%的患者的分期调整,其中上调 21%,下调 23%。在治疗方案方面,PET 使 42%的患者有不同种类治疗方案之间的改变,10%患者在同种治疗方法内部调整,10%的患者有联合治疗方案的更改。

Freudenberg 等对 27 例治疗后的淋巴瘤(18 例 NHL,9 例 HL)患者进行了^{18}F-FDG PET/CT 再分期研究,从区域淋巴结角度分析,PET/CT 灵敏度、特异度和准确性分别为 96%、99%和 99%;从患者角度分析,PET/CT 灵敏度、特异度和准确性分别为 93%、100%和 96%;PET/CT 较单纯 PET、CT 临床分期更为准确,选择合理的治疗方案。Allen-Auerbach 等对 73 例淋巴瘤患者进行了^{18}F-PET/CT 与 PET 的对比研究,7 例患者两者分期不一致,PET/CT 准确地使 2 例上调、5 例下调;PET/CT 对淋巴瘤的分期准确性为 93%,而 PET 只有 84%,可见对于淋巴瘤的分期 PET/CT 要明显优于单用 PET、CT。Miller 等对 24 例 HL、7 例 NHL 的儿童或青年淋巴瘤患者进行 PET/CT 与诊断性 CT 的对比研究。分期结果表明:从患者角度分析行 PET/CT 及诊断性 CT 的 21 例患者中,PET/CT 使 7 例(22.6%)患者分期上调、3 例(9.6%)分期下调;从病灶数量分析,PET/CT 的灵敏度、特异性、阳性预测值、阴性预测值分别为 99%、100%、100%、86%,而诊断性 CT 分别为 80%、23%、92%、7%。

病例 15 乳腺癌治疗后临床再分期

【病史及检查目的】

患者,女性,42 岁。2008 年行左侧乳腺癌保乳手术,术后行放化疗。近来左侧乳腺出现多发硬块伴乳头溢血。PET/CT 检查目的治疗后再分期。

【PET结果】

左侧乳腺癌保乳术后局部复发，左侧颈部、右侧锁骨上、右侧腋窝、胸骨柄右后方、胸骨下段前方多发淋巴结及右侧乳腺、左侧胸大肌及左前下胸壁多发转移（见图3-18）。

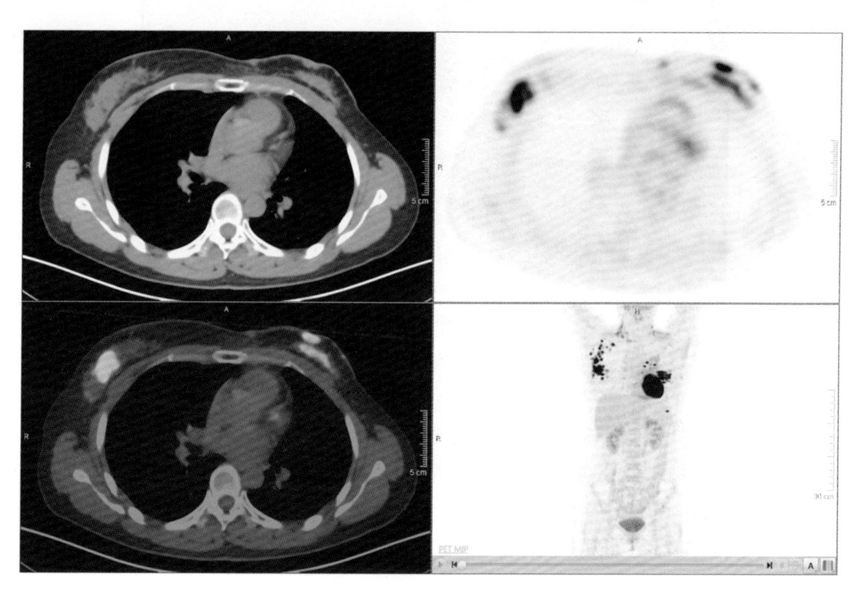

图3-18 左侧乳腺癌保乳术后多发转移

【讨论】

综合文献报道，FDG PET诊断乳腺癌腋窝淋巴结转移的灵敏度为61%～100%，特异性为67%～100%。肿瘤临床实践指南指出在常规标准分期手段结果不确定或怀疑的情况下^{18}F-FDG PET/CT显像是最有帮助的，特别是评价局部浸润和远处转移，PET/CT有助于发现局部进展期乳腺癌（LABC）意料之外的局部淋巴结或远处转移病灶。

PET诊断腋窝淋巴结转移的效能与乳腺癌原发灶大小、腋窝淋巴结大小有密切关系。原发灶大于2 cm的进展期乳腺癌，PET诊断腋窝淋巴结转移的灵敏度和特异性均较高。PET假阴性主要见于较小的转移淋巴结，对直径小于1 cm的淋巴结检测灵敏度较低。Kelemen和Guller等研究表明，FDG PET探测小的转移淋巴结及镜下浸润淋巴结的灵敏度仅为20%和43%，因此，PET尚无法取代腋窝淋巴结活检。进展期乳腺癌及复发患者易发生内乳淋巴结及纵隔淋巴结的转移，临床对这些部位的淋巴结并不进行常规穿刺活检。

远处转移是影响乳腺癌患者预后的重要因素，同时也是决定治疗方案的关键因素。乳腺癌远处转移常见的部位是肺、肝脏和骨骼。PET/CT具有一次显像可以检查全身的优点，是诊断乳腺癌远处转移较灵敏的方法。

病例16 卵巢癌临床分期

【病史及检查目的】

患者，女性，68岁。腹痛11个月，大便次数增多2月，每天最多10余次，CA125 537 IU/L，肠镜提示乙状结肠黏膜下隆起病变。FDG PET/CT检查目的在于明确诊断及临床分期。

【PET/CT表现】

右侧附件区见3.0 cm×2.3 cm软组织块影伴FDG摄取增高，SUVmax＝12.8，盆腔积液（见图3-19），子宫周围、直肠见多发FDG摄取增高灶，SUVmax＝26.3。肝膈顶部包膜外见FDG摄取增高灶，

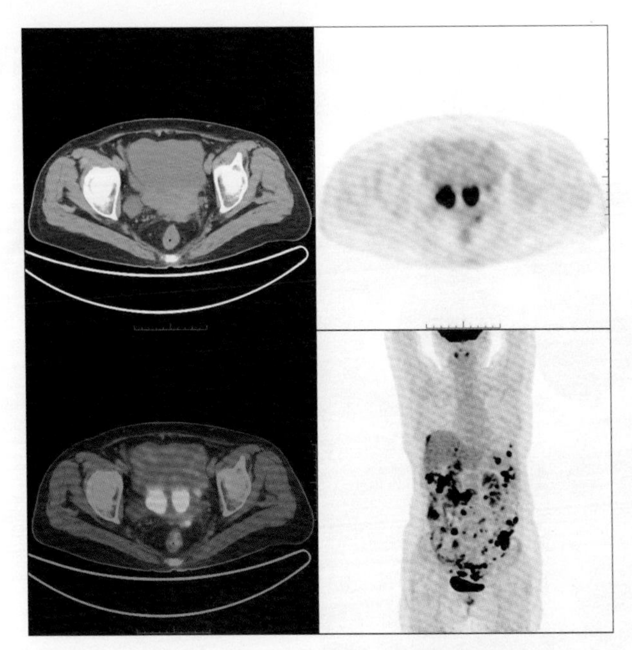

图 3-19　右侧附件肿块及子宫直肠陷窝高代谢结节，MIP图可见肝脏包膜下转移，腹腔盆腔多发转移结节

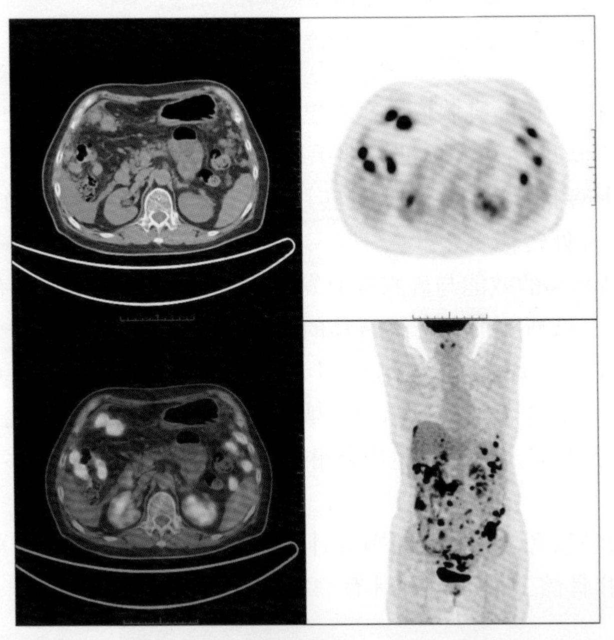

图 3-20　腹腔肠系膜间隙转移结节，肝脏包膜下及右侧结肠旁沟见液体密度影

SUVmax = 6.1。左下腹降结肠乙状结肠交界区肠壁增厚伴 FDG 摄取增高，SUVmax = 19。右侧心膈角、大网膜见多发软组织块影伴 FDG 摄取增高，SUVmax = 20.6（见图 3-20）。

【诊断意见】

右侧附件区高代谢肿块，考虑卵巢癌可能，右侧心膈角、肝膈顶部包膜外、大网膜及盆腔多发转移，脾脏转移，腹盆腔积液。

【病理结果】

右侧卵巢微乳头状浆液性囊腺癌。

【讨论】

卵巢癌(ovarian cancer)是女性生殖系统最常见的恶性肿瘤之一，是妇科肿瘤病死的首要病因，生存率取决于其临床分期和组织学类型。卵巢癌为卵巢的上皮源性恶性肿瘤，病理学分类复杂，包括浆液性囊腺癌、黏液性囊腺癌、子宫内膜样癌和透明细胞癌，以浆液性囊腺癌和黏液性囊腺癌最常见。随着月经周期变化，正常卵巢可有不同程度的FDG摄取，生育期妇女在月经周期的第10～25天卵巢可出现局限性FDG摄取(标准化摄取值SUV为4.4±1.5，延迟期为5.0±1.6)，可呈球形或盘状，此时正好处于卵泡生成后期及黄体前期，而绝经期妇女卵巢均不摄取FDG，因此在PET/CT检查前了解患者的月经周期非常必要。

卵巢癌典型的PET/CT表现：

1) 原发病灶

原发肿瘤可单侧或双侧，位于盆腔或下腹部的任何地方，但以附件、直肠子宫陷窝及骶岬上方最为常见。CT形态变化很大，视囊性和实性成分比例而异：不规则厚壁囊肿，多房囊性肿块；部分囊性、实性混合型肿块；分叶状实质肿块。由于卵巢肿瘤病理分类复杂，PET上表现FDG摄取水平不同，浆液性囊腺癌和子宫内膜样癌多表现为明显摄取增高，部分黏液性囊腺癌、低度恶性早期卵巢癌、高分化透明细胞癌可以表现为摄取水平较低甚至表现为无FDG摄取增高。

2) 腹腔转移

(1) 大网膜转移：可表现为大网膜污浊，大网膜内结节，严重者表现为大网膜饼状软组织密度影，密度不均匀，边缘不规则，界限不清楚，临床称之为“网膜饼征”。

(2) 腹膜腔播散种植：种植灶较小时仅表现为肠袢边缘模糊不清，较大时表现为腹腔内不规则软组织结节或肿块，也可表现为腹膜不规则增厚。

3) 腹腔积液

卵巢癌多数伴大量腹水，约40%的腹水细胞学检查可发现恶性肿瘤细胞。

4) 淋巴结转移

发生率15%，主要累及髂外、髂总等盆腔淋巴结或腹股沟或腹膜后主动脉旁淋巴结。

5) 远处转移

肝脏转移可单发或多发，表现为肝脏实质内圆形或类圆形低密度灶，少数卵巢癌可发生钙化性转移，表现为盆腔肠管、肿块周围或上腹部肝脾边缘许多细小的钙化灶，肝内转移灶也可发生钙化，此时原发卵巢癌为黏液性囊腺癌。少数病例可出现单侧或双侧胸腔积液。骨转移相对少见。

3.4 PET/CT评价肿瘤治疗疗效和指导治疗计划

病例17 脑肿瘤治疗后复发与放射性坏死的鉴别诊断

【病史及检查目的】

患者，男性，53岁。左颞叶胶母细胞瘤手术，术后放疗，PET/CT检查目的为评价治疗效果。

【PET/CT影像诊断】

右侧颞叶低密度影、椎管内弥漫多发FDG代谢异常增高，考虑胶质瘤复发伴脊髓播散(见图3-21)。

【讨论】

脑放射性损伤是放疗的主要并发症，其症状也为颅内高压的表现，与肿瘤复发相似；由于两者都有

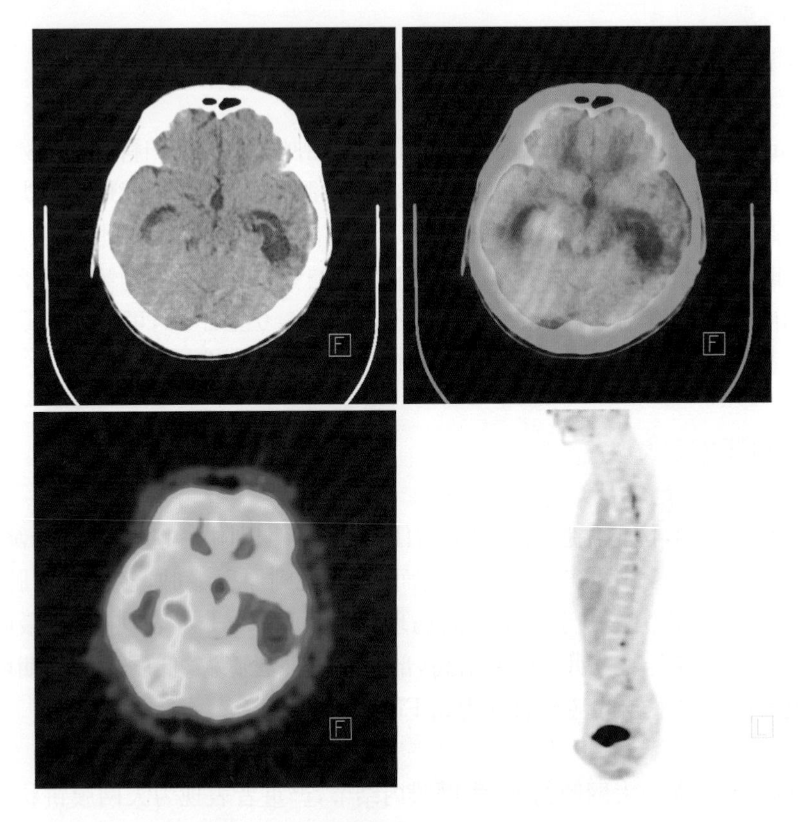

图 3-21 胶质瘤术后复发及脊髓播散

占位效应，并且皆有血脑屏障破坏，CT 和 MRI(包括增强)表现也多相仿，故两者鉴别诊断存在一定困难。由于放射性损伤后脑细胞较正常组织少，故损伤区糖代谢低于正常。如果增强病灶存在 FDG 摄取，则提示有活力的肿瘤存在。胶质瘤治疗后的复发在 FDG PET 图像上可表现为不规则片状、环状、局灶性或点状的异常放射性浓聚。相反，如果无 FDG 摄取，则为坏死(特别是高级别胶质瘤和治疗前 PET 图像上 FDG 摄取增高者)。对低级别胶质瘤，治疗前基础的 FDG PET 显像具有重要意义，其复发灶的葡萄糖代谢可以不增高，只有当低级别胶质瘤发生转型为高级别胶质瘤时，FDG PET 才表现为异常的 FDG 高摄取，否则，即使肿瘤复发，PET 也可表现为 FDG 低摄取。此时，进行^{11}C-蛋氨酸、^{18}F-FET、^{11}C-Choline 或^{18}F-FDOPA、^{18}F-FLT 等 PET 显像有一定价值。FDG PET 鉴别脑肿瘤复发与放射性坏死的灵敏度为 80%～100%。

近期放疗、恶性程度较低、肿瘤细胞数较少、应用类固醇药物等均可造成 FDG PET 对复发评价的假阴性结果，非肿瘤的炎症(包括放疗后的放射性炎症)、难治性癫痫的亚临床发作、脑脓肿等可造成 FDG PET 假阳性。放射治疗后 3～6 个月内的放射性炎症可表现为病灶区弥漫性或类环形轻度 FDG 摄取，与肿瘤的少量残留或早期复发很难鉴别，故一般推荐 FDG PET 显像需在放射治疗结束 3 个月后进行。FDG PET 与 MRI 图像进行对比，或者进行两者的配准融合(软件融合)对准确判断和评价脑肿瘤治疗后复发非常重要。PET/MRI 一体机在脑肿瘤中的应用优势将更为突出，一次显像可获得多种诊断信息，交互验证，如 MRI 的 DWI、PWI、BOLD、MRS 等功能信息和 PET 等多种分子探针信息进行联合比对。

病例 18 淋巴瘤治疗后疗效评价

【病史及检查目的】

患者，女性，47 岁。左腋窝滤泡性 B 细胞淋巴瘤。PET/CT 评价治疗效果。

【FDG PET/CT 检查】

化疗前 PET 示左腋窝淋巴结、胸壁皮下结节、后腹膜及盆腔淋巴结、双侧腹股沟多发淋巴结高代谢。CT 及融合 PET/CT 示右侧髂骨骨质破坏伴软组织形成，FDG 高浓聚（见图 3-22a）。行 1 疗程 CHOP、2 疗程 R-CHOP 方案后，体部 PET 未见 FDG 代谢异常增高灶。CT 示右髂骨病变改变不明显，融合图像未见明显 FDG 浓聚，表明该患者化疗效果佳（CR）（见图 3-22b）。

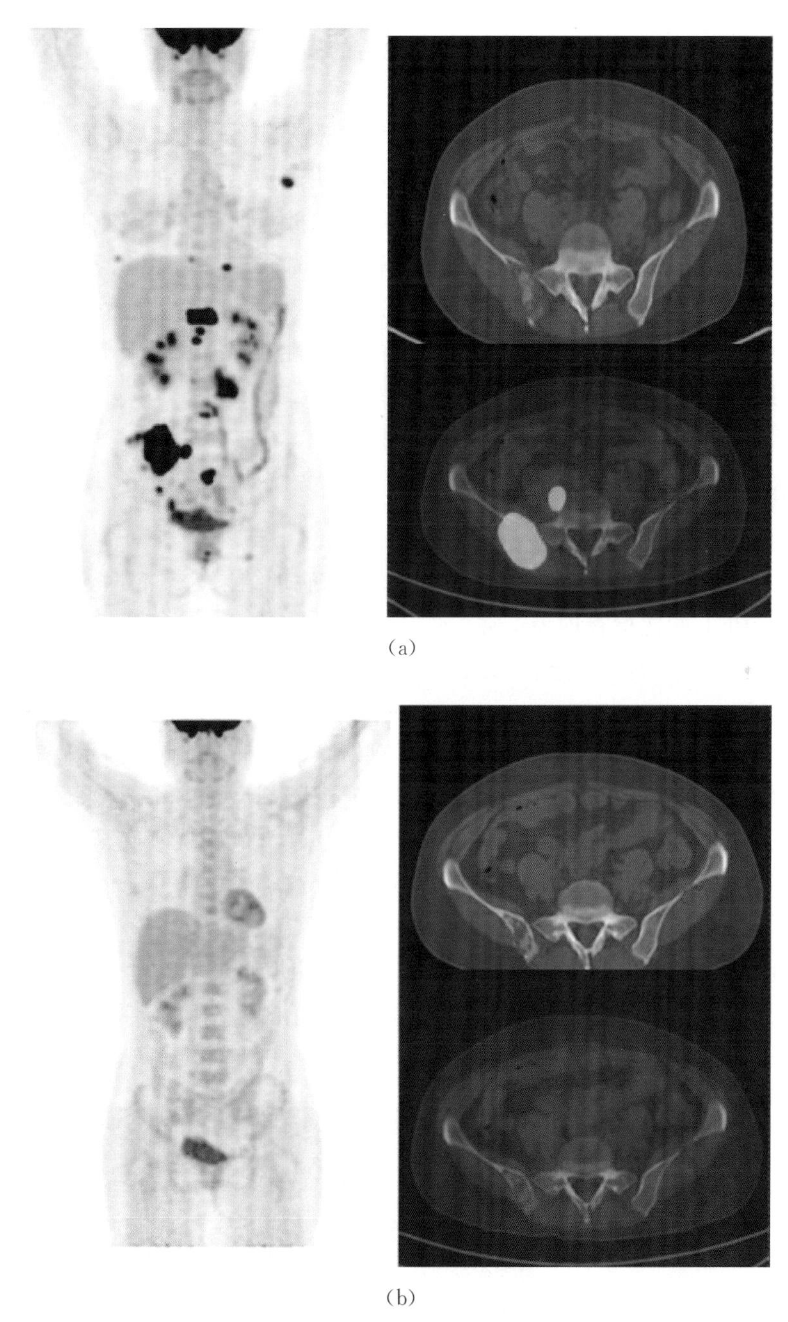

(a)

(b)

图 3-22 淋巴瘤化疗后疗效评价

(a) 化疗前；(b) 化疗后

【讨论】

2007 年国际淋巴瘤影像学小组根据已发表的 PET 文献以及 PET 应用于淋巴瘤临床中的经验形成专家共识：认为淋巴瘤治疗结束后的 PET 检查，应至少在化疗或免疫治疗结束 3 周以上，最好为 6～8

周进行；放疗或同时放化疗的则为 8～12 周；治疗结束时，单靠视觉评估足以判定 PET 结果为阳性或阴性；而判断任何部位最大横径大于 2 cm 的残余病灶 PET 活性时，推荐以纵隔血管放射性分布作为对照背景；较小的残余病灶或正常大小的淋巴结(如小于 1 cm)，如果其代谢活性高于周围组织，应视为 PET 阳性；在治疗过程中用 PET 扫描进行疗效监测仅限于临床试验或作为前瞻性研究的组成部分。

2009 年版 NCCN 中，HL 的诊断 PET/CT 完全取代了 PET，且已行 PET/CT 后相应部位不需再行诊断性 CT 检查。PET 的疗效评价部分取消了 Cru(未明确的完全缓解组)。PET 可用于分期、再分期以及随访 HL。标准化疗 2～4 疗程中 PET 检查是预后的敏感指标，且是评价 ABVD 化疗方案很好的独立预后因素。

约有 64%的治疗后的淋巴瘤患者有残余组织存在，残余组织常被认为是疾病持续状态，但仅有 18%的残余组织中发现有活性淋巴瘤组织存在，因此需要明确残余组织的性质，才能对疾病状态作出正确判断，进而选择正确的处理方案，既可避免不必要的化疗、放疗所致的不良反应，减轻患者的痛苦和经济负担，又可以避免对疾病状态作出错误的判断而未能及时采取治疗给患者带来的严重后果。CT、MRI、超声等传统显像技术根据肿瘤(肿块)大小变化判断疗效，难以对治疗后病灶区残余软组织影是残留肿瘤组织抑或是瘢痕组织进行准确鉴别，存在一定的局限性。^{18}F－FDG PET 显像监测肿瘤组织治疗前后的代谢变化可以了解肿瘤对治疗的反应性，预测疗效。

病例 19　乳腺癌治疗后疗效评价

【病史和检查目的】

患者，女性，54 岁。2002 年 5 月行左侧乳腺癌根治术，病理结果为浸润性导管癌，腋下淋巴结阴性。术后化疗 5 个疗程。PET 两次检查均为正常。

2005 年 3 月至 2006 年 1 月先后进行四次 PET/CT 检查，进行治疗后随访及疗效评价。

【检查方法】

受检者空腹血糖 5.4～5.6 mmol/l；选择病变对侧肢体(右手背)静脉注射示踪剂^{18}F－FDG 362.6～447.7 MBq(9.8～12.1 mCi)，患者休息，保持安静；注射示踪剂后 20 min 饮水 800～1 000 ml，注药后 1 h排尽尿液，行 PET/CT 常规体部显像(2 min/床位，7 个床位，范围从颅底至股骨上段)。脑部图像的采集在注射显像剂 30 min 后应用 3D 模式，时间在 6～8 min。

【检查表现】

CT 左侧乳腺呈术后改变，左侧内乳淋巴结见一放射性摄取轻度增高灶，SUVmax＝2.1。PET 右侧乳腺、双侧腋窝淋巴结未见放射性摄取。双肺野内、双侧肺门淋巴结未见放射性摄取异常增高灶。如图 3－23 所示。

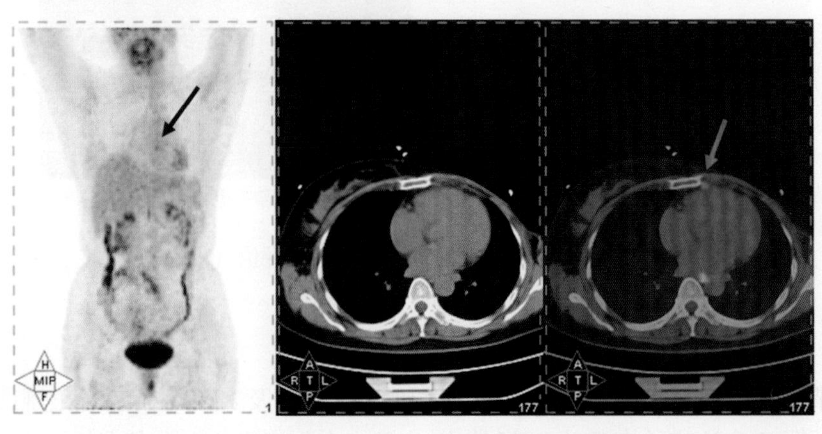

(a) 左侧内乳淋巴结

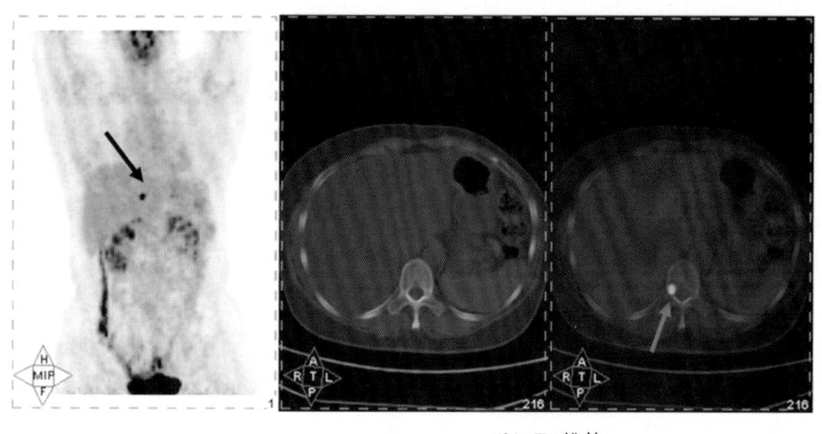

(b) T_{11}椎体

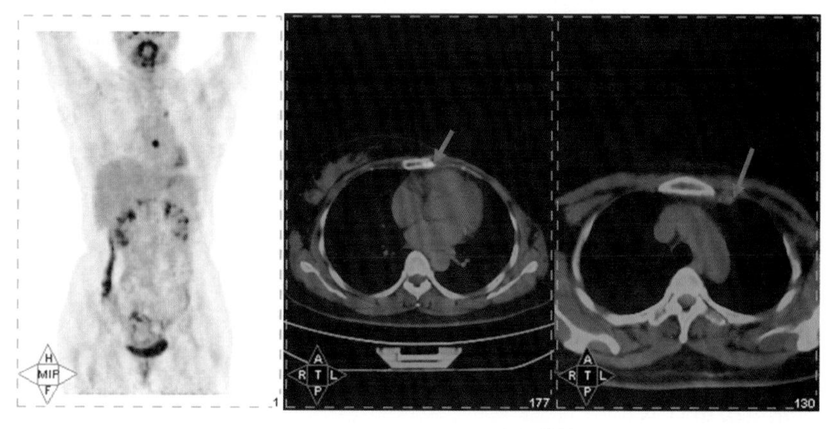

(c) 胸骨

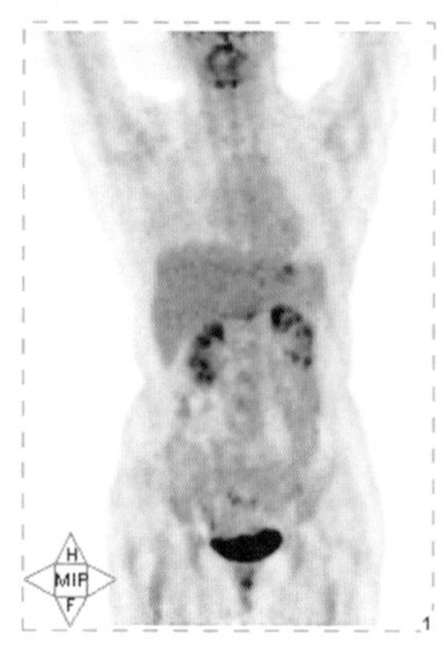

(d) MIP图

图3-23 左侧乳腺癌根治术后随访

【诊断意见】

左侧乳腺癌术后,左侧内乳组一淋巴结 FDG 代谢轻度增高,建议密切随访,余全身(包括脑)PET 显像未见 FDG 代谢异常增高灶。

【随访结果】

此病例为乳腺癌术后,并利用 FDG PET/CT 多次显像进行肿瘤转移的早期检测及治疗效果的评价。T_{11}椎体的转移经 MRI 证实。

【讨论】

1）诊断要点

（1）左侧乳腺浸润性导管癌根治术后近3年，其中2次PET检查未见异常FDG代谢增高灶。

（2）左侧内乳组一淋巴结FDG代谢轻度增高，SUVmax 2.1。由于内乳淋巴结是乳腺癌转移常见的一组淋巴结，肿瘤的转移可能性较大，建议密切随访。

（3）FDG PET/CT随访过程中出现T_{11}椎体、胸骨及内乳淋巴结的高代谢病灶。

（4）经过伽玛刀和放射治疗以及化疗后，病灶代谢活性减低，提示治疗有效，病情得到有效控制。

2）鉴别诊断

（1）本例病史明确，PET/CT图像表现较典型，根据CT的解剖定位信息对FDG代谢增高灶能够进行精确定位，乳腺癌转移灶的诊断可靠。

（2）化疗后骨髓反应性增生：应用促红细胞生成素后或化疗后骨髓增生活跃，整个脊柱和盆骨都可出现显著的FDG摄取，甚至可见肋骨和胸骨明显摄取，通常为普遍性、对称性摄取增高，部分也可出现脾脏的代谢活性增高。

^{18}F-FDG PET/CT在肿瘤疗效监测和评价中的应用目前已成为PET/CT临床应用的一个发展方向，PET/CT可作为肿瘤在体监测化疗敏感性和耐药性的生物标志(biomarker)，预测肿瘤化疗反应性，在早期区分治疗无反应肿瘤，并根据个体肿瘤对放化疗的反应不同调整治疗的方案，以达到个体化治疗的目的。乳腺癌化疗后部分缓解或完全缓解的患者在化疗后仅8天即可出现FDG摄取的降低，而化疗无效的患者未出现FDG摄取降低。PET评价疗效常用的指标为治疗前后的SUV变化率(ΔSUV)。判断标准可参考：ΔSUV升高25%或存在肿瘤体积增大，或新的肿瘤病灶出现，为肿瘤进展(PD)；ΔSUV升高25%以内或下降15%以内，无肿瘤体积增大，为肿瘤病情稳定(SD)；放化疗1个疗程后ΔSUV下降至少15%～25%，或多个疗程后ΔSUV下降超过25%，为肿瘤部分缓解(PR)；异常FDG摄取病灶完全消失为完全缓解(CR)。

3.5 肿瘤预后评价

3.5.1 肺癌预后评价

Ahuja等报道155例NSCLC患者，排除肺癌临床分期、病理类型、治疗方式等因素的影响，结果显示118例患者的SUV<10，其平均中位生存期为24.6个月，37例患者的SUV > 10，其平均中位生存期仅为11.4个月。我们对210例肺癌患者的预后进行FDG PET显像研究，98例患者SUV > 8，其中位生存时间为14月，112例患者SUV ≤ 8，其中67%的患者在随访中止时仍健在，高SUV组的预后明显比低SUV组差($P < 0.0001$)。多因素分析显示SUV和分期一样是肺癌患者的独立预后因子。

3.5.2 淋巴瘤预后评价

Mikhaeel等应用FDG PET与CT对治疗后NHL的缓解情况进行了对比评价，结果表明PET阳性与阴性的肿瘤复发率分别为100%和18%，而CT阳性与阴性结果者肿瘤复发率分别为41%和25%。Querellou等应用PET/CT及常规检查方法对48例侵袭性淋巴瘤的预后进行评估，所有患者行常规检查及3次PET/CT检查：治疗前(PET1)、治疗中(PET2：3例治疗2周期、13例治疗3周期、32例治疗4周期，治疗结束后至少2周)，治疗后(PET3：治疗后1～2个月后)。PET/CT的检查中，24例NHL患者，PET2阴性的EFS中位时间为465天，18例中仅有3例复发；而PET2阳性者，6例中有5例复发，EFS时间更短，仅为233天。24例HL患者中，PET2阴性的EFS中位时间为510天，20例中仅有1例复发；而PET2阳性者，4例中有2例复发，EFS时间更短，仅为270天。Kaplan-Meier生存曲线表明，NHL的EFS($P = 0.0006$)、生存率(overall survival，OS)($P = 0.04$)，HL的EFS($P < 0.0001$)，PET2阳性和阴性之间的差异有显著性意义。因此PET及PET/CT可以在化疗的早期(化

疗后1～2个疗程)根据淋巴瘤病灶数目、活性来预测疗效及预后。

3.5.3 胶质瘤预后评价

Alavi等发现高代谢活性的肿瘤患者生存时间(平均7个月)明显低于低代谢肿瘤患者(平均33个月),而且在高级别肿瘤亚组中,低代谢活性肿瘤患者1年生存率为78%,而高代谢活性肿瘤患者1年生存率仅为29%。

3.6 推荐阅读文献

[1] 潘中允,屈婉莹,周诚,等. PET/CT诊断学[M]. 北京:人民卫生出版社,2009.

[2] 屈婉莹. 核医学[M]. 北京:人民卫生出版社,2009.

[3] 张永学,黄钢. 核医学[M]. 北京:人民卫生出版社,2014.

[4] 黄钢. 中华临床医学影像学. PET与分子影像分册[M]. 北京:北京大学医学出版社,2015.

(赵 军 左长京)

第4章 骨骼系统

4.1 正常骨显像

4.1.1 检查方法

静脉注射^{99m}Tc－MDP(30 mCi)后，嘱咐受检者饮水1 000 ml，于注射后3 h采集全身骨显像图像。受检者排空小便后，取仰卧位，应用配备低能高分辨或低能通用型的双探头SPECT仪进行全身连续采集，扫描速度为15 cm/min，图像采集时应用体表轮廓跟踪技术，保证探头尽量贴近患者。

4.1.2 正常骨显像图

人体正常骨显像如图4－1所示。

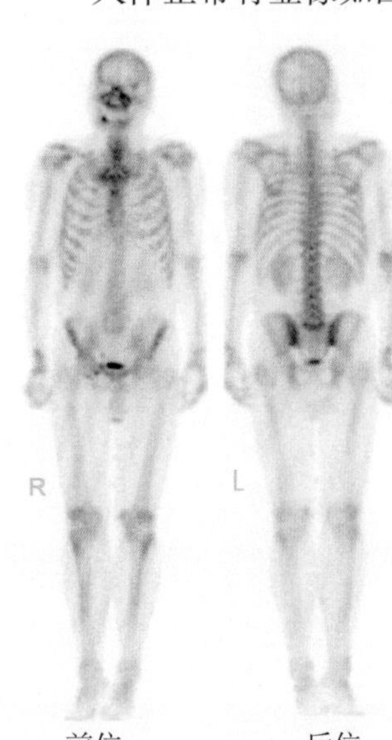

图4－1 正常骨显像

检查表现：在正常成人骨显像图上，全身各部位骨骼结构显示清晰，放射性分布左右基本对称。颅骨、肋骨、椎骨、骨盆及长骨(四肢骨)的骨骺端放射性摄取较高，长骨的骨干放射性摄取较低。软组织不显影，由于显像剂从肾脏排泄，双肾及膀胱显影。

4.1.3 讨论

4.1.3.1 骨显像检查原理

骨组织是由有机物、无机盐和水等化学成分组成，其中有机物包含骨细胞、细胞间质和胶原纤维等。无机物由占骨骼组织干重2/3的矿物质组成，其中主要成分为羟基磷灰石[$Ca_{10}(PO_4)_6(OH)_2$]，全身骨骼可以通过离子交换和化学吸附两种方式从体液中获得磷酸盐和其他元素来完成骨的代谢和更新。利用骨骼代谢的这一特点，将放射性核素标记的特定骨显像剂(如^{99m}Tc标记的膦酸盐)，经静脉注射后随血液流经全身骨骼中，与羟基磷灰石晶体发生离子交换、化学吸附以及与骨组织中有机成分相结合而沉积于骨组织中，利用核医学显像仪器(如γ照相机、SPECT等)探测放射性核素显像剂在骨骼内的分布情况，获得全身骨骼的影像。

骨骼各部位摄取显像剂的多少主要与以下因素有关：①骨的局部血流灌注量；②无机盐代谢更新速度；③成骨细胞活跃的程度。当骨的局部血流灌注量和无机盐代谢更新速度增加，成骨细胞活跃和新骨形成，可较正常骨骼聚集更多的显像剂，在图像上就呈现异常的显像剂浓聚区(称为“热”区)；反之，当骨的局部血流灌注量减少，无机盐代谢更新速度减慢，成骨细胞活跃程度降低或发生溶骨性改变时，骨显像剂在病变区聚集减少，呈现显像剂分布稀疏或缺损(称为“冷”区。当骨骼发生病理性改变时，如炎症、肿瘤、骨折等，均可导致局部血流、代谢和成骨过程的变化，相应部位就会呈现出影像的异常改变，从而对骨骼疾患提供定位、定量及定性的诊断依据。

4.1.3.2 骨显像检查模式

骨显像可分为：①骨静态显像(包括全身骨显像和局部骨显像)；②骨动态显像；③骨断层显像；④骨多模态融合显像(如 SPECT/CT 图像融合显像)。可根据患者的具体情况选择一种或几种方法联合使用。

1) 全身骨显像

全身骨显像是目前临床最常用的骨显像方式，可获得全身骨骼前位和后位的影像，对全身骨骼病灶的寻找及诊断具有重要价值。静脉注射显像剂后，嘱受检者饮水 500～1 000 ml，于显像前排空小便以减少膀胱内放射性浓聚对骨盆影像的影响，由于特殊原因不能排尿者可使用导尿管导尿后再显像，排尿时注意避免尿液污染皮肤和衣物。检查时需取下金属物品及玉佩等饰品，以避免产生衰减伪影影响对图像的判断。常用显像剂为^{99m}Tc-MDP，成人剂量为 740～1 110 MBq(20～30 mCi)，儿童剂量为 9～11 MBq/kg(250～300 μCi/kg)计算，最小剂量不低于 40～90 MBq(1.0～2.5 mCi)。静脉注射显像剂后 2～5 h 进行显像，如因患者不能饮水或肾功能不全引起显像剂从软组织清除较慢，可适当延迟显像时间。受检者仰卧于扫描床上，根据胸骨预置计数确定信息密度和扫描速度，常规取前位和后位，从头到足或者从足到头一次性连续扫描获得全身骨骼影像，采集矩阵为 256 × 1 024，扫描速度为 10～20 cm/min(见图 4-2a)。

2) 局部骨显像

局部骨显像是使用低能高分辨或低能通用准直器对骨骼某一局部进行显像的方法，能充分显示局部骨骼的病损及状态，也是骨显像中常用的方法。患者准备、显像剂及给药方法等与全身骨显像相同，采集矩阵一般为 128 × 128，每帧采集 500～1 000 k，根据病变部位不同可选用不同体位显像。

例如在后位相上，肩胛下角与肋骨重叠处可出现放射性浓聚区，抬高受检者上臂后行局部显像，原放射性浓聚灶消失，从而可以与肋骨病变进行鉴别(见图 4-2b)。

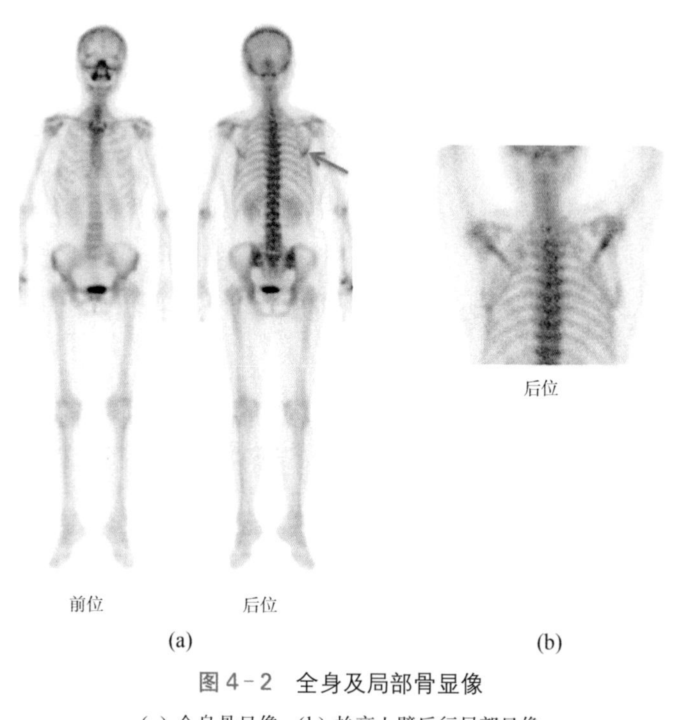

图 4-2 全身及局部骨显像

(a) 全身骨显像；(b) 抬高上臂后行局部显像

3）骨动态显像

骨动态显像也称为三时相骨显像（three-phase bone scan），是指静脉注射骨显像剂后分别于不同时间进行连续动态采集图像，可以获得局部骨及周围组织的血流、血池及延迟骨显像的数据和图像，分别称为“血流相”“血池相”及“延迟相”。血流相主要反映局部大血管的血流灌注和通畅情况，血池相主要反映局部软组织的血液分布情况，延迟相主要反映局部骨骼的代谢情况。

给药方法：静脉“弹丸”式注射^{99m}Tc－MDP，成人剂量为 555～740 MBq（15～20 mCi）。图像采集：探头应置于病变局部上方，探测视野应包括对侧相应部位，以便于对比分析图像。采集矩阵为 64×64 或 128×128，并在显像仪器（γ 照相机或 SPECT 仪）上设置不同的采集速度和所需图像帧数，“血流灌注相”（1～3 s/帧），连续采集 60 s；“血池相”在注射后 1～5 min 采集，（1～2 min/帧）共 1～2 帧；2～4 h 后采集的局部骨骼静态影像即为“延迟相”。

如果在三时相骨显像基础上加做 24 h 的静态影像，则称为四时相骨显像。能更准确地诊断骨髓炎等骨骼疾病，也有助于骨疾病良恶性的鉴别。

图像处理：使用感兴趣区技术（regional of interest，ROI），做局部病变部位的时间-放射性曲线，进行定量或半定量测定，计算血流灌注、血池和骨骼摄取比值，以进行对比分析。

4）骨断层显像

骨断层显像是在平面显像的基础上，以病灶或感兴趣部位为中心，利用 SPECT 的探头沿人体纵轴旋转，连续采集不同方向的信息，经计算机重建处理后获得局部骨骼的横断面、矢状面及冠状面的断层影像。骨断层显像克服了平面显像结构重叠的不足，可改善图像的对比度和分辨率，尤其对深部病变的探测更为准确、敏感。

检查方法：受检者的准备及显像剂的应用与骨静态显像相同，在行静态骨显像后继续做骨断层显像。如因疼痛不能耐受长时间检查者应给予镇痛药物。欲检查部位的体位必须左右对称，而且在断层采集过程中体位要保持固定，不能移位。

采集条件：探头配置低能通用型准直器或低能高分辨准直器，能峰为 140 keV，窗宽 20%，矩阵为 64×64 或 128×128，焦距为 1.0～1.5，探头沿环形或椭圆轨迹旋转 360°，每帧 5.6°～6°，20～25 s/帧，共采集 60 帧。

影像处理：重建前进行均匀性校正，无需衰减校正，层厚 1～2 个像素（pixel）。选择合适的滤波函数和滤波因子（如 Hanning 滤波，截止频率 0.8），重建后获取横断面、矢状面和冠状面的系列图像（见图 4－3）。

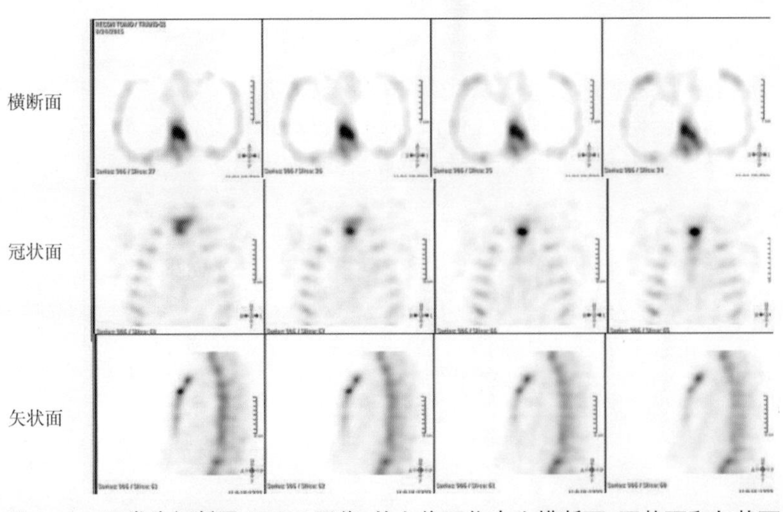

图 4－3　正常胸部断层 SPECT 图像，从上往下依次为横断面、冠状面和矢状面

5）多模态融合显像

核医学仪器如SPECT、PET主要显示组织器官功能和代谢方面的信息，灵敏度相对较高，空间分辨率相对较低，解剖结构欠清晰。CT则主要显示组织器官的解剖信息，空间分辨率高。利用图像融合技术，将SPECT或PET影像与CT影像进行异机或同机融合，即融合图像则可以实现两种影像的优势互补，既能获得局部组织器官的功能信息，又能清晰显示解剖结构的融合影像。进行融合显像的技术也称为图像融合技术，是当今影像技术发展的主要方向之一，对提高疾病诊断的“四定”（即定位、定性、定量、定因）具有重要价值。目前图像融合技术使用最多的是将SPECT或PET与CT安装在同一机架上，即SPECT/CT或PET/CT。

近年来，图像融合技术在骨关节系统中的应用逐渐增多，据估计，在有SPECT/CT设备的医院，融合显像约占骨骼系统疾病检查患者的1/3以上。放射性核素骨显像诊断灵敏度高，但其最大的局限性是特异性差、空间分辨率低，如将其与反映精细解剖信息为主的CT断层影像进行融合，对实现病变的定性诊断，对精确判断病灶大小、范围及其与周围组织的关系，对肿瘤的定位诊断，指导肿瘤放疗计划、选择活检部位及监测疗效等均具有重要价值。

在进行SPECT/CT融合显像时，SPECT和CT为相同的位置采集，避免由于改变体位导致功能图像与解剖图像的融合发生错位，同时，CT衰减可以修正SPECT图像，提高图像质量，准确的解剖定位可以鉴别生理性摄取。SPECT/CT断层显像的引入解决了以往SPECT全身骨显像分辨率低的问题，不仅可以显示骨骼及其附属关节处的放射性分布情况，还能显示骨质及周边软组织结构变化，给诊断提供更多依据。SPECT/CT融合显像不仅能够清晰显示骨皮质、髓质、关节突以及椎弓根，同时能够明确病灶的性质，如骨质增生、许莫氏结节、椎体压缩性骨折等，还可以显示转移灶骨质破坏的类型，如溶骨型、成骨型或混合型改变，这些补充信息都为明确诊断提供了极其重要的依据。

4.1.3.3 正常图像

正常成年人全身骨骼显影清晰，放射性分布左右基本对称。由于不同部位的骨骼在结构、代谢活跃程度及血流灌注等方面可能存在差异，因此放射性分布的程度亦存在差异。通常密质骨或长骨（如四肢骨）的骨干放射性分布相对较低，而松质骨或扁骨如颅骨、肋骨、椎骨、骨盆及长骨的骨骺端等放射性摄取则相对较多。图像质量好的骨显像图能清晰分辨肋骨与椎骨，软组织不显影，但因骨显像剂通过肾排泄，因此正常骨显像的双肾及膀胱影显示。

正常儿童、青少年由于处于生长发育期，成骨细胞代谢活跃，骨骺部位的生长区血流灌注量和无机盐代谢更新速度快，因此在关节软骨下骨板壳形成至骺线闭合的过程中，骨骺和骨化中心周围的软骨钙化带都表现为放射性增高带，此为正常骨显像表现（见图4-4）。一般而言，这种表现在10岁以下儿童尤为明显，18～20岁以后则消失。

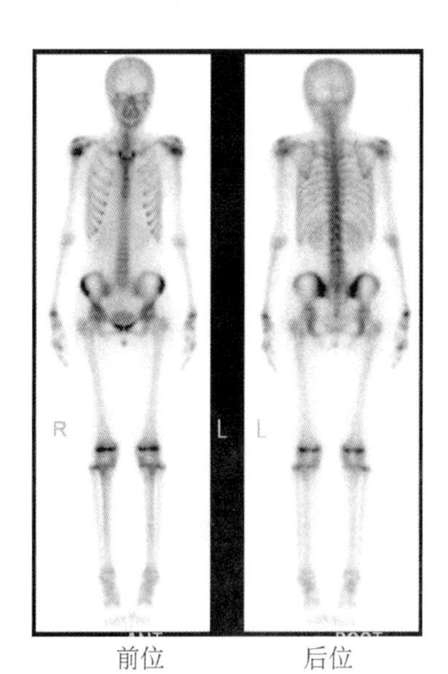

前位 后位

图4-4 正常儿童骨显像（12岁），全身骨骼显影清晰，骨骺放射性浓聚

在正常成人的骨显像图上，还常可见一些正常的放射性摄取增高的表现，如鼻咽部和鼻窦区血流丰富，放射性摄取常较高；上、下颌骨的牙槽部位常可见点状放射性增高影；颈椎下段常可见放射性增高，多因退行性变所致，以老年人多见；前位显示甲状腺部位放射性增高，则可能由于少部分游离的$^{99m}TcO_4^-$被甲状腺摄取所致；老年人还可见膝关节退行性变所致的膝关节显影增浓；胸锁关节、骶髂关节常显影较浓；肩胛下角与肋骨的重叠处常常形成放射性增浓影；骨骼的肌腱附着部位可见放射性摄取增高。

4.1.3.4 异常图像

放射性异常浓聚：是骨显像图中最常见的异常影像，表现为病灶部位显像剂的浓聚明显高于正常骨骼，呈放射性“热区”，提示局部骨质代谢旺盛，血流丰富。可见于多种骨骼疾病的早期和伴有破骨、成骨过程的进行期，如恶性肿瘤、创伤及炎性病变等。通常放射性显像剂浓聚的程度、范围、数量及形态等与病变的性质有一定关系，如恶性肿瘤病灶显像剂的浓聚常较良性骨肿瘤更加明显；多发异常放射性浓聚，多见于恶性肿瘤的骨转移等；异常放射性浓聚的形态也有助于骨疾病的诊断，通常可见点状、片状、团块状、条索状等异常放射性浓聚。

放射性稀疏或缺损：表现为病变部位放射性分布明显减低或缺失，呈放射性"冷区"，较为少见，多提示骨骼组织局部血供减少或发生溶骨性改变，可见于骨囊肿、梗死、缺血性坏死、多发性骨髓瘤、骨转移性肿瘤以及激素治疗或放疗后患者。

4.1.3.5　新的骨显像剂^{18}F-氟化钠骨的研究进展

近年来随着PET/CT和正电子药物的发展，^{18}F-氟化钠(^{18}F-sodium fluoride，^{18}F-NaF)逐渐被应用于骨显像。由于氟离子和氢氧化物具有相似的化学性质，因此可以与骨骼中羟基磷灰石晶体中的OH^-进行离子交换，从而具有趋骨性。^{18}F-NaF在骨组织中的摄取比^{99m}Tc-MDP高出2倍，血液清除速率更快，因此具有更好的组织/本底对比度，能够更清晰准确地反映骨组织结构。只是^{18}F-NaF是由加速器生产的，需要应用PET/CT进行显像，显像剂和设备的费用较高，因而限制了其作为骨显像方法在临床的广泛应用。

^{18}F-NaF的注射剂量为2.11 MBq/kg(0.06 mCi/kg)，常规于注射显像剂后15～30 min可以开始显像。PET/CT采集和图像处理方法与^{18}F-FDG全身PET/CT显像程序类似，可获得全身骨骼三维图像以及各部位的断层图像(见图4-5)。

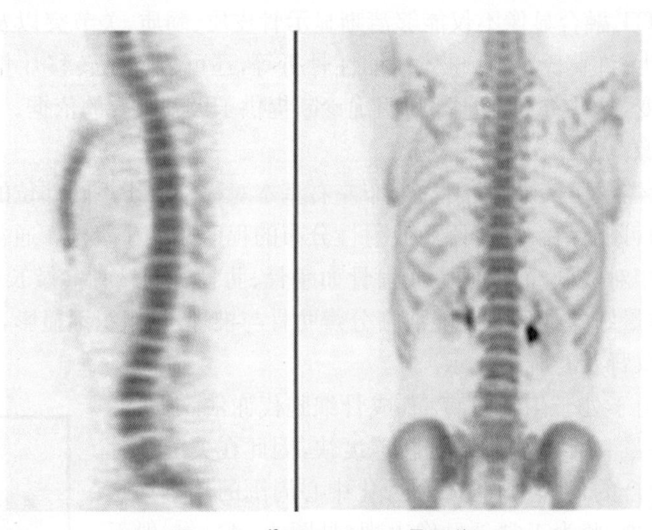

图4-5　^{18}F-NaF PET骨显像

4.2　异常骨显像典型病例

4.2.1　恶性肿瘤骨转移的^{99m}Tc-MDP全身骨显像

病例20　乳腺癌术后肿瘤骨转移

【病史和检查目的】

患者，女性，46岁。右侧乳腺癌术后1年，为了解全身骨有无转移，行全身骨显像。

【检查表现】

全身骨骼显影清晰，放射性分布不均匀，颅骨、双侧肋骨、脊柱、骨盆、双股骨上端见多发、散在的大小不等、形态各异放射性分布增高区。双肾显影。如图4-6所示。

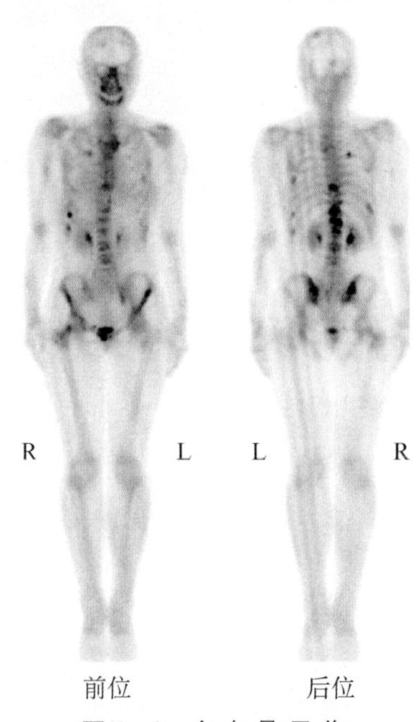

图4-6　全身骨显像

骨断层+CT平扫融合显像(胸部)提示:右第7、8前肋,右第3、6、10后肋,左第5肋腋段,左第7、10后肋,T_3～T_5、T_9、T_{11}～L_1 多发骨质硬化及骨质破坏病灶,放射性分布增高(见图4-7)。

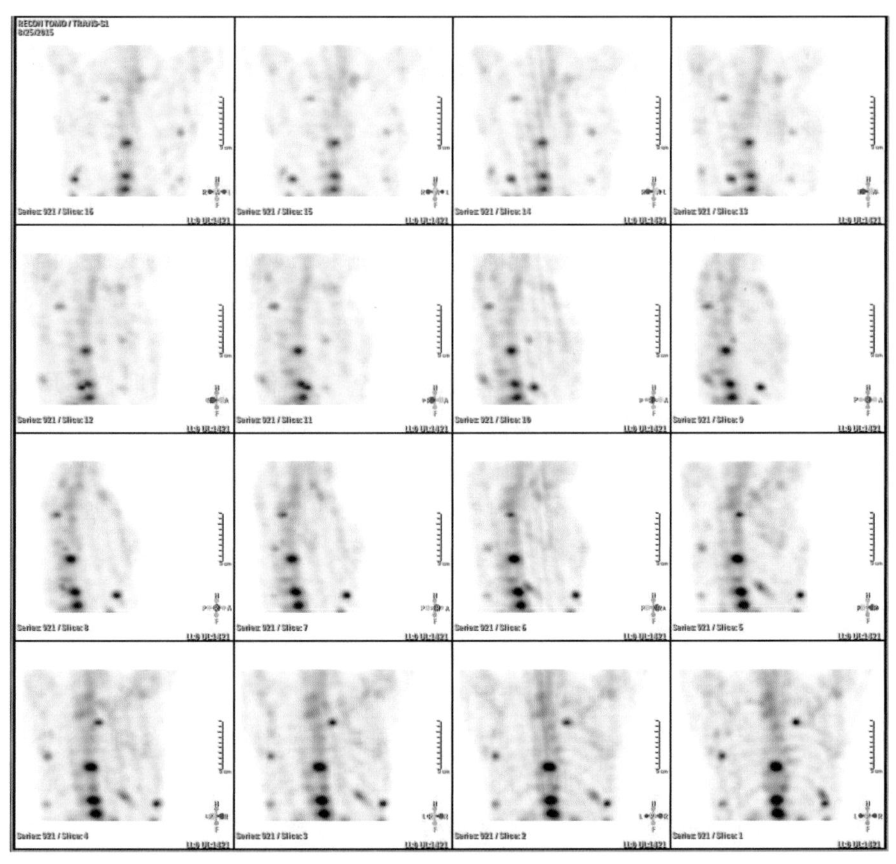
图4-7　断层骨显像显示双侧肋骨、胸椎多发、散在的放射性浓聚区

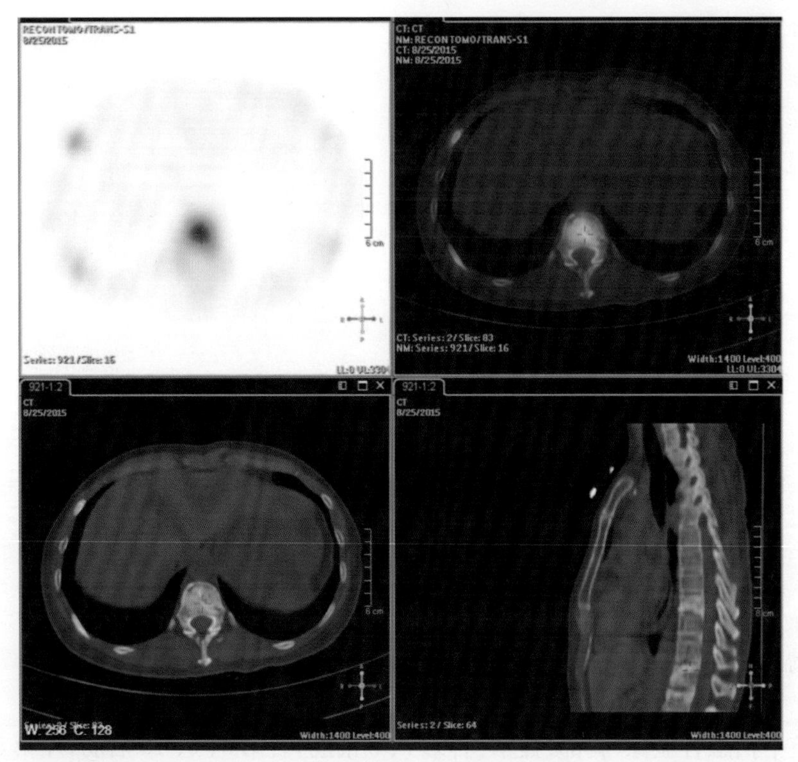

图 4-8　SPECT/CT 断层融合显像

【诊断意见】

全身多发骨病灶，考虑肿瘤骨转移。

病例 21　超级骨显像

【病史和检查目的】

患者，男性，63 岁。体检发现血清 PSA 升高，大于 5 000 ng/ml，无明显排尿困难，无尿频、尿急、尿痛等症状，B 超示前列腺增生伴钙化，体检发现前列腺Ⅱ度肿大，质韧，中央沟变浅。门诊以“前列腺增生，前列腺癌待排”收入院，为排除骨转移行全身骨显像。

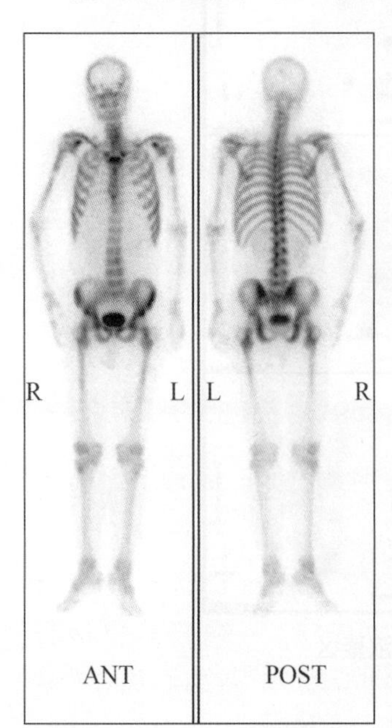

图 4-9　全身骨显像

【检查表现】

全图像采集完整、清晰，全身骨骼放射性摄取普遍增高，以双股骨上段放射性增高为著，双肾显影浅淡(见图 4-9)。

【诊断意见】

全身骨骼放射性摄取增高，双股骨上段为著，双肾未见显影，呈“超级骨显像”，考虑肿瘤骨转移可能大。

病例 22　前列腺癌全身多发骨转移

【病史和检查目的】

患者，男性，62 岁。因排尿困难半年余就诊，血清 PSA 升高，前列腺 MRI 示前列腺占位，前列腺穿刺病理：前列腺癌，Gleason 评分 $4+3=7$ 分，为明确有无骨转移行全身骨显像。

【检查表现】

颅骨、双侧肩胛骨、双侧肱骨、双侧肋骨、脊柱、骨盆、双股骨上段多发大小不等、形态各异的放射性浓聚区(见图 4－10)。

【诊断意见】

全身多发骨病灶,考虑前列腺癌全身多发骨转移。患者于第一次骨显像后行前列腺癌根治术,术后 3 个月复查全身骨显像以评价治疗效果。

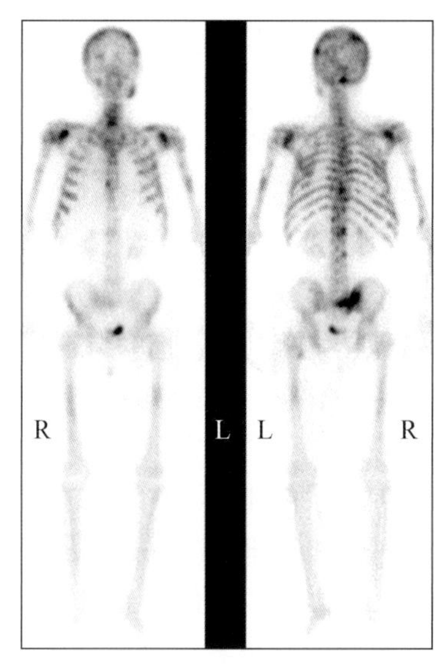

图 4－10　前列腺癌治疗前全身骨显像

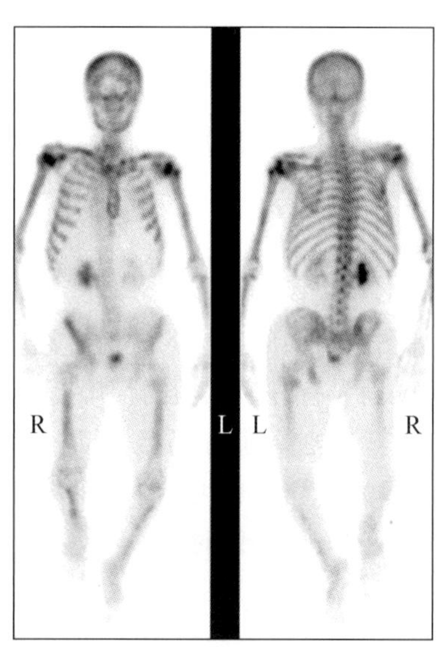

图 4－11　前列腺癌治疗后全身骨显像

复查骨显像检查表现:双侧肩胛骨、双侧肱骨、双侧肋骨、胸椎、右骶髂关节、双股骨见多发放射性增高区,与前片比较,病灶数目较前减少,放射性摄取程度较前减低(见图 4－11)。

复查诊断意见:双肩胛骨、双肱骨、双肋骨、右骶髂关节、双股骨多发骨病灶,较前片比较考虑病情好转,治疗有效。

【讨论】

1) 相关知识点

恶性肿瘤常发生转移,骨骼是好发的转移部位。在进行骨显像的肿瘤患者中,有一半左右已发生骨转移,最易发生骨转移的原发恶性肿瘤有乳腺癌、肺癌、前列腺癌、胃癌、甲状腺癌、结肠癌、神经母细胞瘤等,尤其是肺癌、乳腺癌、前列腺癌常以骨转移为首发症状,这些肿瘤中约有 85%发生骨转移,在骨转移早期患者常常没有骨痛症状,容易漏诊。

恶性肿瘤患者全身骨显像的图像可以出现多发、散在的异常放射性浓聚区,此为肿瘤骨转移的特征性表现。红骨髓丰富的中轴骨是转移性骨肿瘤好发部位,这是由于红骨髓内毛细血管丰富,血流缓慢,适于肿瘤栓子的生长。肿瘤骨转移的好发部位依次是椎体(胸椎、腰椎、骶骨)、骨盆、肋骨、胸骨、股骨干、肱骨干以及颅骨。在脊柱转移中,腰椎最常见,其次是胸椎、颈椎。虽然转移瘤常有椎弓根的破坏,但其侵及椎体比侵犯附件更常见。转移瘤还常见于长管状骨的干骺端。

2) 相关影像学方法比较

受原发肿瘤、患者年龄、转移瘤位置以及检查时间的影响,转移瘤在 CT 图像上的表现可以多种多样,常为多发,但也可遇到孤立性病灶,例如肾癌或甲状腺癌转移,此时与原发性恶性骨肿瘤常难鉴别。转移瘤的多发病灶,常大小不一,与骨髓瘤大小一致的多发病灶不同。在影像学上转移瘤的表现可分为溶骨型、混合型和成骨型。溶骨型转移常见于甲状腺癌、肾癌、肾上腺癌、子宫体癌、胃肠道肿瘤;混合型则常见于肺癌、乳腺癌、宫颈癌、卵巢癌及睾丸肿瘤;成骨转移最常见于前列腺癌、乳腺癌。溶骨型病灶的边界可呈地图样破坏或虫蚀状、浸润样破坏，成骨性病灶可表现为结节状、斑片状以及弥漫分布。肾癌、甲状腺癌和肝癌可以表现为膨胀性溶骨性破坏。单个或多个椎体塌陷，可有骨转移引起，也可见于骨质疏松、骨质软化和骨髓瘤。当上胸椎椎体出现塌陷，并伴有椎旁软组织肿块或椎弓根破坏，椎体终板成角或不规则变形，常提示为椎体转移。骨质疏松或骨软化症引起的椎体塌陷很少发生在上胸椎。椎弓根破坏是转移瘤的特征性表现，很少见于骨髓瘤。血行转移的肿瘤常先侵及长骨骨髓腔内的松质骨，继而侵犯皮质骨，缺乏广泛的骨膜反应和明显的软组织肿块，有助于转移瘤的诊断。

骨显像是诊断肿瘤骨转移最常用、最有效的一种检查手段，它可以较 X 线检查提前 3～6 个月发现转移病灶，且可以发现 CT 及 MRI 等检查范围以外的病灶，目前是早期诊断恶性肿瘤骨转移的首选方法。

3）诊疗思路

在全身骨显像图像上如为单个的放射性浓聚，虽可能是恶性肿瘤早期骨转移的征象之一，但却不能明确诊断为骨转移，因为有许多良性的骨病变也会出现单个的放射性浓聚，如骨关节增生性病变、活动性关节炎以及外伤等，应密切随访观察。SPECT/CT 融合显像对单个异常放射性浓聚灶良、恶性的鉴别具有重要价值。个别转移灶也可能以溶骨性改变为主，呈放射性缺损区或“冷”、“热”混合型改变。有学者认为肿瘤骨转移的关键部位时椎弓根，病变累及椎弓根或者椎体时常被认为是转移性病变，而关节突或椎体皮质的病变则多认为是良性病变。脊柱转移率较高时因为其含有丰富的红骨髓，血供丰富，附件转移率相对较低，因为其以密质骨为主，血液循环不良。恶性肿瘤患者中高龄患者较多，脊柱常常发生退行性改变，在全身骨显像上可以表现为肿瘤骨转移和脊柱退行性变同时存在。

弥漫性骨转移可呈现超级骨显像表现，“超级骨显像”(super bone scan)：显像剂在全身骨骼分布呈均匀、对称性的异常浓聚，骨骼影像非常清晰，双肾常不显影或显影浅淡，膀胱不显影或轻度显影，软组织内放射性分布极低，这种影像称为“超级骨显像”或“过度显像”，其产生机制可能与弥漫的反应性骨形成有关，常见于恶性肿瘤广泛性骨转移(肺癌、乳腺癌及前列腺癌发生骨转移时多见)或代谢性骨病(如甲状旁腺功能亢进症)患者。

放射性核素骨显像对评价骨转移病灶治疗效果、预后判断也有重要价值。治疗过程中如果病灶放射性摄取程度减低、病灶范围缩小、数量减少等提示病情好转。然而，有部分患者在接受放疗、放射性核素靶向治疗或化疗后，病灶可出现一过性的放射性摄取增高，即“闪烁现象”，这种情况可能是骨愈合和修复的表现，不代表病情恶化，应该在治疗后 6 个月左右再进行疗效评估。

4.2.2 多发性骨髓瘤的 ^{99m}Tc－MDP 骨显像

病例 23 多发性骨髓瘤

【病史和检查目的】

患者，女性，63 岁。因“胸闷胸痛伴活动后气促一月余”入院，尿常规示尿蛋白(＋＋＋)，血常规示轻度贫血，生化检查示球蛋白 59 g/L，IgG 51.2 g。M 蛋白分型示：M 蛋白占 45.58%，IgG，λ 型单株峰 M。腰椎 MRI 示腰椎体及部分椎板信号异常，考虑多发性骨髓瘤可能，故行全身骨显像协助诊断。

【检查表现】

全身骨骼显影清晰，放射性分布不均匀，双侧肋骨、右肩胛骨、上段胸椎见多发大小不等的放射性分布增高区；双肾显影。胸部骨断层＋CT 平扫融合显像：胸廓对称；胸部骨骼显影清晰，左肱骨头、双肩胛骨、颈胸椎、双侧肋骨、右锁骨见多发大小不等的骨质破坏灶，部分放射性分布增高。

【诊断意见】

全身骨骼多发骨质破坏灶，部分放射性分布增高，符合多发性骨髓瘤表现。

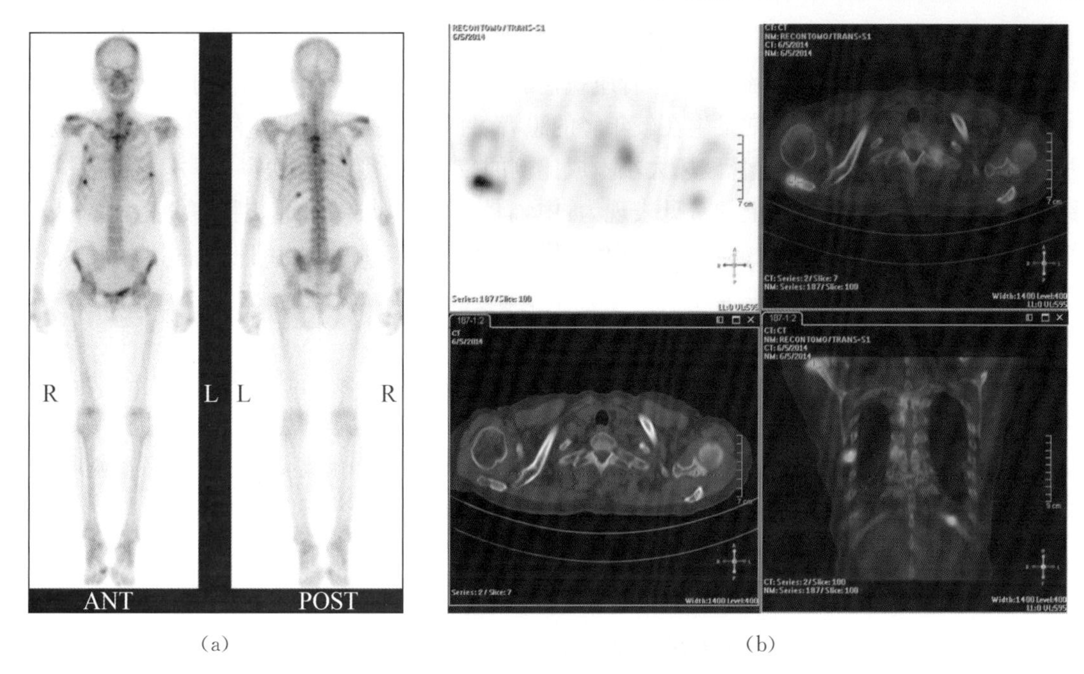

(a) (b)

图4-12 骨髓瘤全身多发骨骼累及骨显像

(a) 全身骨显像；(b) SPECT/CT断层融合显像

【其他影像学检查】

(1) 胸部CT平扫：右肱骨头、双肩胛骨、锁骨、胸椎及双侧肋骨见多发低密度骨质破坏区，符合多发性骨髓瘤表现(见图4-13a)。

(2) 腰椎MRI平扫：腰椎诸椎体及部分附件、双髂骨及骶骨可见大小不等结节状、斑片状异常信号，呈T_1W低、抑制T_2W高信号影，符合多发性骨髓瘤改变(见图4-13b)。

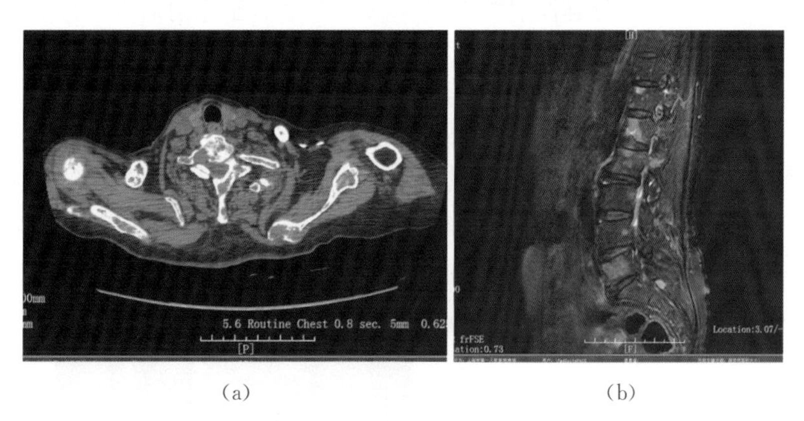

(a) (b)

图4-13 CT及MRI影像学检查

(a) CT平扫；(b) MRI平扫

【讨论】

1) 相关知识点

骨髓瘤是骨髓内浆细胞单克隆异常增生的恶性肿瘤，常为多骨受侵，称为多发性骨髓瘤。发病年龄以40～60岁为主，好发于中轴骨，如脊柱、肋骨、颅骨、骨盆及股骨。骨髓瘤的特点为多骨发生，单发者少见，且最终发展为多骨受累。

2) 相关影像学方法比较

在CT图像上多发性骨髓瘤最常见的表现是大小一致的多发溶骨性病灶，边缘清楚无硬化，呈穿凿样；最具特征性的改变是皮质下圆形或椭圆形骨质破坏区，常见于长管状骨，是由于皮质内缘受侵所致。

骨髓瘤还可表现为弥漫性的骨质稀少，类似骨质疏松的表现。硬化型骨髓瘤可见于病理性骨折及放、化疗后，也可见于未经治疗的病例，常发生在较年轻的患者，且硬化的原因不明，有时误诊为成骨转移。发生在肋骨、椎体的骨髓瘤常见到与骨破坏大小不成比例的较大的软组织肿块。

多发性骨髓瘤在全身骨显像上的常见表现为：中轴骨主要是脊柱、胸骨、骨盆等呈片状、条索状、点状的多发放射性浓聚区，部分病灶亦可呈“炸面圈”样改变，由于溶骨或肿瘤细胞浸润出现较多的放射性“冷区”是本病在骨显像上的特征性表现。

3）诊疗思路

由于本病均发生在中老年患者，且病灶多发，骨髓瘤与溶骨性转移常难以区别。当多发病灶大小一致，提示为骨髓瘤；以椎体破坏为主，椎板等后部结构完整，椎旁及硬膜外软组织受侵，提示为骨髓瘤；椎体前缘塌陷，均可见于骨髓瘤和转移瘤。此外，由于病灶常常为溶骨性改变，在骨显像上表现为放射性缺损区，一些小的病灶常常被漏诊，根据 SPECT/CT 融合图像中提供的 CT 图像的“穿凿”样改变，可以有助于本病的诊断。

4.2.3 原发性骨肿瘤的^{99m}Tc－MDP 骨显像

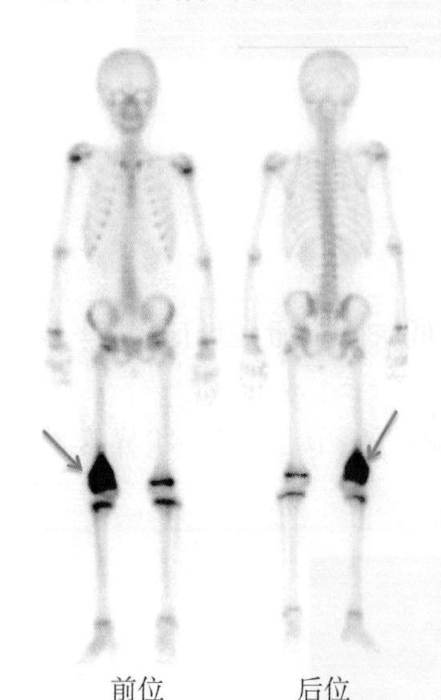

图 4－14 全身骨显像

病例 24 原发性骨肿瘤

【病史和检查目的】

患儿，女性，8 岁。因“右膝关节疼痛不适 2 周余”入院，为间断性钝痛，行走时加重，休息后缓解，外院 X 线检查提示“右股骨远端占位”，体格检查：右膝关节稍肿胀，按压痛明显，右膝关节活动稍受限，纵向叩击痛（＋），右下肢被动活动受限，健侧活动感觉无异常。为明确病灶性质及范围，了解全身骨骼情况，行全身骨显像检查。

【检查方法】

静脉注射^{99m}Tc－MDP 15 mCi，于注射后 3 h 行全身平面骨显像及双下肢断层显像加同机 CT 扫描。

【检查表现】

（1）全身骨骼显影清晰，右股骨下段见团块状放射性分布浓聚区，病灶范围累及骨骺端，其余骨骼未见明显放射性分布浓聚或缺损区（见图 4－14）。

（2）右股骨下段、干骺端为主骨质破坏，边缘毛糙，骨皮质不连续，髓腔内密度增高，周围软组织肿块形成，病灶部位呈放射性分布浓聚区（见图 4－15）。

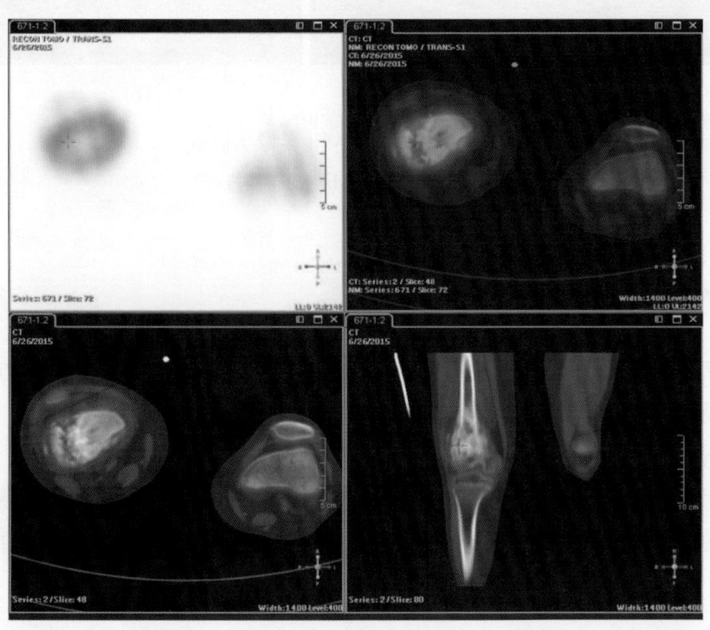

图 4－15 SPECT/CT 断层融合显像

【诊断意见】

右股骨下段、干骺端骨质破坏伴软组织肿块形成，放射性摄取增高，考虑原发性骨恶性肿瘤。

【其他影像学检查结果】

（1）X线片提示右股骨下段、干骺端为主的骨质破坏（见图4－16）。

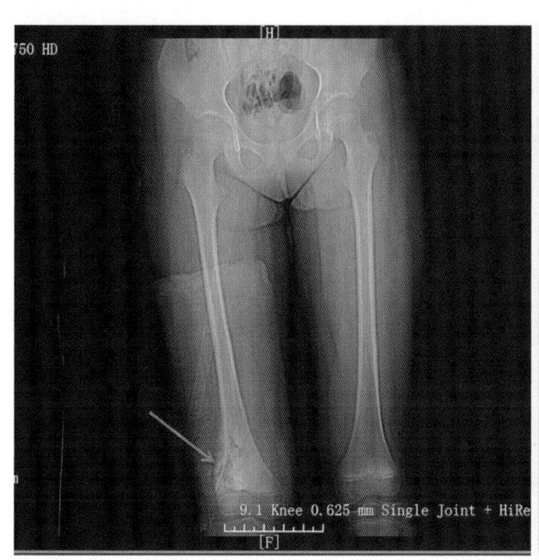

图4－16　X线平片

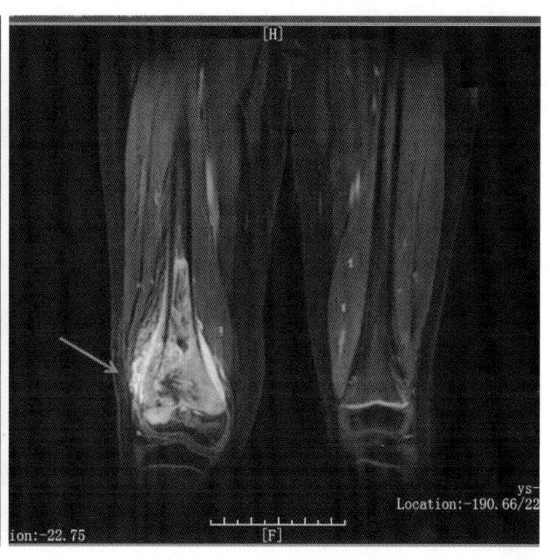

图4－17　MRI平扫

（2）MRI提示右股骨下段、干骺端为主骨质破坏大片异常信号，部分区域骨皮质不连续，周围软组织肿块，软组织肿块见片状低信号影，肿块累及骺板和部分骨骺，考虑MT（见图4－17）。

【随访结果】

患儿行右股骨穿刺检查，病理结果提示：（右股骨）穿刺组织内见少量破碎的肿瘤性骨样组织，伴轻-中度异型性，结合影像学改变，考虑骨肉瘤。

【讨论】

1）相关知识点

原发性骨肿瘤分为良性和恶性两类，两者比例大约为1∶7。骨肉瘤是以肿瘤细胞直接形成骨或骨样组织为特点的恶性成骨性肿瘤，根据肿瘤的部位分为中心型骨肉瘤、表面骨肉瘤及皮质内骨肉瘤，其中普通中心型骨肉瘤最常见，好发年龄为10～30岁，男女发病比例为2∶1。临床表现表现为骨痛、肿胀、活动受限、皮温升高。大约80％的普通中心型骨肉瘤的发病部位为四肢长骨，特别是股骨、胫骨、肱骨，其中50％～75％位于膝关节周围，干骺端是好发部位。

2）相关影像学方法比较

在骨显像图上良性和恶性骨肿瘤常表现为异常放射性浓聚，缺乏特征性表现，而X线摄片、CT或MRI等常可据一些特征性影像表现对病变做出准确诊断，骨肉瘤的CT表现最常见的是溶骨与成骨相混合，病变表现为干骺端的髓内病灶，边界不清，骨皮质破坏，形成Codman三角或放射状骨膜反应，可伴有周围软组织肿块形成。髓内病灶及软组织肿块内可出现数量不等的瘤骨。

3）诊疗思路

骨显像对于原发性骨肿瘤的诊断、良恶性鉴别等并非首选方法。骨显像对于原发性骨肿瘤的意义在于：①可以早期检出病变，骨显像可在X线或临床症状出现异常前3～6个月显示肿瘤病灶的存在；②可准确显示原发肿瘤的累及范围，骨显像显示的肿瘤侵犯范围往往较X线检查显示的范围大，这对于术前准确确定手术范围和放疗时合理选择照射野等具有重要意义；③骨显像灵敏度高，对于一些特殊部位的骨肿瘤，如脊柱、骨盆、股骨颈等X线不易发现的部位，尤其是一些良性骨肿瘤（如骨样骨瘤），利用骨断层显像，结合典型的病史，往往能够做出准确诊断；④骨显像一次扫描可以获得全身骨骼的代谢情况，有利于发现原发病灶以外的骨转移病灶。

4.2.4 肺性肥大性骨病的^{99m}Tc-MDP骨显像

病例25 肺性肥大性骨病

【病史和检查目的】

患者，男性，71岁，双下肢水肿一月，偶发咳嗽，胸部CT发现右肺中叶占位，伴右肺多发小结节，无明显骨痛，为排除骨转移行全身骨显像。

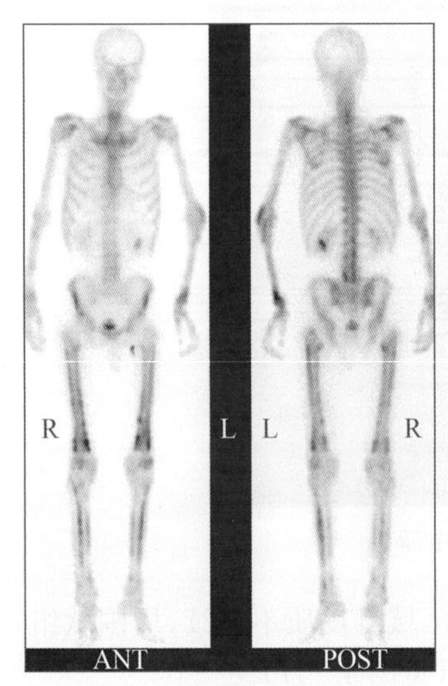

图4-18 全身骨显像

【检查表现】

全身骨骼显影清晰，放射性分布不均匀，双下肢长骨皮质对称性放射性分布增高，呈"双轨"征；其余骨骼未见明显放射性分布浓聚或缺损区。双肾显影(见图4-18)。

【诊断意见】

双下肢长骨皮质对称性放射性分布增高，考虑肺性肥大性骨病。

【讨论】

1）相关知识点

肺性肥大性骨关节病(hypertrophic pulmonary osteoarthropathy, HPO)的发生机制不明，一般认为与组织缺氧感染产生的有毒物质和自主神经紊乱引起末梢循环异常，引起骨膜水肿、细胞浸润及骨膜下新骨形成有关，多继发于胸部疾患，如慢性感染、良性或恶性肿瘤、先天性心脏病等，其中以原发性肺癌占多数。

2）相关影像学方法比较

HPO的特征是对称性的骨骼增生，多发于肘、膝关节诸骨，以胫腓骨、尺桡骨及手足短骨最为常见。X线检查示四肢长骨有骨膜下新骨增生，呈葱皮状或花边状，可波及全部骨干，以骨干远端最明显，骨皮质和髓腔正常。骨显像的特征性表现是管状骨骨皮质显像剂摄取对称性增浓，呈"双轨征"(double strips sign)改变，多见于肘以下的前臂骨和膝以下的下肢骨。有时骨转移也可合并肺性肥大性骨关节病，有研究报道肺性肥大性骨关节病合并骨转移的概率大约为20%。肺癌患者通过手术切除或化疗、放疗，病灶消失，骨膜反应也消失，骨显像可恢复正常；反之，治疗后疗效差，病灶未消失或进展，骨膜反应持续存在，骨显像仍可表现为异常。

3）诊疗思路

HPO与骨转移鉴别要点包括：①肺癌是通过血行转移至骨，特点是转移到红骨髓丰富的骨骼如中轴骨，而且以近端骨(脊柱、肋骨)为主，而HPO主要在四肢骨；长骨骨干部位缺少红骨髓，肺癌在长骨转移较少；②骨转移病灶具有不规则、散在分布、非对称性和放射性浓聚主要在骨髓腔中等特点，而HPO则以对称性、骨膜表层放射性浓聚和整个长骨放射性增多等为特点；③骨转移不随肺癌病情的改善而消退，但HPO则随肺癌的好转而消失。

4.2.5 骨结核的^{99m}Tc-MDP骨显像

病例26 骨结核

【病史和检查目的】

患者，男性，60岁。肝移植术后7月余，术后一致使用免疫抑制剂治疗，近期出现乏力，纳差，胸背痛，为了解全身骨代谢情况行全身骨显像。

【检查表现】

(1) 全身骨骼显影清晰，放射性分布不均匀，T_8、T_9椎体放射性分布增高(见图4-19)。

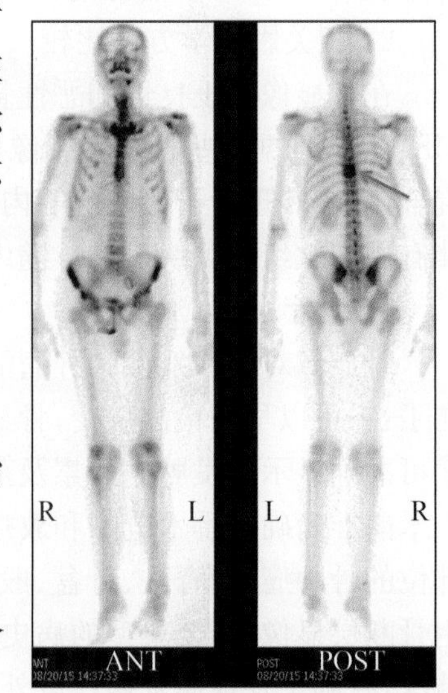

图4-19 全身骨显像

(2) 胸部骨断层＋CT 平扫融合显像示：胸部骨骼显影清晰，T_8 椎体下部、T_9 椎体上部骨质破坏，破坏区边缘骨质硬化，放射性分布增高；椎体周围见梭形软组织密度影(见图 4－20)。

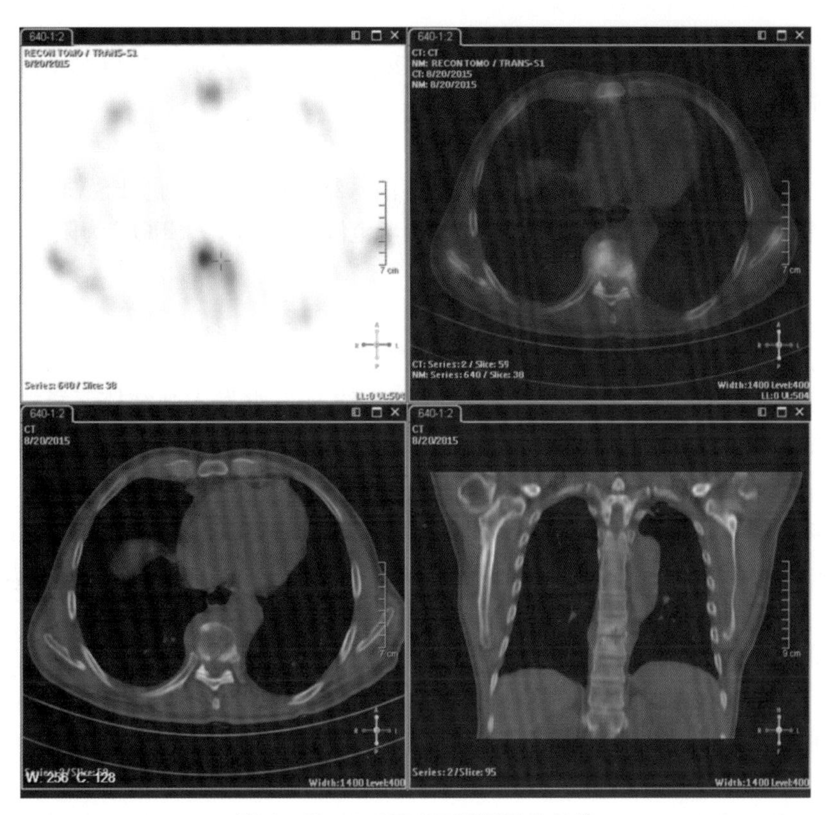

图 4－20　SPECT/CT 断层融合显像

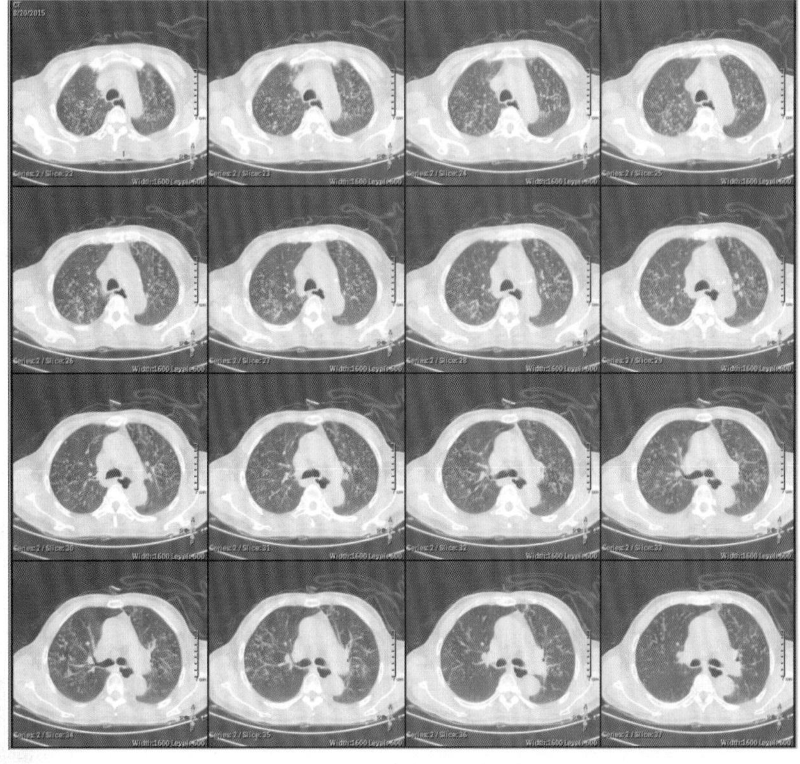

图 4－21　胸 部 CT 平 扫

(3) 胸部CT示：双肺野弥漫粟粒状结节影，局部形成索条状实变。双肺门、纵隔未见明显肿大淋巴结。

【诊断意见】

T_8、T_9 椎体骨质破坏，放射性分布增高，周围伴梭形软组织影；双肺弥漫性结节影；考虑肺结核、骨结核伴冷脓肿形成。

【随访结果】

患者骨显像后行结核感染T细胞检测(免疫斑点法)，结核感染T细胞(ESAT-6抗原)为8(参考范围0～5)，结核感染T细胞(CFP 10抗原)为36(参考范围0～5)，T-SPOT为阳性，临床考虑结核感染，行抗结核治疗。

【讨论】

1) 相关知识点

骨结核好发于儿童和青少年，是一种继发性病变，大约90%继发于肺结核。脊柱、骨盆、髋关节和膝关节是骨结核最易发生的部位。下肢关节比上肢关节发病率高，骨结核主要是血源性传播途径。25%～60%的骨结核发生于脊柱，其中以胸、腰椎最常见。椎体病变常经椎间盘侵及邻近椎体，但也有少数脊柱结核为跳跃分布。椎体比附件结构更易受侵。多数情况下，椎体结核起源于椎体前部，靠近骨性终板。病变可经前纵韧带或后纵韧带下播散，侵及椎间盘的边缘，也可穿透骨性终板和软骨终板，侵及椎间盘，邻近椎体将受侵，最终导致多发椎体和椎间盘的病变。

结核还会侵犯椎体前、侧方的韧带和软组织，形成局限或广泛的椎旁脓肿。椎旁脓肿可剥离覆盖在椎体表面的骨膜，使椎体发生缺血坏死。脓肿在韧带下延伸，侵犯较长一段范围的椎体和椎间盘。软组织内脓肿的范围和蔓延方向受病变椎体位置、邻近软组织的解剖特点和重力的影响。在腰部，脓肿聚集在腰大肌筋膜下，形成腰大肌脓肿，可蔓延至腹股沟和大腿。椎旁软组织脓肿常位于椎体两侧且呈梭形，常伴有椎体前缘及两侧缘的波浪状改变。结核性腰大肌脓肿可伴有钙化，非结核性脓肿则较少有钙化。椎体破坏所致的后凸畸形，在胸椎较为明显。化脓性脊柱炎与脊柱结核的鉴别较为困难。结核常隐匿起病，肺内有浸润病灶，累及单个或多个椎体，椎间盘破坏进展缓慢，椎旁软组织肿块较大并含有钙化，椎体缺少硬化反应。化脓性脊柱炎常在背痛数月后出现截瘫，红细胞沉降率正常，结核菌素试验为阴性，椎体反应性硬化较为明显。

2) 相关影像学方法比较

骨显像对骨与关节结核的探查灵敏度高，但特异性差。多发的骨结核病灶在骨显像上可呈现多发性显像剂异常浓聚，这与转移性骨肿瘤的骨显像表现相似，因此在诊断骨结核时，骨显像不是首选，除非X线诊断不能确定时才能选用骨显像。骨结核病变部位大多形态规则且放射性分布均匀，中轴骨及关节处易受累，关节间隙变窄甚至消失。椎体结核多以椎体不规则溶骨性骨质破坏为主要表现，部分病灶伴有死骨形成，骨显像结果可以为阴性。SPECT/CT既可以反映病变早期血供，又可以显示精确的解剖结构，尤其对骨质破坏较为敏感，降低了SPECT的假阴性，提高了诊断符合率。骨结核在全身骨显像上可以表现为放射性浓聚在CT上可以有骨质破坏的表现，还可以伴有椎旁炎性肉芽肿形成(“冷”脓肿)。

3) 诊疗思路

全身骨显像在脊柱单发病灶的诊断较为困难，存在一定的假阳性和假阴性。SPECT/CT显像不单可对骨显像的阳性病灶定位确切，还可以清楚辨别骨皮质和髓质的病变，对于一些常见且与骨转移鉴别诊断有一定难度的良性病变有较高的判别能力。近年来利用SPECT/CT来提高骨骼病变的诊断准确率，特别是脊柱病变的诊断准确性得到改善。对平面显像发现的可疑病灶或难以定位、定性的病灶可进行断层显像或融合显像。骨断层显像是在平面显像的基础上进行的，与平面显像相比，它具有增加图像对比度，提高脊柱病变的诊断效率。

4.2.6 良性骨病的^{99m}Tc－MDP骨显像

病例27 代谢性骨病的^{99m}Tc－MDP骨显像病例

【病史和检查目的】

患者，女性，53岁。因胸背痛6月余就诊，血清碱性磷酸酶为1 253 IU/L（参考范围为35～130 IU/L），血清甲状旁腺激素为1 191 pg/ml（参考范围为15～65 pg/ml）为明确诊断行全身骨显像。

【检查表现】

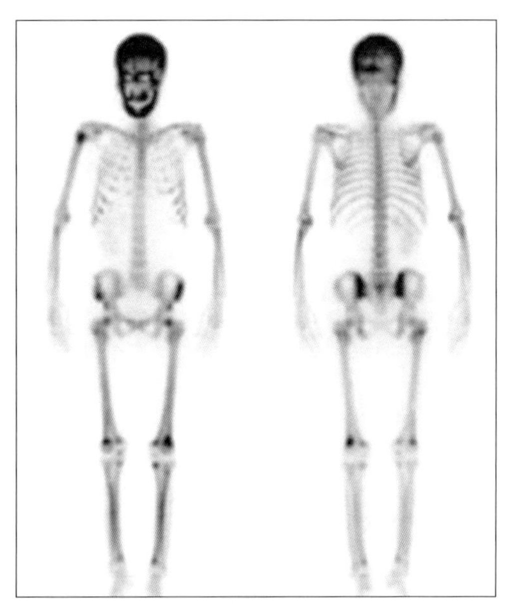

图4－22 全身骨显像

头颅骨及面颅骨放射性分布普遍增高，呈“头盔”征，肋骨、脊柱、骨盆及四肢骨放射性分布普遍增高，以下肢长骨放射性增高为著，肾影浅淡。

【诊断意见】

全身骨放射性分布普遍增高，以颅骨、下肢长骨增高为著，符合代谢性骨病表现。

【其他影像学方法】

双时相^{99m}Tc－MIBI甲状旁腺显像示：早期相（15 min）（见图4－23a）及延迟相（3 h）（见图4－23b）均可见左下甲状旁腺区结节状放射性浓聚区，考虑甲状旁腺增生或腺瘤可能大（见图4－23）。

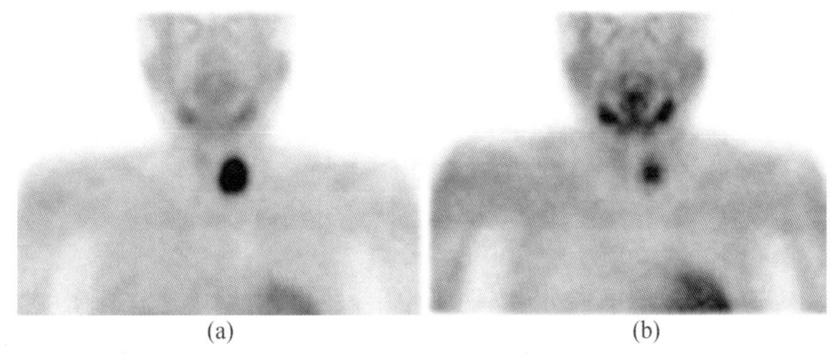

(a) (b)

图4－23 双时相^{99m}Tc－MIBI甲状旁腺显像

（a）早期相；（b）延迟相

【随访结果】

患者手术病理提示(左下甲状旁腺)腺瘤。

【讨论】

代谢性骨病是指一组以骨代谢异常为主要表现的疾病，如骨质疏松症、骨软化症、原发性和继发性甲状旁腺功能亢进症、畸形性骨炎(Paget 病)及肾性营养不良综合征等。代谢性骨病的放射性核素骨显像有下列共同特征：①全身骨骼的放射性分布对称性增浓；②中轴骨显像剂摄取增高；③四肢长骨显像剂摄取增高；④颅骨显影明显，形成“头盔征”；⑤关节周围组织显像剂摄取增高；⑥胸骨显影明显，呈“领带征”样的放射性浓聚；⑦肋骨软骨连接处有明显的显像剂摄取，呈“串珠样”改变；⑧肾显影不清晰或不显影，呈“超级骨显像“表现。

但各种代谢性骨病在各自的骨显像上又有其自身的特点：骨质疏松症的典型表现为骨普遍性的放射性减低，如伴有个别椎体的放射性增浓，为压缩性骨折所致。畸形性骨炎活动期骨显像比 X 线摄片检查灵敏，骨显像的表现是长骨或扁平骨呈大片状的明显的放射性浓聚，边界整齐，骨外形增宽或弯曲；静止期骨显像可以正常，而 X 线摄片却可以出现异常。

病例 28 纤维结构不良的^{99m}Tc－MDP 骨显像病例

【病史和检查目的】

患者，男性，61 岁。因右肩关节疼痛伴活动受限 1 月就诊，X 线检查示右肱骨上端骨质改变，为进一步协助诊治行全身骨显像。

【检查表现】

(1) 全身骨骼显影清晰，放射性分布欠均匀，右肱骨中上段放射性分布轻度增高(见图 4－24)。

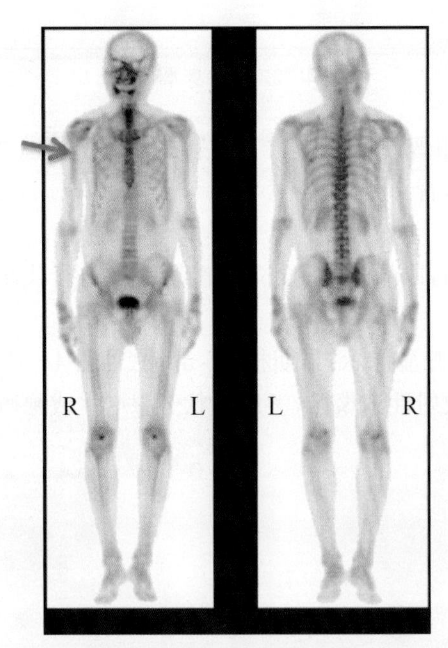

图 4－24 全身骨显像

(2) 胸部骨断层＋CT 平扫融合显像示：右肱骨中上段髓腔内见条片状高密度影，骨皮质完整，放射性摄取轻度增高(见图 4－25)。

【诊断意见】

右肱骨中上段髓腔内高密度影，放射性轻度增高，考虑纤维结构不良可能。

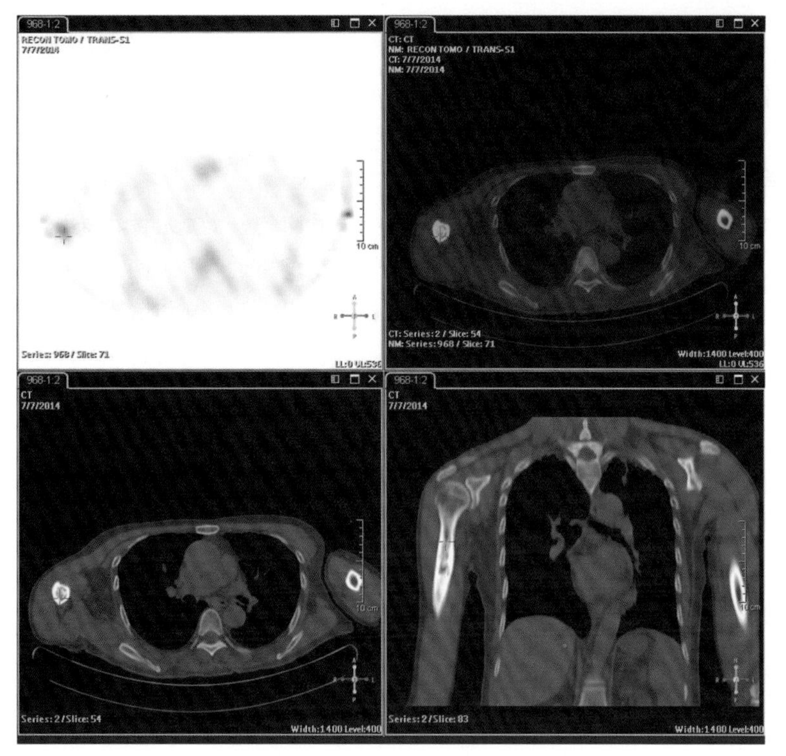

图 4 - 25　SPECT/CT 断层融合显像

【其他影像学检查】

(1) X线片示右肱骨中上段骨质改变(见图 4 - 26)。

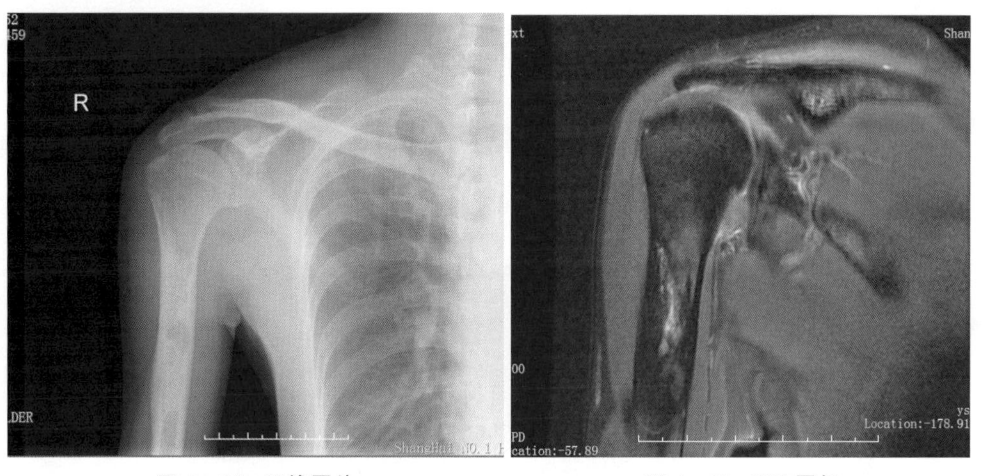

图 4 - 26　X线平片

图 4 - 27　MRI 平扫

(2) MRI 平扫示:右肱骨中上段髓腔内大片异常信号,T_1W1 呈低、等、高混杂信号,PD 抑脂上呈低、中等、高混杂信号,骨皮质未见明显受侵,考虑良性肿瘤样病变,纤维结构不良(见图 4 - 27)?

【随访结果】

患者入院后行右肱骨肿瘤病灶清除术,病理结果示:(右肱骨上段)良性纤维骨性病变。

【讨论】

1) 相关知识点

纤维结构不良也称为骨纤维异常增殖症,是骨瘤样病变中最常见的一种,原因不明,可能是前骨母细胞向骨母细胞分化过程受阻,使骨小梁停滞在编织骨向板层骨的过渡阶段。临床上分为单骨型和多骨型,其中 70%～80%为单骨型，20%～30%为多骨型。多骨型伴有皮肤色素斑，内分泌障碍(多为性早熟)。纤维结构不良多见于青少年，62%为 11～30 岁。单骨型好发于肋骨、股骨、胫骨、颌骨、颅盖、肱骨，多骨型常侵及颅骨、面骨、骨盆、脊柱及肩胛骨。髂骨很少单独受侵，常伴有股骨病变，而股骨则可单独发病。

2) 相关影像学方法比较

长管状骨病变位于骨干的髓腔内，中心或偏心分布，呈均匀一致、无骨小梁结构的磨玻璃样低密度区，平扫 CT 值约 70～130 Hu，边界清楚，有明显的硬化带或邻近骨皮质增厚，明显梭形膨胀的病变与正常部分逐渐移行。除非合并病理性骨折或感染，骨皮质外缘始终光滑、完整。病灶内可见钙化或骨化。当病变退变或钙化时，则呈囊性改变。骨硬化则代表钙化较明显的骨组织，在颅骨病变中较常见。肋骨纤维结构不良是胸壁最常见的良性病变，约占 30%。单个或多个肋骨梭形膨大的一侧性分布，是纤维结构不良的分布特点，与甲旁亢、转移瘤所引起的更为广泛的弥漫性分布不同。多骨型病变侵及一侧或双侧髋骨，常伴有股骨近端病变。在骨显像上，纤维结构不良病灶中的钙化可引起放射性核素沉积，可表现为放射性增高区，需要结合同机 CT 图像协助诊断。

病例 29 关节退行性变的^{99m}Tc－MDP 骨显像病例

【病史和检查目的】

患者，女性，73 岁。腰腿疼痛 10 年余，有腰椎间盘突出病史，为了解全身骨骼情况行骨显像。

【检查表现】

(1) 全身骨显像：全身骨骼显影清晰，右髋关节放射性浓聚，左髋关节呈环状放射性增高(见图 4－28)。

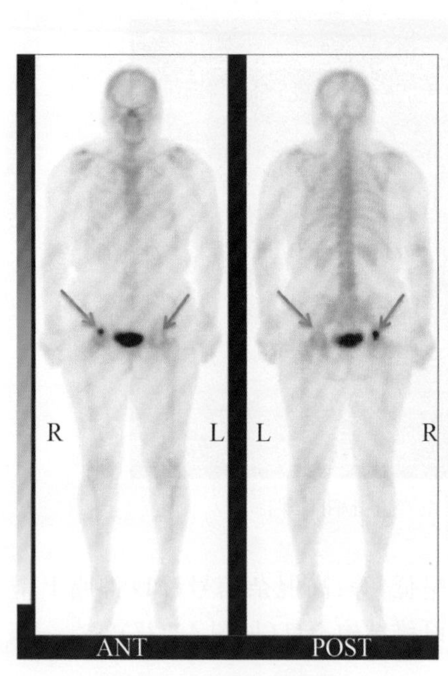

图 4－28 全身骨显像

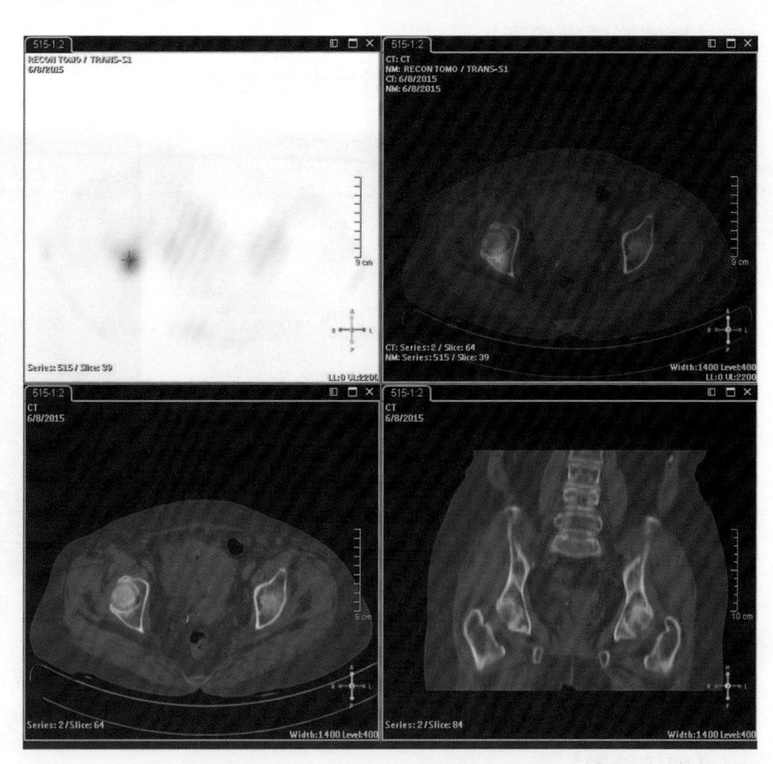

图 4－29 SPECT/CT 断层融合显像

(2) 盆部骨断层＋CT 平扫融合显像：所见骨骼显影清晰，双髋关节间隙变窄，边缘毛糙，双股骨头结构紊乱，放射性摄取增高(见图 4－29)。

【诊断意见】 双髋关节退行性变。

【讨论】

骨关节炎或退行性关节病在中老年人中较普遍存在，病变常累及手、足、膝、骶髂及颈腰椎等。由于病变部位软骨破坏、局部充血以及局部骨生成增加等，骨显像时局部显像剂摄取常增加；同时，滑膜毛细血管渗透性增加也可以使骨显像剂透过滑膜扩散，并与滑液中的蛋白结合而显影。关节显像常表现为关节部位中等程度的显像剂浓聚。第一腕掌关节显像剂分布明显增浓是骨关节炎的特异性征象，远端指(趾)间关节显像剂分布亦可增高，同时可见到更多的关节受累。骨关节炎往往是在恶性肿瘤患者寻找骨转移灶时被偶然发现，四肢的骨关节炎一般比较典型，诊断基本不存在问题，但发生在腰椎等部位时，应注意与肿瘤转移灶鉴别，SPECT/CT 融合显像对两者的鉴别具有重要价值，恶性肿瘤转移灶常可见异常放射性浓聚区有骨质破坏改变，而骨关节炎常显示局部骨质增生性改变，无骨质破坏。

病例 30　肋骨骨折的^{99m}Tc－MDP 骨显像病例

【病史和检查目的】

患者，男性，53 岁。因发现左肺占位入院，偶感季肋部疼痛，为排除骨转移行全身骨显像检查。

【检查表现】

(1) 全身骨显像：左第 5～7 前肋见类圆形放射性浓聚区，呈线性排列(见图 4－30)。

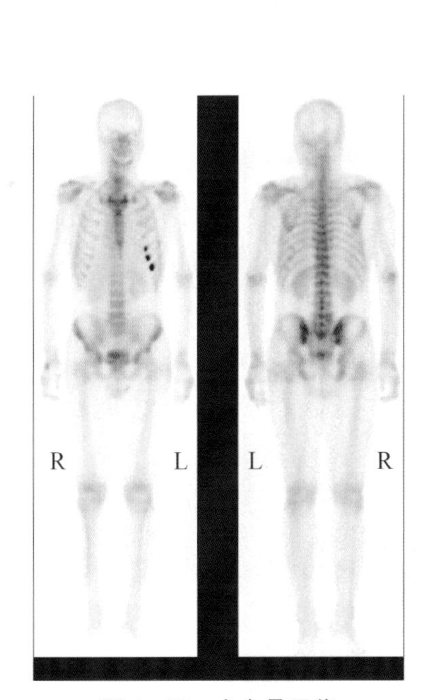

图 4－30　全身骨显像

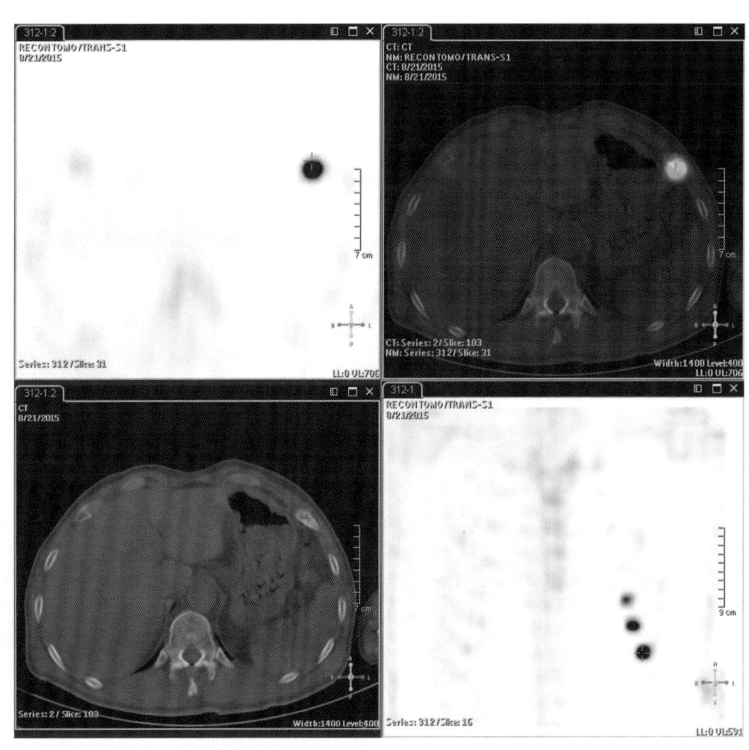

图 4－31　SPECT/CT 断层融合显像

(2) 胸部骨断层＋CT 平扫融合显像：左第 5～7 肋骨与肋软骨交界处骨皮质不连续，放射性摄取增高(见图 4－31)。

【诊断意见】

左第 5～7 肋骨骨折。

【讨论】

放射性核素骨显像对骨折诊断的灵敏度很高，临床上大多数骨折可以通过 X 线摄片做出准确诊断，骨显像在骨折的用途主要有以下几方面：(1) 对 X 线难以发现的一些细小骨折和部位比较隐蔽的骨折进行诊断，比如发生在肋骨、胸骨、腕骨、跗骨、肩胛骨、骶骨等特殊部位的骨折，这些部位骨折 X 线诊断常有困难，而骨显像可显示骨折部位有异常放射性浓聚；(2) 监测和评价骨折的修复和愈合过程，正常情况下，随着骨折的愈合骨折部位的放射性浓聚程度逐渐减弱，60%～80%的患者 1 年左右骨显像可恢复正常，部分患者可延迟到 2～3 年才能完全恢复正常，延迟愈合常表现为骨折部位持续性异常放射性浓聚。

多个肋骨骨折可表现为排列成直线形或曲线形的放射性增高或浓聚区，病灶范围常较局限，CT 上可表现为肋骨曲度异常、皮质不连续或局部骨痂形成。与骨转移的鉴别，侵犯肋骨的转移病灶可以沿肋骨伸长或累计部分肋骨，很少呈线性排列，在 CT 上可表现为骨质硬化或骨质破坏灶，可伴有软组织肿块形成。

病例 31　骶管囊肿的 ^{99m}Tc - MDP 骨显像病例

【病史和检查目的】

患者，女性，80 岁。因腰痛半年余就诊，为了解全身骨骼情况行全身骨显像。

【检查表现】

盆部骨断层＋CT 平扫融合显像：骶管右侧份增宽伴囊性低密度影，CT 值约－9 HU，边界光整，放射性分布呈缺损区(见图 4 - 32)。

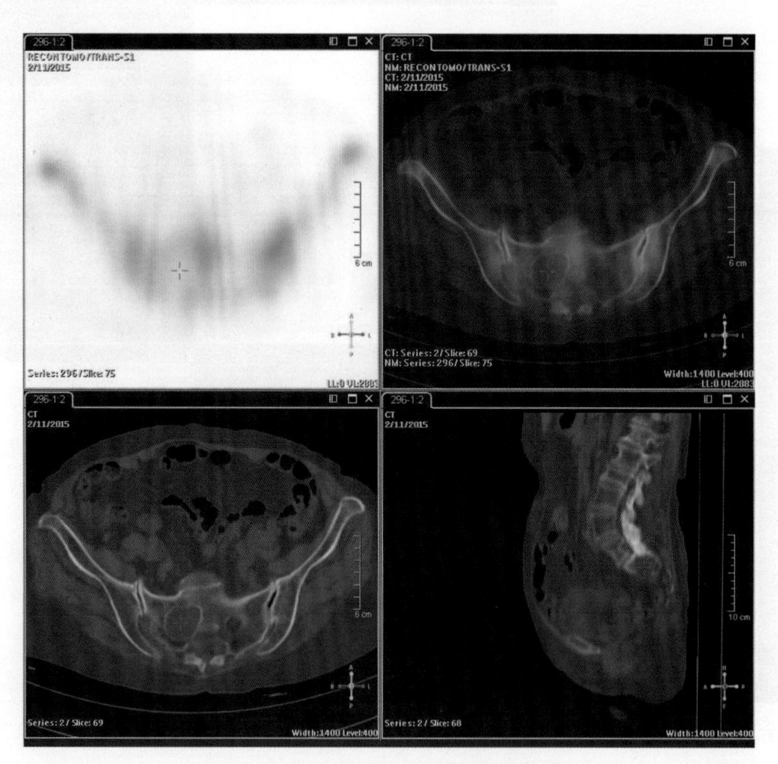

图 4 - 32　SPECT/CT 断层融合显像

【诊断意见】

骶管囊肿。

【讨论】

骶管囊肿属于硬脊膜囊肿，起源于脊膜被膜，是脑脊液通过蛛网膜薄弱处或破损处进入硬膜下腔形成。按病因分为先天性和后天性，后天性多为外伤造成硬脊膜囊局部损伤。先天性多为硬脊膜的先天发育缺陷所致。骶管囊肿的临床症状可能与囊肿的大小、张力程度有关，囊肿越大，张力越高其临床症状越重，骶管囊肿主要临床表现为：腰骶部钝痛、下肢麻木感，部分患者有放射痛、膀胱功能障碍等。

骶管囊肿主要位于 $S_1 \sim S_3$ 椎平面骶管内，因其位置特殊容易漏诊。如果囊肿引起明显骶管骨质吸收，CT 对囊肿周围骨质结构的改变显示尤佳，评价囊肿对椎管骨壁的压迫性骨质吸收优于 MRI。骶管囊肿在 MRI 上可表现为囊肿境界清楚，囊壁菲薄，信号与脑脊液相似。在全身骨显像上骶管囊肿主要表现为放射性缺损区，需要结合同机 CT 的表现进行诊断。

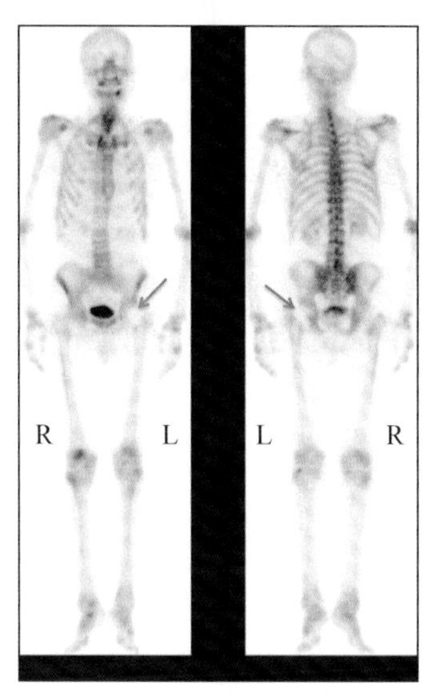

图 4-33　全身骨显像

病例 32　人工关节置换术后的^{99m}Tc-MDP 骨显像病例

【病史和检查目的】

患者，男性，73 岁，体检发现血清 PSA 升高，为 9 μg/L，前列腺穿刺活检术后病理提示：前列腺增生，前列腺癌，为排除骨转移行全身骨显像。2 年前因左股骨头坏死行人工关节置换术。

【检查表现】

(1) 全身骨显像：左股骨头见放射性缺损区(见图 4-33)。

(2) 骨断层+CT 平扫融合显像(盆部)：左髋关节置换术后，呈放射性缺损区(见图 4-34)。

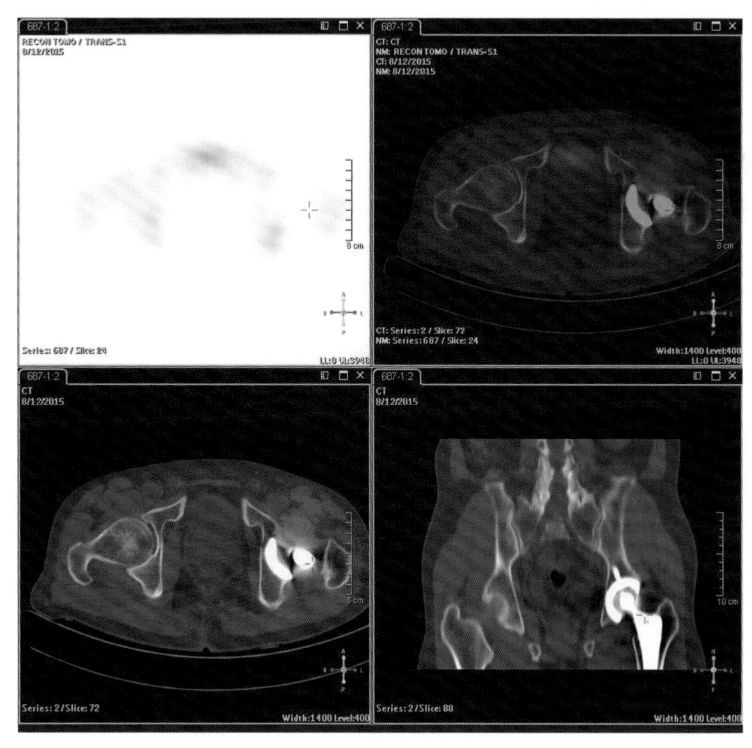
图 4-34　SPECT/CT 断层融合显像

【诊断意见】

左髋关节置换术后。

【讨论】

人工关节置换术和其他金属假体植入术后，由于金属植入物对光子的衰减作用，正常情况下，局部会出现放射性“冷区”；如果在关节部位或植入部位出现异常放射性浓聚，需鉴别诊断假体松动或感染。

正常情况下股骨头人工关节置入后 6～9 个月内局部显像剂分布仍增浓，如果在后看到关节处显像剂仍然浓聚，说明人工关节假体有松动或感染，这两种情况是关节置换术后最常见的并发症。放射性核素骨显像对其诊断较 X 线摄片敏感。

4.3 推荐阅读文献

[1] 李少林，王荣福. 核医学(全国高等学校教材)[M]. 8 版. 北京：人民卫生出版社，2013.

[2] 黄钢. 核医学与分子影像临床操作规范[M]. 北京：人民卫生出版社，2014.

[3] 黄钢，赵军. 分子影像与核医学临床病例解析[M]. 上海：上海科学技术出版社，2010.

[4] 张永学，黄钢. 核医学(全国高等医学院校教材供八年制及七年制临床医学等专业用)[M]. 2 版. 北京：人民卫生出版社，2010.

[5] 朱承谟. 核医学影像与实践[M]. 上海：上海科技教育出版社，2001.

[6] 陈端振，唐明灯，倪雷春，等. 肥大性肺性骨关节病 60 例核素骨显像特征分析[J]. 福建医药杂志 2012，34(6)：129 - 131.

[7] Kim HR, So Y, Moon SG, et al. Clinical value of (^{99m}) Tc-methylene diphosphonate (MDP) bone single photon emission computed tomography (SPECT) in patients with knee osteoarthritis [J]. Osteoarthritis Cartilage, 2008, 16:212 - 218.

[8] 杨志东，莫凌，江晓兵，等. SPECT/CT 融合显像在良性骨骼疾病诊断中的应用进展[J]. 中华临床医师杂志，2015，7(5)：2111 - 2113.

[9] Pagenstert GI, Barg A, Leumann AG, et al. SPECT-CT imaging in degenerative joint disease of the foot and ankle [J]. Bone Joint Surg Br, 2009, 91:1191 - 1196.

[10] Kaya A, Topu Z, Fitoz S, et al. Pulmonary tuberculosis with multifocal skeletal involvement [J]. Monaldi Arch Chest Dis, 2004, 61(2):133 - 135.

[11] Kim HS, Choi BH, Park JR, et al. Delayed surgery for parathyroid adenoma misdiagnosed as a thyroid nodule and treated with radiofrequency ablation [J]. Endocrinol Metab, 2013, 28(3):231 - 235.

[12] Grant FD, Fahey FH, Packard AB, et al. Skeletal PET with 18F - fluoride: applying new technology to an old tracer [J]. J Nucl Med. 2008, 49(1):68 - 78.

(赵晋华　邢　岩)

第5章
心血管系统

5.1 静息态心肌灌注显像

5.1.1 正常静息态心肌灌注显像

【检查方法】

静脉注射^{99m}Tc－MIBI 1 110 MBq(30 mCi)后 30 min，确认患者无胆囊疾病后，要求患者食用脂餐(纯牛奶>200 ml，加油煎鸡蛋或油脂类食品 1～2 份)，注射后 1.5～2.5 h 后进行显像。检查前去除胸部金属异物，患者取仰卧位，双手上举至头部，安装心电门控，CT 模式下进行定位，预设采集程序扫描，探头尽量贴近患者，应用配备有低能高分辨准直器的 γ 照相机或 SPECT 进行心肌平面或断层显像。

【静息态心肌灌注显像图】

如图 5－1 所示：左心室未见明显扩大，心肌各壁放射性分布均匀，局部未见放射性异常减低或缺损区；正常情况下，左室侧壁最厚，其放射性计数最高，前壁次之，心尖部和基底部可略稀疏。左室 EF 值为 68%，在正常范围内。

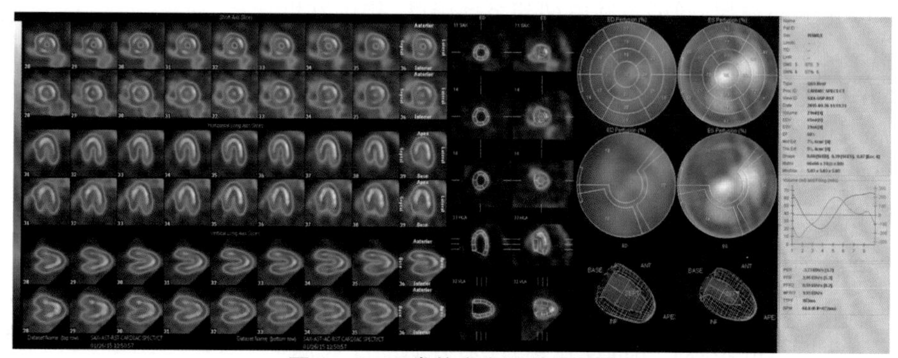

图 5－1　正常静息心肌灌注显像

【诊断意见】

正常静息态心肌灌注显像。

【讨论】

1）检查原理

核素心肌灌注显像是以放射性核素标记的心肌灌注显像剂在心肌组织上的分布而成像的，反映了注射显像剂后心肌血流灌注状况。^{201}Tl 首先应用于核素心肌灌注显像，一直沿用至今，具有再分布的特点。^{99m}Tc－MIBI（^{99m}锝-甲氧基异丁腈）显像剂物理半衰期为 6 h，具有价格低廉、易于标记、能量适中、组织衰减轻、图像质量好等更好的理化特性，是目前临床上应用最广泛的 SPECT 心肌灌注显像剂。正电子核素心肌灌注显像剂（PET 心肌灌注显像剂）核素的半衰期都很短，因此，短时间内可重复注射 PET 显像剂进行系列心肌灌注显像。PET 心肌灌注通常需配备小型加速器或发生器，因而临床上广泛应用受到一定的限制。临床上比较常见的 PET 心肌灌注显像剂有^{13}氮（^{13}N）氨（$^{13}N-NH_3$），氯化铷（$^{82}Rb-RbCl$）。由于 PET 正电子显像剂的半衰期短、心肌摄取率较高，因此其分辨率高于 SPECT 心肌灌注显像。

心肌对显像剂的摄取决定于两个因素：灌注心肌的血流量和心肌活性。心肌血流量多，心肌摄取显像剂多，反之则摄取少。只有确保了完整的细胞膜，存活的心肌细胞才能摄取灌注显像剂。此外，由于缺血心肌对某些显像剂的清除慢于正常心肌，注射一段时间后，这些显像剂量在心肌发生再分布。利用心肌灌注显像剂的这些特点，γ 照相机或 SPECT 探测心肌血流灌注显像剂在心肌分布情况，反映心肌血流灌注情况，根据不同征象就能诊断心肌缺血、梗死。

2）检查方法

患者取仰卧位，双手上举至头部，安装心电门控，CT 模式下进行定位和衰减校正，可减少图像伪影，探头尽量贴近患者，应用配备有低能高分辨准直器的 γ 照相机或 SPECT/CT 进行心肌灌注显像。

3）图像分析

正确导入患者心肌图像重建数据，包括短轴、垂直长轴、水平长轴图像，选用适合的伪彩模式，适当调整显示倍数，调整色阶和对比度，以清晰显示左室心肌为目标，注意保证图像的完整性和层次感。高质量的心肌灌注图像是核医学医师做出准确影像诊断的保证，理想的图像应达到以下标准：检查过程中患者没有位移；心脏计数达到预期；归一化均以心肌本身计数最高者为标准；没有心脏外的放射性浓聚；CT 衰减校正图像与心肌灌注图像配准无误。心肌灌注显像的图像分析包括以目测为主的定性分析和借助计算机软件进行的定量分析。目测的定性分析在于确认左室心肌各节段有无放射性稀疏或缺损区（心肌缺血或梗死）；定量分析是借助于计算机软件，将研究对象与正常数据库资料进行对比，以获得一组量化数据，它对目测分析的增效补充，其价值在于：增加诊断者的信心，增加和可重复性和可比性。定量分析的参数包括应用靶心图判断放射性稀疏缺损的部位和范围、程度及类型，左室功能的参数（EF 值、收缩末期及舒张末期容积、局部室壁运动和室壁厚度、相位分析等）。

5.2 负荷/静息心肌灌注显像

5.2.1 正常负荷/静息心肌灌注显像

【检查方法】

腺苷静脉滴注，剂量为 0.14 mg/(kg · min)，共 6 min，于静脉滴注 3 min 末，在对侧静脉注射心肌灌注显像剂^{99m}Tc－MIBI 1 110 MBq(30 mCi)，继续注射腺苷至结束，约 15～60 min 后进行负荷态门控心肌灌注显像。次日，行静息态心肌灌注显像，注射心肌灌注显像剂^{99m}Tc－MIBI 1 110 MBq(30 mCi)，约 30～60 min 后进行门控心肌灌注显像。

【腺苷负荷与静息心肌灌注显像图】

如图 5－2 检查所见：腺苷负荷和静息心肌灌注显像心肌放射性分布均匀，均未见明显放射性稀疏或缺损区。左室舒张末期容积：88 mL，收缩末期容积：46 mL，左室 EF 值：48%（基本在正常范围）。

【诊断意见】

正常心肌负荷/静息灌注显像。

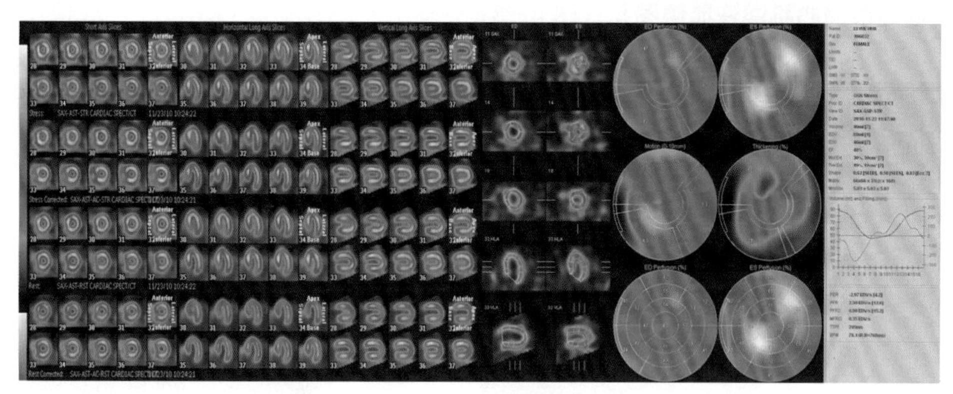

图5-2 正常心肌负荷/静息灌注显像

【讨论】

检查原理：完整的心肌灌注显像应同时包括负荷态和静息态心肌灌注显像。心肌是否缺血，不仅取决于冠状动脉狭窄与否以及狭窄程度，还取决于心肌耗氧量。当冠状动脉狭窄低于50%时，无论是否处于运动状态，除少部分患者外，心肌血流灌注均正常；狭窄为50%～80%时，静息血流灌注正常，运动后所需的耗氧量增加而导致心肌缺血；狭窄为95%～100%时，静息心肌灌注严重不足，但心肌尚存活。因此，为诊断心肌缺血，需先进行负荷试验心肌灌注显像，再结合静息显像或延迟显像综合判断。

目前常用的负荷试验主要有两种，即运动负荷试验和药物负荷试验。

(1) 运动试验：最常见，可用于运动量能够达到85%极量心率的患者。通过增加心脏负荷，增加心肌耗氧量，从而增加冠脉血流量，而狭窄冠状动脉血流储备能量差，不能随心肌耗氧量增加而扩张，通过观察正常和狭窄冠状动脉血流储备差异，诊断心肌缺血。运动负荷试验包括活动平板和自行车功量计运动。运动达到85%最大心率(195－年龄)或达到终止指标后静脉注射显像剂，在运动2 min后停止运动。

(2) 药物负荷试验：主要包括腺苷试验、Regadenson试验、双嘧达莫试验、多巴酚丁胺试验和三磷酸腺苷试验。最常用的是腺苷试验和多巴酚丁胺试验。外源性腺苷，直接作用于冠状动脉腺苷A受体，使冠状动脉扩张，心肌血流量增加3～5倍。当冠状动脉狭窄时，狭窄远端的血管处于扩张状态，即使使用腺苷也不能相应增加血流量，反而扩大了正常心肌和病变心肌血流灌注的差别。如果这种差别大于2.5倍，心肌显像就会表现病变区放射性稀疏或缺损。多巴酚丁胺主要激动心肌β_1受体，间接作用于β_2和α_1受体，是心率加快，收缩压升高，心肌收缩加强，心肌耗氧量增加，心排血量和冠脉血流量增加。正常冠状动脉血流量可增加2～3倍，而狭窄冠脉供血区的心肌血流不能随心肌耗氧增加而相应增加，且狭窄部位的血流阻力增加，结果诱发心肌缺血。

因此，负荷试验能反映冠状动脉的血流储备功能，比确定解剖学上血管狭窄程度更能正确地反映病理生理上有意义的狭窄性病变，提高心肌灌注显像诊断冠心病的准确性。

5.2.2 异常负荷/静息心肌灌注显像病例

病例33 冠心病-可逆性稀疏缺损

【病史和检查目的】

患者，男，53岁。活动后胸闷2月。既往有糖尿病史5年，高血压病史7年，心电图未见明显异常。行腺苷负荷和静息心肌灌注显像评估有无心肌缺血。检查方法腺苷静脉滴注，剂量为0.14 mg/(kg·min)，共6 min，于静脉滴注3 min末，在对侧静脉注射心肌灌注显像剂^{99m}Tc-MIBI 1 110 MBq(30 mCi)，继续注射腺苷至结束。约15～60 min后进行负荷态门控心肌灌注断层显像。次日，行静息态心肌灌注显像，注射心肌灌注显像剂^{99m}Tc-MIBI 1 110 MBq(30 mCi)，约30～60 min后进行门控心肌灌注显像。

【腺苷负荷与静息心肌灌注显像图】（图 5 - 3）

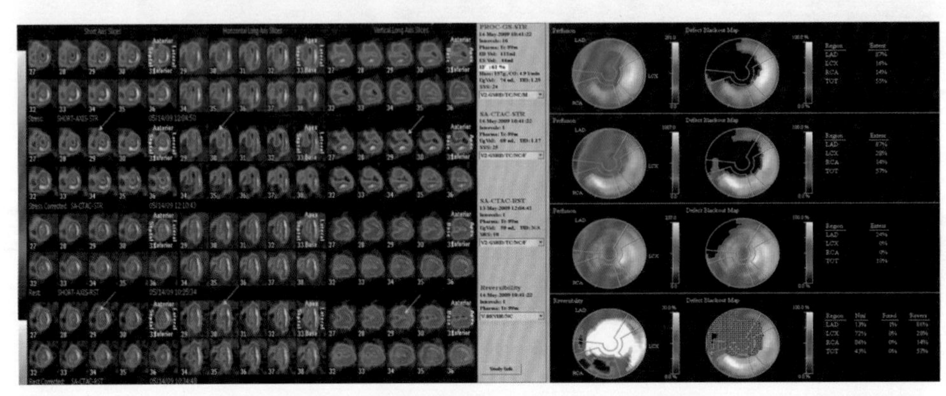

图 5 - 3 心肌缺血负荷/静息心肌灌注显像

检查表现：腺苷负荷状态下，左室心尖部、前壁、间隔心尖部、前间隔中部及基底段局部放射性缺损（箭头所示）；静息状态下，左室心尖、前壁及间隔放射性填充，分布均匀，未见放射性缺损。左室舒张末期容积：111 mL，收缩末期容积：44 ml，左室 EF 值：61%（在正常范围内）。

【诊断意见】

左室心尖部、前壁、间隔心尖部、前间隔中部及基底段心肌缺血。

【讨论】

1）诊断要点

根据负荷心肌灌注显像和静息心肌灌注显像的对比分析，异常图像表现有“可逆性放射性缺损”“固定性放射性缺损”“部分可逆性放射性缺损”和“反向分布”。负荷状态下，心肌灌注显像为室壁放射性缺损，静息显像可见原缺损区有放射性填充，称为“可逆性放射性缺损”，此种类型为心肌缺血的典型表现。负荷状态下心肌局部放射性稀疏或缺损，静息时没有变化，称之为“固定性放射性缺损”，提示心肌梗死。负荷心肌显像显示左心室心肌局部放射性缺损，静息显像时该缺损区范围明显缩小或部分填充，但缺损区未完全消失，称之为“部分可逆性放射性缺损”，提示左室局部心肌梗死伴心肌缺血。负荷心肌显像正常或轻度放射性异常的心肌节段，在静息显像时出现灌注异常或异常程度加重，称为“反向分布”，多数学者认为反向分布与心肌缺血性损害并无直接联系。

2）鉴别诊断

心肌灌注缺损区有时需要与图像伪影进行鉴别。其一，软组织衰减导致的放射性分布稀疏，主要见于单光子显像中。如巨大乳房者导致乳房衰减，左室前壁放射性稀疏，部分尚可累及外侧壁或间隔，采集时将乳房移至心脏的上方，此种影响减轻；膈肌衰减主要导致下后壁放射性分布稀疏，俯卧位或右侧位采集图像可使下后壁稀疏现象明显减轻或消失。此外，肥胖也是导致组织衰减的常见原因。组织衰减导致的放射性分布稀疏在门控显像时正常。其二，腹部显像剂导致的伪影，^{99m}Tc 标记的心肌灌注断层显像中，显像剂聚集于肝脏、胆囊和肠道，影响下壁的观察，因此，于显像前 30 min 进食脂餐以促使其排泄。其三，在左束支传导阻滞患者的室间隔放射性分布稀疏，表现为可逆或不可逆放射性分布稀疏。

3）临床表现

心肌缺血多表现为劳累或精神紧时出现胸骨后或心前区疼痛，并向左肩及左上臂放射，持续 3～5 min，休息后或服用硝酸甘油后可自行缓解。

4）注意事项

需与心肌灌注图像伪影鉴别，避免误诊。

病例34 冠心病-固定性缺损

【病史和检查目的】

患者,男性,55岁。5年前因心肌梗死植入支架4枚,并行2次骨髓干细胞移植。胸闷、胸痛1月。超声示左房室增大伴左室多壁段厚度及收缩异常。行腺苷负荷和静息心肌灌注显像评估有无心肌缺血或梗死。

【检查方法】

腺苷静脉滴注,剂量为0.14 mg/(kg·min),共6 min,于静脉滴注3 min末,在对侧静脉注射心肌灌注显像剂^{99m}Tc-MIBI 30 mCi,继续注射腺苷至结束,约15～60 min后进行负荷态门控心肌灌注断层显像。次日,行静息态心肌灌注显像,注射心肌灌注显像剂^{99m}Tc-MIBI 1 110 MBq(30 mCi),约30～60 min后进行门控心肌灌注显像。

【腺苷负荷与静息心肌灌注显像图】

如图5-4所示。

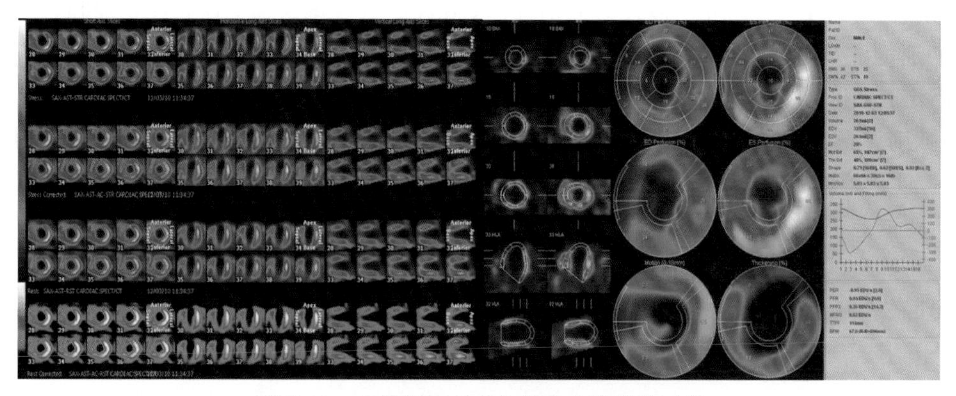

图5-4 心肌梗死负荷与静息心肌灌注显像

【检查表现】

左心室扩大,负荷状态下,左室心尖、中部,前间隔心尖部、基底部和下壁心尖部见放射性缺损;静息状态下,负荷态所示左室各壁放射性缺损节段未见明显放射性填充。极坐标靶心图示左室整体EF值20%。血流灌注图像所示左室各壁放射性缺损灶分布占LAD、LCX、RCA支配区域的72%、35%和40%。

【诊断意见】

左心室扩大;左室壁多节段固定性放射性缺损;左室EF值20%,明显低于正常范围。

【讨论】

1) 诊断要点

负荷状态下心肌灌注显像,心肌局部放射性稀疏或缺损,静息时没有变化,称之为"固定性放射性缺损",提示心肌梗死。

2) 鉴别诊断

(1) 陈旧性心肌梗死:局部被纤维瘢痕组织所取代。

(2) 冬眠心肌:心肌组织由于严重缺血而处于"冬眠"状态,血运重建术后该部分心肌可恢复灌注与功能。

(3) 其他原因所致的心肌纤维化,如局部心肌炎症、变性均可造成固定性放射性稀疏或缺损。

3) 临床表现

心肌梗死最常见的临床表现是原有的心绞痛加重,发作时间延长,或对硝酸甘油效果变差;或既往无心绞痛者,突然出现长时间的心绞痛。

4）注意事项

心肌灌注显像低灌注异常区至少占左室面积3%～5%才能被检测到，因此较小的心肌梗死可能被漏诊。此外，技术误差，如下后壁心肌的放射性由于膈肌衰减的影响，可表现为负荷与静息均稀疏、缺损，而实际上该部位的心肌运动、灌注和结构均正常。

病例 35 冠心病治疗后疗效评估

【病史和检查目的】

患者，男性，59岁。胸闷、胸痛1年余，加重2月。患者活动后胸闷、胸痛，多位于胸骨后，休息后可缓解；近2月胸痛发作较前频繁，且睡眠时亦出现类似正常，发作多持续数分钟，无自服硝酸甘油等药物史。1月前本院冠脉CTA提示左前降支上中段、第一对角支开口、左旋支中段及右冠状动脉全程多发混合斑块伴管腔狭窄。心超提示左房及左心室增大，左室壁不厚，静息下各节段收缩正常，EF值为63%。行腺苷负荷/静息^{99m}Tc-MIBI心肌灌注检查（见图5-5）评估心肌有无缺血。患者血小板低，冠状动脉造影禁忌，经球囊反搏、冲击波及对症治疗后，患者症状逐渐缓解，半年后复查腺苷负荷/静息^{99m}Tc-MIBI心肌灌注显像（见图5-6）。

【检查方法】

腺苷静脉滴注，剂量为0.14 mg/(kg·min)，共6 min，于静脉滴注3 min末，在对侧静脉注射心肌灌注显像剂^{99m}Tc-MIBI 30 mCi，继续注射腺苷至结束，约15～60 min后进行负荷态门控心肌灌注断层显像。次日，行静息态心肌灌注显像，注射心肌灌注显像剂^{99m}Tc-MIBI 1 110 MBq(30 mCi)，约30～60 min后进行门控心肌灌注显像。

【腺苷负荷与静息心肌灌注显像图】

如图5-5、图5-6所示。

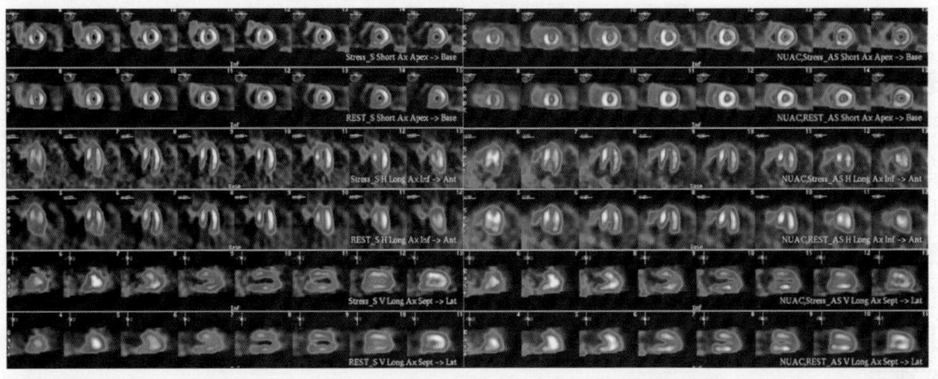

图5-5 冠心病治疗前负荷与静息心肌灌注显像

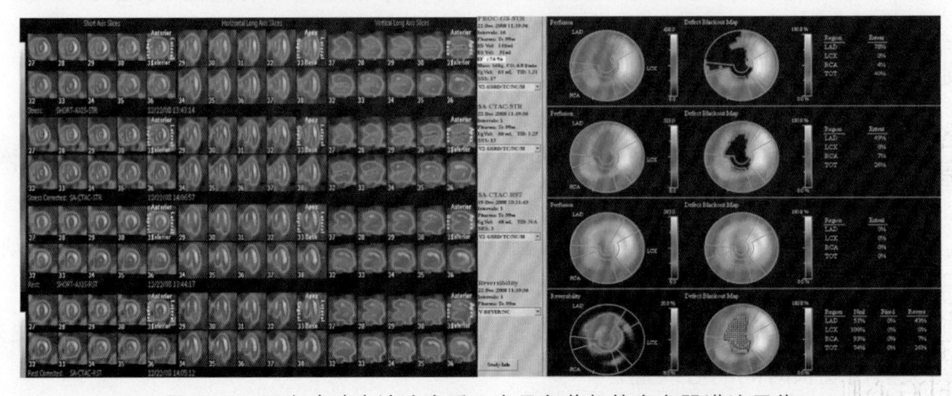

图5-6 冠心病冲击波治疗后6个月负荷与静息心肌灌注显像

【检查表现】

图5-6示治疗前左室心腔扩大，左室各壁放射性分布不均匀，负荷态见左室前壁、心尖及下壁放射性分布稀疏，静息态见前壁、下壁放射性分布稀疏区完全填充，心尖部未见明显放射性填充。

图5-7为治疗后半年复查，腺苷负荷/静息^{99m}Tc-MIBI心肌灌注显像示左心室心腔稍扩大，左室各壁放射性分布不均匀，负荷态见左室前壁、心尖及下壁放射性分布稀疏，血流灌注图像所示左室各壁放射性缺损灶分布占LAD、LCX、RCA支配区域的49%、0%和7%。静息态见前壁、心尖及下壁稀疏区放射性填充，较治疗前明显好转。左室EF值为74%。

【诊断意见】

(1) 治疗前，左室心尖部心肌梗死，左室前壁、下壁心肌缺血。

(2) 治疗后，左室前壁、心尖及下壁心肌缺血，较治疗前明显好转。

【讨论】

腺苷负荷/静息^{99m}Tc-MIBI心肌灌注显像反映心肌血流灌注的病理生理学变化，可发现冠状动脉造影不能显示的心肌微小血管病变和心肌本身的超微结构改变，可用于指导冠心病的治疗方案选择，评价冠心病治疗疗效，评估冠心病患者的预后。

大型临床研究表明，心肌灌注提示无心肌缺血或仅有轻度的心肌缺血，则接受药物治疗人群要优于接受再血管化治疗的人群。再血管化治疗是目前冠心病治疗的主要手段之一，包括冠状动脉动脉介入术(percutaneous coronary intervention, PCI)和冠状动脉旁路移植术(coronary artery bypass grafting, CABG)。心肌灌注显像是再血管化治疗疗效评价的首选手段，它简便、无创、准确，可多次重复检查。在PCI后1～3天或CABG术后一周内，就可采用药物介入心肌灌注显像。对于成功的血运重建治疗，术前为可逆性放射性缺损的节段，90%术后恢复正常，而不可逆缺损节段中仅有部分获得改善。在再血管化治疗后期疗效监测中，心肌灌注显像用于观察患者有无再狭窄发生。一般冠状动脉再狭窄发生在3～6个月内，此时负荷心肌灌注显像更有价值。

研究表明，如果心肌灌注显像提示为中度至重度心肌缺血(心肌缺血面积>10%)，则接受再血管化的人群与接受药物治疗的人群相比预后更佳。

5.3 心肌灌注与心肌代谢显像

5.3.1 正常心肌灌注/代谢显像

【检查方法】

静脉注射^{99m}Tc-MIBI 1 110 MBq(30 mCi)后，约2 h后双探头SPECT/CT行静息态门控心肌灌注显像。患者休息1.5 h，糖负荷下，注射^{18}F-FDG 5.55 MBq(0.15 mCi)/kg，约2 h后行心肌代谢PET/CT显像。所得图像经计算机处理出HLA、VSA、VLA三维断层图像和极坐标靶心图，采用ECToolbox软件处理，获得心肌灌注及心肌代谢定量分析结果。

^{99m}Tc-MIBI心肌灌注/^{18}F-FDG代谢显像图如图5-7所示。

【检查表现】

左室各壁心肌血流灌注分布均匀，未见异常缺损及稀疏区，心肌代谢显像未见放射性稀疏区或缺损区。左室室壁活动正常，LVEF值66%。

【诊断意见】

正常心肌灌注/代谢显像。

【讨论】

1) 检查原理

^{18}F-FDG心肌代谢显像原理：在空腹状态下，正常人以脂肪酸为心肌能量代谢的底物，心肌利用葡

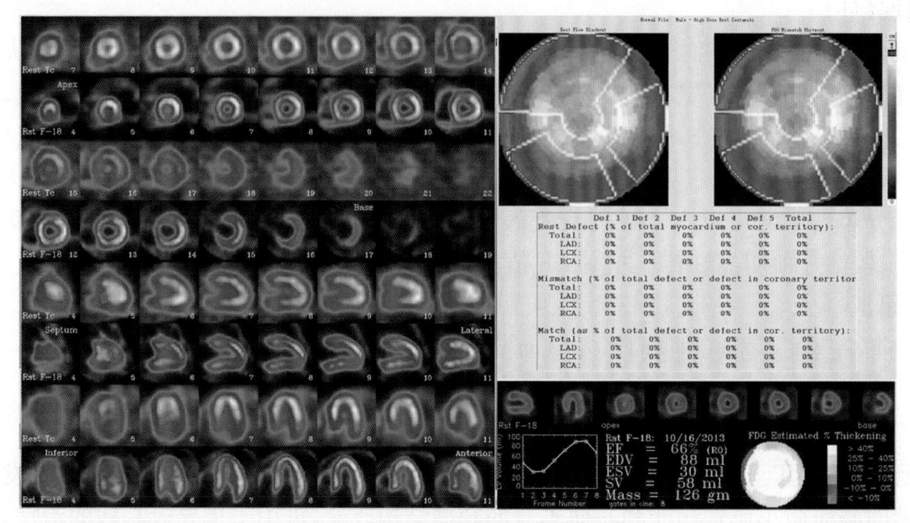

图 5-7 正常心肌灌注/代谢显像

萄糖很少，此时，适合于脂肪酸代谢显像；在葡萄糖负荷状态下，血浆葡萄糖和胰岛素水平上升，脂肪酸水平下降，心肌以葡萄糖为能量代谢底物，此时，适合心肌葡萄糖代谢显像。禁食和运动状态下，缺血心肌可摄取^{18}F-FDG，而正常和坏死心肌则不摄取。在葡萄糖负荷下，正常和缺血心肌都摄取^{18}F-FDG，故可评价心肌的存活状态。通过与静息状态下心肌血流灌注情况进行对比分析，可对缺血存活心肌进行评价。在灌注减低的心肌节段，FDG 心肌代谢显像摄取增加，称为灌注/代谢不匹配，提示有存活心肌；反之，心肌灌注减低或缺损的节段，^{18}F-FDG 心肌代谢显像摄取仍很低或不摄取，称为灌注/代谢匹配，提示心肌梗死改变，即无存活心肌。

2）检查方法

心肌灌注显像患者取仰卧位，双手上举至头部，安装心电门控，CT 模式下进行定位，探头尽量贴近患者，应用配备有低能高分辨准直器的 SPECT/CT 进行心肌灌注显像。心肌代谢显像患者取仰卧位，双手上举至头部，安装心电门控，CT 模式下进行定位，应用 PET/CT 进行图像采集，采用滤波反投影方法或 3D-OSEM 进行图像重建，获得心脏的水平长轴、垂直长轴和短轴图像。

5.3.2 异常心肌灌注/代谢显像病例

病例 36 冠心病-心肌缺血与梗死并存

【病史和检查目的】

患者，女性，71 岁。反复胸闷胸痛 12 年，加重伴乏力 3 月。12 年前患者出现胸痛症状，持续不能缓解，当地医院就诊诊断为“急性心肌梗死”，予溶栓治疗后好转，后持续规律服用阿司匹林、硝酸酯类药物 4 年余。3 月前出现胸闷胸痛症状，伴乏力，当地医院就诊，予抗血小板、调脂、扩管等治疗。本院心脏彩超提示左房室增大伴左室多壁段变薄、收缩活动异常，LVEF 值为 39%；主动脉窦部增宽；多巴酚丁胺负荷心超提示峰值负荷下，左室部分节段收缩活动增强，但原有病变节段改善不明显。本院冠状动脉 CT 造影(CTA)提示左前降支、左回旋支近段及右冠中段混合斑块形成，左前降支近段局部管腔近似闭塞。为评估心肌灌注及心肌活力情况行^{99m}Tc-MIBI 心肌血流灌注 SPECT/CT 显像/^{18}F-FDG PET/CT 心肌代谢显像(图 5-8)。

【检查方法】

静脉注射^{99m}Tc-MIBI 1 110 MBq(30 mCi)后，约 2 h 后双探头 SPECT/CT 行静息态门控心肌灌注显像。患者休息 1.5 h，糖负荷下，注射^{18}F-FDG 5.55 MBq(0.15 mCi)/kg，约 2 h 后行心肌代谢 PET/CT 显像。所得图像经计算机处理出 HLA、VSA、VLA 三维断层图像和极坐标靶心图，采用

ECToolbox 软件处理，获得心肌灌注及心肌代谢定量分析结果。

【^{99m}Tc－MIBI 心肌灌注/^{18}F－FDG 代谢显像图】

如图 5－8 所示。

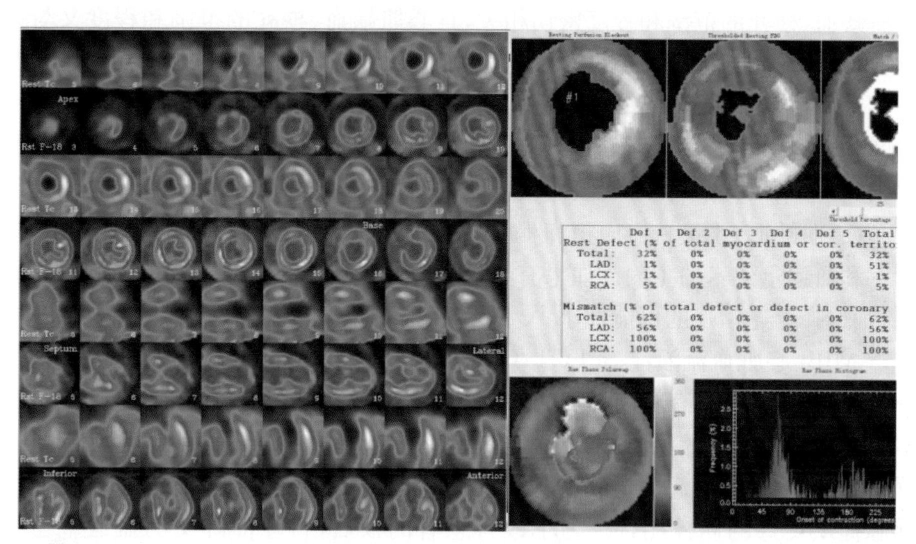

图 5－8　心肌缺血与梗死并存

【检查表现】

^{99m}Tc－MIBI 心肌灌注图像示左室心腔扩大，心尖、前壁、侧壁、下壁、间隔心尖部及前壁、前侧壁中部血流灌注减低，占左室总面积的 32%，分别占 LAD、LCX、RCA 供血区域面积的 51%、1%、5%；^{18}F－FDG PET/CT 心肌代谢显像上，缺血面积的 62%具有明显的糖代谢，在 LAD、LCX、RCA 供血区域的血流灌注减低区中，分别有 56%、100%、100%的面积具有明显的葡萄糖代谢；左室室壁活动减弱，LVEF 值为 29%；基于门控心肌显像基础上的左室同步性分析结果显示，左室的相位标准差为 83.48，带宽为 129.0。

【诊断意见】

左心室增大，多节段心肌血流灌注减低，其中部分心肌存活(即缺血与梗死并存)；左室 EF 值明显低于正常范围；左心室收缩同步性差。

【冠脉造影结果】

左主干短，未见明显狭窄病变；左前降支自开口完全闭塞，细小中间支未见明显狭窄；左回旋支管壁不规则，狭窄 20%～30%，回旋支向前降支提供少量侧枝循环；右冠近中段狭窄 30%；右冠向前降支提供良好侧枝循环。血管内超声提示前降支弥漫性纤维斑块形成；行前降支支架介入治疗后远端血流 TIMI 3 级。

【随访结果】

术后患者规律用药，术后 1 年随访心功能 1 级，心超提示 EF 值为 60%。

【讨论】

1) 心肌灌注/代谢显像临床价值

多年来的大量临床研究证实了核素心肌显像在缺血性心脏病患者危险度分层和治疗决策中的价值，它是预测心脏事件发生率的独立预测因子，且不受其他相关因素影响。而基于心肌显像定量分析的结果，为危险度分层提供了较为客观、可重复性好的分析数据。总体上说，心肌缺血及梗死的程度约严重，范围越大，其心脏事件的发生率越高。大样本的临床研究结果显示，心肌灌注显像轻度异常者，发生心脏性死亡的概率属于低危，但发生心肌梗死的危险度属于中危，在临床上通常采用药物治疗而非血运重建治疗。临床数据也显示出药物治疗可以有效降低心肌梗死、急性冠脉综合征或住院的发生率。但对于特定人群(如高龄、有冠心病病史、糖尿病、房颤等),采用药物治疗或血运重建治疗还需视具体情况而定。心肌灌注显像为中度或重度异常,其发生心脏事件的危险度属于中危。大量研究结果显示,受检者的预后与心肌缺血、梗死的范围和程度密切相关,且心肌缺血、梗死的范围和程度又与冠脉狭窄的程度与狭窄冠脉所支配的心肌范围大小有关。而基于门控心肌灌注显像基础上的定量分析指标如LVEF值等能提供更多有价值的预后信息。同时,也有大量研究探讨了心肌显像结果对临床上是否早期采用侵入性介入诊断和血运重建的影响,普遍结果显示,显像结果正常者中只有少部分会因为临床症状而接受早期心导管术;显像结果异常者,心肌缺血及梗死的面积和程度将会成为是否进行血运重建的重要因素。此外,只要有心肌缺血,不论缺血面积和程度如何,临床因素(如心绞痛)将会成为下一步诊疗,是否会采用心导管术和血运重建术的主因。如果有心绞痛症状,则选择心导管术和血运重建的可能性大;没有心绞痛症状,则选择上述治疗的可能性小。

患者^{99m}Tc-MIBI心脏血流灌注SPECT/CT显像/^{18}F-FDG PET/CT心肌代谢显像提示心肌缺血范围为34%、冠脉CTA提示有左前降支明显的狭窄性病变,预后评估提示为高度危险事件(年病死率>3%/年),提示进一步的治疗策略为在最佳药物治疗的基础上,需进一步行有创性冠状动脉血管造影,需要时行血运重建治疗。该患者冠状动脉血管造影亦提示左前降支的慢性闭塞性病变,同时有回旋支及右冠状动脉提供良好的侧枝循环。为了改善患者的预后,行左前降支的血运重建治疗(IA类证据)。该患者经过最佳药物治疗及冠脉介入治疗后1年随访心功能有明显改善,LVEF值明显上升。

2) 相关影像学方法比较

(1) 多巴酚丁胺负荷心超:方便,无创,广泛应用于临床,在评价心脏生理性指标、心力衰竭、冠心病和心肌病等方面显示出独特的优势,可同时显示心脏结构并评估心脏功能。尤其在评估心脏生理性起搏、再同步化治疗和心肌室壁运动等方面更成为近年来临床科研的热点。负荷状态下局部或整体功能异常,可对危险可进行分层,但假阳性和假阴性率均较高,取决于检查者的经验,可重复性欠佳,对心功能的评价会高估。

(2) 冠脉CT造影:无创性的冠状动脉成像方法,对冠心病具有较大的阴性预测值,不仅能显示管腔的改变,还可以弥补冠脉动脉造影的不足,显示冠状动脉壁的变化,如钙化、血管内支架等。除评估冠状动脉狭窄外,在一次冠脉CT扫描中还能够同时评估左室功能参数、局部室壁运动和瓣膜功能。冠脉CT还能够清晰显示心肌桥。因为能够三维显示心脏和胸壁的解剖结构,清晰显示各种冠状动脉桥血管的通畅程度,故冠脉CT在搭桥术后患者中具有良好的随访价值。其不足之处主要在于,CT的时间分辨率较差,不能准确测定心功能,是一种解剖学影像,可观察冠状动脉的解剖学异常,但无法评估心肌细胞的功能状态。

(3) 心脏MRI:具有良好的时间和空间分辨率,可以获得各项三维数据,进行任意平面的重建,完整的显示心脏的解剖结构,同时评价心功能,主要用于左心室功能评价、左心室肥厚估测、心包疾病诊断等;利用相位对比MR技术,可对冠状动脉的血流速度、流量和血流储备进行测量,优势在于可从解剖到功能、代谢的一站式检查服务。其不足在于显示冠脉狭窄不理想;多参数、多序列成像方式,耗时长,不易显示钙化灶,受心脏、呼吸伪影影像较大,同时具有金属植入物的患者不能接受MRI检查等。

(4) 冠脉造影:侵入性诊断方法,是一种解剖学影像,可直接观察冠状动脉血流及侧枝循环状况,并可进一步行介入治疗。

(5) 心肌灌注/代谢显像:功能学影像。功能显像、代谢显像、定量分析等特点反映了核素心肌显像技术的主要优点,能准确评估心肌缺血及心肌活力,并可借此进行危险度分层,高危人群的筛查,从诊治扩展到预防,同时有成熟的检查规范和定量分析方法,确保了检查质量的可靠性和可重复性。其不足之处在于仪器的总体分辨率不及CT及MRI,因此在细胞结构和差异和病变的定位方面不如CT及MRI,且图像对比度差。近年来,PET/CT和SPECT/CT的临床应用,融合图像技术,在很多方面实现了核医学和CT的优势互补。

病例37 冠心病-心肌缺血

【病史和检查目的】

患者,男性,58岁。半月前突发胸痛,位于胸前区,呈压榨性,有肩背部放射痛,伴冷汗。卧床休息12 h后症状无改善,当地医院就诊心电图提示广泛前壁心梗。超声提示EF值为39%。入当地医院行冠脉造影提示前降支近段急性完全闭塞,远端TIMI血流0级,可见血栓影,回旋支发育细小;右冠近段可见50%长段狭窄,中远段多发斑块;予抽吸导管抽吸血管,球囊颈扩张,重复造影示前降支远端显影,但前降支弥漫性狭窄,中远段细小,无法支架植入,且因心肌梗死面积大,血压偏低,未行支架置入。予阿司匹林联合泰嘉抗血小板治疗、营养心肌治疗。患者胸痛症状有所缓解。后入我院查心超提示左室内径正常,室间隔、前壁腱索水平以下室壁变薄,仅约3～4 mm;除左室侧壁、后壁、下壁基底段收缩活动尚可外,余室壁收缩活动均不同程度减弱至消失;心尖部变薄、圆钝,收缩活动消失呈矛盾运动,提示室壁瘤形成;左室EF值为30%。为评估心肌灌注及心肌活力情况行^{99m}Tc-MIBI心肌血流灌注SPECT/CT显像/^{18}F-FDG PET/CT心肌代谢显像(见图5-9)。患者既往有糖尿病病史10年,规律服用降糖药物,血糖控制尚可。

【检查方法】

同前。

【^{99m}Tc-MIBI心肌灌注/^{18}F-FDG代谢显像图】

如图5-9所示。

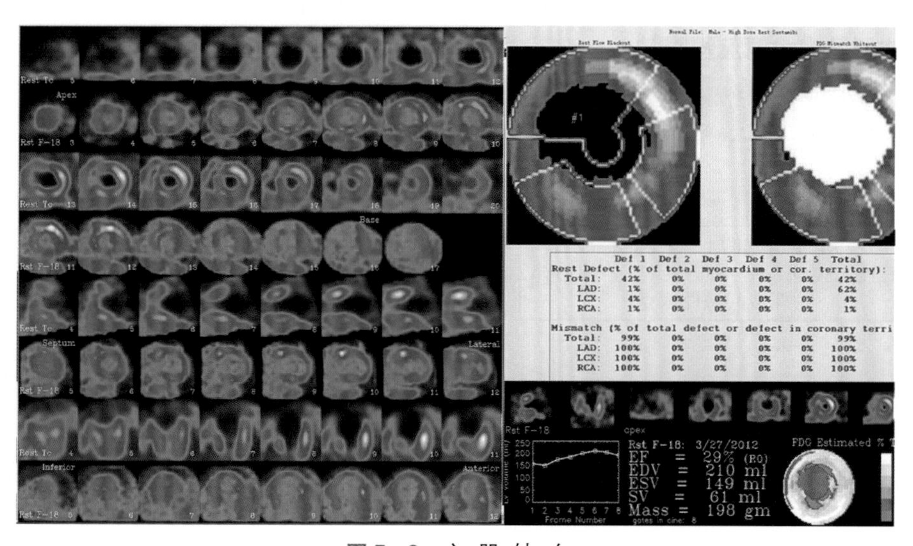

图5-9 心肌缺血

【检查表现】

^{99m}Tc-MIBI SPECT/CT心肌灌注显像示左室心腔略扩大;左室心尖部、前壁近心尖部及中部、下壁近心尖部、间隔近心尖部及中部、侧壁近心尖部见明显血流灌注减低及缺损区,占左室总面积的42%,分别占LAD、LCX、RCA供血区域面积的62%、4%、1%;^{18}F-FDG PET/CT心肌代谢显像上,缺血面积的99%具有明显的代谢;左室室壁活动减弱;LVEF值为29%;基于门控心肌显像基础上的左室同步性分析结果显示,左室峰相位为45度,相位标准差为124.05,带宽为88.0,偏倚为6.42,峰态为51.53。

【诊断意见】

左室多节段血流灌注减低，以前降支分布区域为主，该区域心肌均有活性；左室 EF 值为 29%，明显低于正常范围；左室收缩同步性差。

【鉴别诊断】

该患者有亚急性心肌梗死的临床表现，心电图检查提示前壁广泛心梗，冠脉造影提示前降支慢性狭窄基础上的急性血栓形成，故缺血性心肌病诊断明确。

【讨论】

核素心肌显像所显示的心肌缺血和梗死的面积和程度是危险度评估和判断预后的重要因素，对于治疗决策具有重要的指导意义。心脏性死亡中度至高度风险者，主要考虑侵入性诊断方式以及可能的血运重建术；心脏性死亡低度风险者，主要考虑药物治疗的方式。一般而言，核素心肌显像正常者，提示风险极低，治疗上侧重于加强控制冠心病的高危因素；核素心肌显像为中度至重度异常者，则提示发生严重不良事件的风险为中至高度可能，应行冠状动脉造影术及可能的血运重建术；核素心肌显像轻度异常者，其发生心脏性死亡的风险较低但发生心肌梗死的风险度较高，在治疗上最好采用积极控制高危因素并加以药物治疗的方案，如果患者症状明显，也可以考虑介入诊治以减轻症状。同时，在门控心肌显像时，LVEF 值正常则提示发生心脏性死亡的风险很低，即使灌注显像提示明显的心肌缺血，患者进一步接受冠状动脉造影和血运重建的必要性也降低。反之，如果 LVEF 明显减低，即使显像提示心肌缺血的情况相对较轻，也应积极行冠脉造影及必要的血运重建治疗。该患者诊断明确，需要行心肌灌注显像及代谢显像进一步对危险度进行分层并指导下一步的治疗策略。核素心肌显像提示该患者存在明确的心肌血流灌注减低及缺损，以前降支分布区域为主，但该区域心肌均存活，同时 LVEF 值明显减低，故下一步的治疗策略应为积极的再血管化治疗以改善患者的预后。

【冠心病心肌缺血诊断流程图】

如图 5-10 所示。

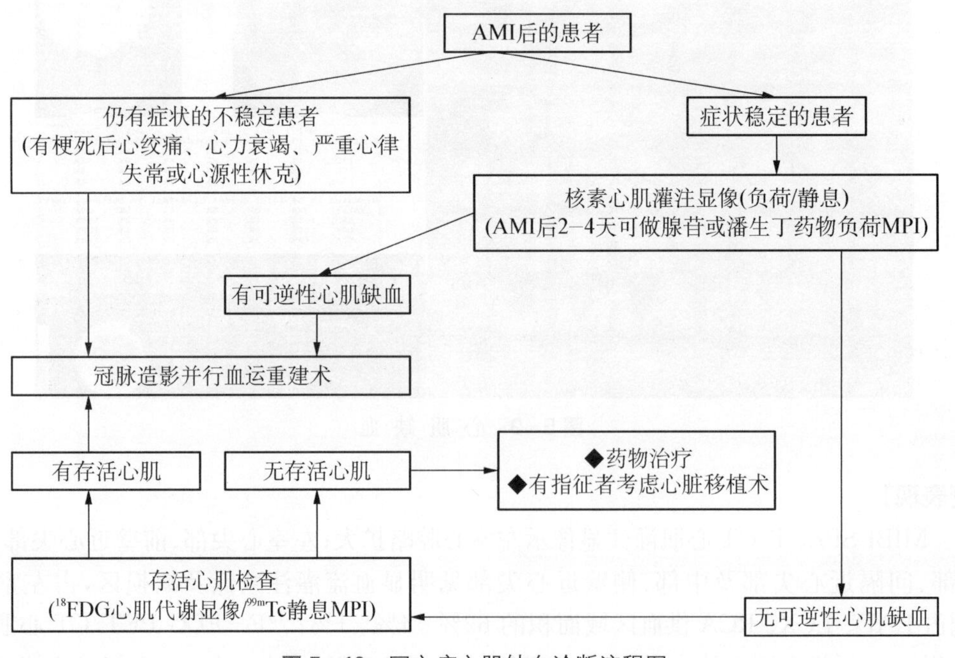

图 5-10 冠心病心肌缺血诊断流程图

病例38 冠心病-心肌梗死

【病史和检查目的】

患者，女性，69岁。患者10余天前无诱因下感胸痛，向后背、左肩部放射，伴有冷汗及面色苍白，因胸痛难以缓解，外院住院查心电图提示aVL导联ST段向上抬高，频发房早，cTnT 0.767 ng/ml，考虑急性冠脉综合征，予药物治疗后症状有所缓解，未行冠脉造影及血运重建治疗。现为进一步诊治入我院。心超提示左室静息状态下各节段收缩活动未见异常；LVEF值为64%。行冠脉造影示左主干未见狭窄，前降支未见狭窄，第一对角支未见狭窄，左回旋支、钝缘支未见狭窄，右冠未见狭窄。为评估心肌灌注及心肌活力情况行^{99m}Tc－MIBI心脏血流灌注SPECT/CT显像/^{18}F－FDG PET/CT心肌代谢显像。患者既往有干燥综合征病史。

【检查方法】

同前。

【^{99m}Tc－MIBI心肌灌注/^{18}F－FDG代谢显像图】

如图5－11所示。

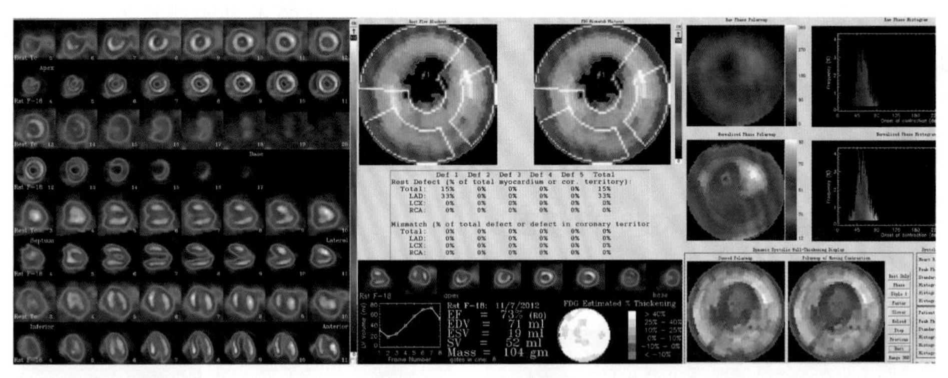

图5－11 心 肌 缺 血

【检查表现】

^{99m}Tc－MIBI SPECT/CT心肌灌注显像示左室心腔不大；左室前壁近心尖部血流灌注缺损，占左室总面积的15%，占LAD供血区域面积的33%；^{18}F－FDG PET/CT心肌代谢显像上，该部分缺血心肌无明显糖代谢填充；左室LVEF值为73%；基于门控心肌显像基础上的左室同步性分析结果显示，左室峰相位为46度，相位标准差为12.8，带宽为42.0，偏倚为3.19，峰态为9.63。

【诊断意见】

左室不大，左室前壁近心尖部血流灌注缺损，局部心肌无活力，提示心肌梗死；左室EF值为73%，属于正常范围；左室收缩同步性尚可。

【鉴别诊断】

患者临床上有典型的急性心肌梗死表现，急性期心电图有典型的心肌梗死表现，但超声未提示左室有节段性收缩活动异常表现，冠脉造影亦未见有冠状动脉狭窄依据。根据患者病史及辅助检查，考虑冠脉急性栓塞后血栓自溶可能性大。

【讨论】

急性冠脉综合征(acute coronary syndrome，ACS)是以冠状动脉粥样硬化斑块破裂或糜烂，继发完全或不完全闭塞性血栓形成为病理基础的一组临床综合征，包括不稳定心绞痛、非ST段抬高和ST段抬高性心肌梗死为一系列临床病征。长期的临床实践发现，患者的临床症状各异，但其冠状动脉却有非常相似的病理生理改变，即冠状动脉粥样硬化斑块由稳定转为不稳定，继而导致血栓形成。应用核素心肌显像可以对常规方法不能明确诊断的ACS患者做出迅速、准确的鉴别，其诊断ACS的灵敏度和阴性预测值均很高，同时还有助于评价心肌缺血和梗死灶的部分和范围，并进行危险分层，为预后判断和疗效评估提供重要信息。另外，核素心肌显像可以定量分析缺血和梗死心肌面积，而后者是急性心肌梗死患者重要的预后预测因子。核素心肌显像应用于可疑 ACS 患者的评估预案中，具有良好的安全性和效价比，是 ACC 指南Ⅰ类推荐和 A 级证据。

病例 39　心肌炎

【病史和检查目的】

患者，女性，61 岁。胸闷气促 2 月。2 月前出现上感症状，迁延不愈，后逐渐出现胸闷气促，并进行性加重，夜间需高枕卧位，伴双下肢水肿。查肌红蛋白 215 ng/ml、cTnT 0.169 ng/ml，BNP 4 573 pg/ml，补液治疗效果不佳。查 cTnT 0.236 ng/ml，柯萨奇 B 组病毒 IgM(＋)。心电图提示窦性心律，左房肥大，心室内阻滞，QRS 电轴左偏。心超：二尖瓣至乳头肌水平室壁增厚，前间隔至乳头肌水平以下收缩减弱，心尖部室壁变薄膨隆、收缩活动消失；右室壁增厚，收缩活动减弱；提示左室壁厚薄不均，伴多壁段收缩活动异常，心尖部室壁瘤；LVEF 40%。冠脉 CTA 冠脉三支未见明显狭窄。心肌 MRI：左心室广泛心肌坏死伴心肌收缩活动明显下降，心尖部室壁瘤。行冠脉造影冠脉未见明显狭窄，左心室造影提示左心室收缩活动明显减弱，心尖部室壁瘤形成。为协助诊断行 ^{99m}Tc－MIBI 心脏血流灌注 SPECT/CT 显像/^{18}F－FDG PET/CT 心肌代谢显像。

【检查方法】

同上。

【^{99m}Tc－MIBI 心肌灌注/^{18}F－FDG 代谢显像图】

如图 5－12 所示。

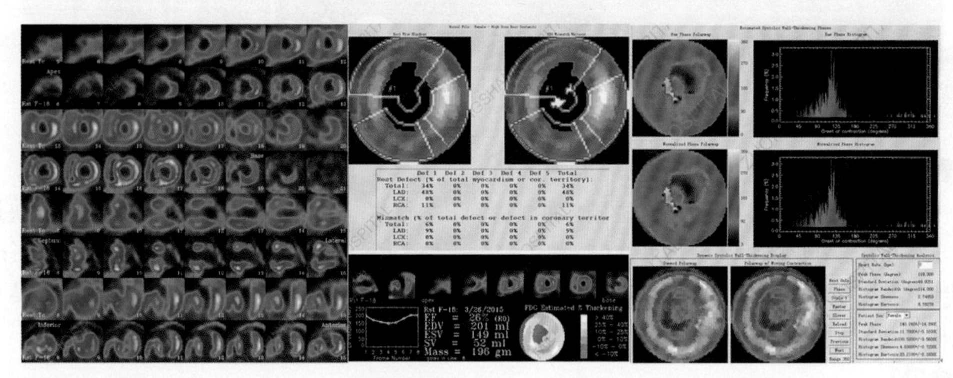

图 5－12　心　肌　炎

【检查表现】

^{99m}Tc－MIBI SPECT/CT 心肌灌注显像示左室心腔略扩大；左室心尖部、前壁心尖部及中部、侧壁心尖部、下壁心尖部及中部、间隔心尖部血流灌注减低；缺血心肌占左室总面积的 34%，分别占 LAD、RCA 供血区域面积的 48%、11%；^{18}F－FDG PET/CT 心肌代谢显像上，缺血面积的 6%具有明显的代谢，在 LAD、RCA 供血区域的血流灌注减低区中，分别 9%、0%的面积具有明显的葡萄糖代谢；左室室壁活动减弱；LVEF 值为 26%；基于门控心肌显像基础上的左室同步性分析结果显示，左室的相位标准差为 49.8，带宽为 114.0。

【诊断意见】

左室多节段血流灌注减低，以前降支分布区域为主，该区域心肌几近无活力，提示心肌梗死；左室 EF 值为 26%，明显低于正常范围；左室收缩同步性差。

【鉴别诊断】

主要与冠心病心肌梗死和心肌病相鉴别：病毒性心肌炎主要表现为心肌前壁、心尖、下壁、后壁、侧壁和间隔等多灶性或单灶性心肌、心内膜损害，以左室壁受累为主，很少出现稀疏-填充或稀疏-再分布的典型缺血征象，其心肌损害的分布和冠脉分布无一致性，在靶心图上变黑部分为局限或散在单发，在门控断层图像上，大部分病毒性心肌炎患者左室大小、左室功能和室壁运动正常；典型的冠心病心肌缺血图，呈现的是和冠脉分布一致的多室壁节段或单个室壁节段稀疏-填充或稀疏-再分布征象，主要的缺血心肌室壁节段可表现为室壁运动异常，心室大小和功能因患者心肌缺血程度、范围的差异可正常或异常。在与心肌病的辨别诊断中，由于扩张性心肌病是病毒性心肌炎的转归之一，因此一部分严重的病毒性心肌炎和扩张性心肌病的鉴别存在困难，它们可以共同表现为多室壁节段受累、心室腔扩大、心功能受损、室壁运动弥漫性降低等特征。本例患者为老年女性，有胸闷气促症状及心力衰竭表现，实验室检查提示 cTnT 升高，超声提示心肌多节段收缩异常，心尖部室壁瘤形成。室壁瘤是各种原因导致室壁变薄，扩张，心肌全层坏死，病变区薄层的心室壁向外膨出，心脏收缩时丧失活动能力或呈现反向运动，最常见于冠心病大面积心梗后，少见于创伤及先天性疾病，可导致心律失常及心脏功能衰竭。本例患者前期出现上感症状，实验室检查提示柯萨奇病毒 IgM(+)；心电图无心肌缺血、梗死表现；MRI 提示左室多节段心肌坏死；冠脉造影提示冠状动脉无狭窄，左室心肌多节段收缩异常，室壁瘤形成；故可排除冠状动脉病变所致的心肌梗死；结合患者病史及实验室诸检查，提示为心肌炎性病变导致的心肌坏死，室壁瘤形成。

【讨论】

病毒性心肌炎是由各种病毒感染引起的急慢性心肌炎症反应。心肌炎发生后，心肌细胞及间质的炎症和坏死是其主要的病理学变化，随着病情变化可发生心室容积增大和收缩舒张功能受损，这些病理变化贯穿于心肌炎发生的全过程。根据其病理变化特征，核医学检查技术可以行心肌炎症显像（Ga^{67}、^{201}Tl、^{99m}Tc-MIBI)、心肌凋亡显像（^{99m}Tc-annexin V）及心室功能评估（心血池显像）。病毒性心肌炎发生后，由于病毒的直接作用和其街道的炎性反应，心肌组织内炎性细胞浸润，心肌细胞发生充血、水肿、变性、坏死，心肌出现局灶性缺血，心肌间质出现灶性纤维组织增生和瘢痕组织形成，以此为病理基础，^{201}Tl 和 ^{99m}Tc-MIBI 心肌显像时，心肌细胞摄取显像剂局灶性减少并且局部清除显像剂加快，在心肌断层图像上典型表现为室壁多节段心肌放射性分布减少，呈现所谓的“花斑样”改变。从发表的研究报道和经验上来看，目前表现为心肌全室壁节段性稀疏的病毒性心肌炎患者较为少见，大部分患者表现为部分心肌室壁节段受累，其中以前壁最为多见，其实是间壁、下后壁和侧壁，这也与病理学上病毒性心肌炎主要累及左室前壁和间壁为主相符合。目前病毒性心肌炎的诊断金标准仍是心内膜活检，但其创伤性极大地限制了其临床应用，在实际临床工作中仍以排除诊断法为主。核素心肌显像对诊断病毒性心肌炎具有无创、经济的优势，对病毒性心肌炎累及病灶具有现实清晰、直观的特点，为临床提供心肌血流灌注情况及心肌受损部位、程度，为临床诊断、治疗提供主要依据，并可评价疗效。但是在临床工作中需要注意，核素心肌显像的放射性分布稀疏缺损、心肌活力丧失并不是特异性的诊断征象，需要紧密结合临床和相关实验室检查并排除人为因素和生理因素的影响做出符合实际的诊断。

病例 40　扩张性心肌病

【病史和检查目的】

患者，女性，73 岁。因胸闷气促多汗 4 年，加重半年就诊。4 年前外院曾行超声提示左房及左室增大，室壁活动不协调，左心室收缩功能减退。后每年随访心超，均提示左房室增大及左室 EF 值进行性减低，未治疗。半年前症状加重，外院予地高辛、胺碘酮、美托洛尔等治疗，症状无明显改善。遂至我院查心超提示左房室增大，左室收缩活动普遍减弱；左室 EF 值为 27%；左右室收缩射血时间差为 50 ms。

患者7年前有子宫内膜恶性肿瘤手术史，术后紫杉醇类药物化疗史；有高血压病史、甲状腺功能减退病史。为评估心肌灌注及心肌活力情况行^{99m}Tc－MIBI心脏血流灌注SPECT/CT显像/^{18}F－FDG PET/CT心肌代谢显像。

【检查方法】

同上。

【^{99m}Tc－MIBI心肌灌注/^{18}F－FDG代谢显像图】

如图5－13所示。

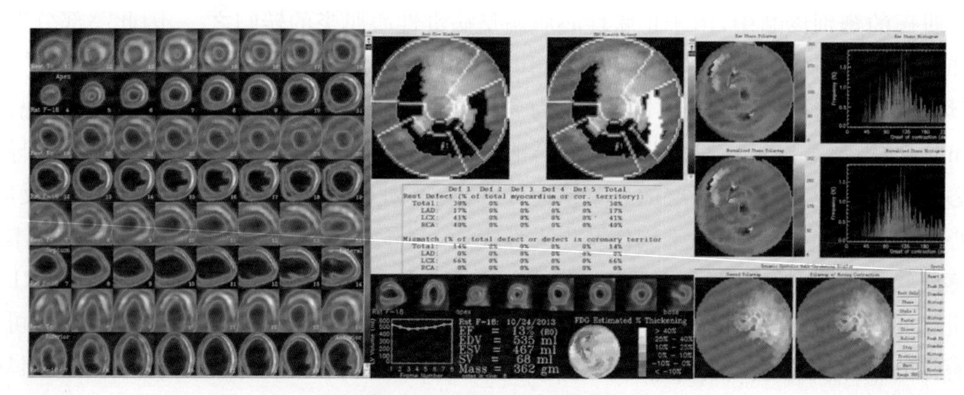

图5－13　扩张性心肌病

【检查表现】

^{99m}Tc－MIBI SPECT/CT心肌灌注显像示左室心腔明显扩大，室壁变薄；左室可见多节段心肌血流灌注减低，心肌各节段可见有糖代谢填充；左室EF值为13%；基于门控心肌显像基础上的左室同步性分析结果显示，左室峰相位为120度，相位标准差为56.5度，带宽为181度，偏斜为1.64，峰态为2.41。

【诊断意见】

左室心腔明显扩大，室壁变薄，多节段血流灌注减低，心肌存活，符合扩张性心肌病表现；左室EF值明显低于正常范围；左室收缩同步性极差。

【鉴别诊断】

主要与缺血性心肌病相鉴别。由于扩张性心肌病和缺血性心肌病的病例基础不同，在心肌灌注和代谢图像上，扩张性心肌病主要表现为无规律、散在分布的放射性稀疏区，稀疏程度相对轻、范围小，不会出现较大范围的缺损区，左、右心室同时受累，左、右心室功能均明显受损降低，同时，弥漫性室壁运动减低为扩张性心肌病的特征性改变，少见无运动或反向运动。缺血性心肌病主要显示为心肌灌注缺损和严重稀疏，受损心肌程度和范围大，其程度与患者心肌坏死、纤维化的严重性密切相关，以左室增大为主，在心功能上以左室功能受损为主，右室较少受累；有局部室壁运动障碍常常提示缺血性心肌病，但缺血性心肌病常由于反复心肌梗死或缺血所致，病变范围常较广泛，当严重而广泛的心肌灌注受损时会出现类似于扩张性心肌病的弥漫性室壁运动障碍。根据以上特点，可区别大部分的扩张性心肌病和缺血性心肌病，但在少数患者中，这两种心肌病的核素心肌显像还是有重叠的表现。该患者表现为心室腔的明显扩大，室壁普遍变薄，EF值明显低下，结合该患者有紫杉醇类药物化疗病史，4年前即提示有左房及左室增大，EF值减低，且本次基于门控心肌显像基础上的左室同步性分析结果显示带宽及相位标准差明显增大，同步性极差，考虑符合扩张性心肌病表现。

【随访结果】

患者后行CRT－D治疗，术后1年随访心超提示心功能未进一步恶化。

【讨论】

扩张性心肌病属于弥漫性的心肌病变，无冠状动脉病变，病理改变是心肌纤维的不均匀性肥大，散在性肌纤维退行性变，间质内灶性纤维化和肌丝溶解，从而使心肌细胞功能和血供收到破坏，心内膜仅有轻微纤维瘢痕，但极少有透壁性坏死。因此，在核素心肌显像上呈现多节段、无规律、散在的放射性分布不均匀性稀疏改变，正常与异常相互交叉，即所谓花斑样改变。扩张性心肌病的另一个主要特征是表现为左右心室明显扩张，严重者可呈球样扩张，心肌壁明显不均匀性变薄。

扩张性心肌病会导致心力衰竭，而心脏再同步化治疗（CRT）通过左右室的多点起搏，已经被证实可以使终末期心衰患者受益，包括改善心衰症状、活动能力和左室功能。左室收缩同步性是预测 CRT 疗效的重要因素。心脏彩色多普勒超声可以评价左室收缩同步性，但是由于它的可重复性差，并不能完全满足临床需要去预测 CRT 疗效，此外，除了左室收缩同步性，心肌瘢痕组织的部位及范围与左室电极部位亦与 CRT 的疗效有关。门控 SPECT/CT 心肌断层显像相位分析技术可以通过相位技术（相位直方图的带宽和标准差）评价左室机械活动的协调性，并可以得到多个参数，如左室活动协调性、心肌瘢痕组织部位和面积、最迟激活部位。因此，门控 SPECT/CT 心肌断层显像在心衰患者中可作为一种重要的、可重复的预测 CRT 疗效的临床检测手段。

病例 41　肥厚性心肌病

【病史和检查目的】

患者，女性，84 岁。反复胸闷气促 6 年，加重 1 年；患者 6 年前出现阵发性胸闷气促，与活动有关，不规则服药症状反复，近 1 年运动耐量进一步下降，出现双下肢间歇性水肿，夜间需高枕卧位，并出现夜间阵发性呼吸困难。本院查心脏彩超提示左室壁增厚，左房增大；主动脉瓣、二尖瓣钙化。LVEF 值为 55%。为协助诊断灌注及心肌活力情况行^{99m}Tc－MIBI 心脏血流灌注 SPECT/CT 显像/^{18}F－FDG PET/CT 心肌代谢显像。

【检查方法】

同上。

【^{99m}Tc－MIBI 心肌灌注/^{18}F－FDG 代谢显像图】

如图 5－14 所示。

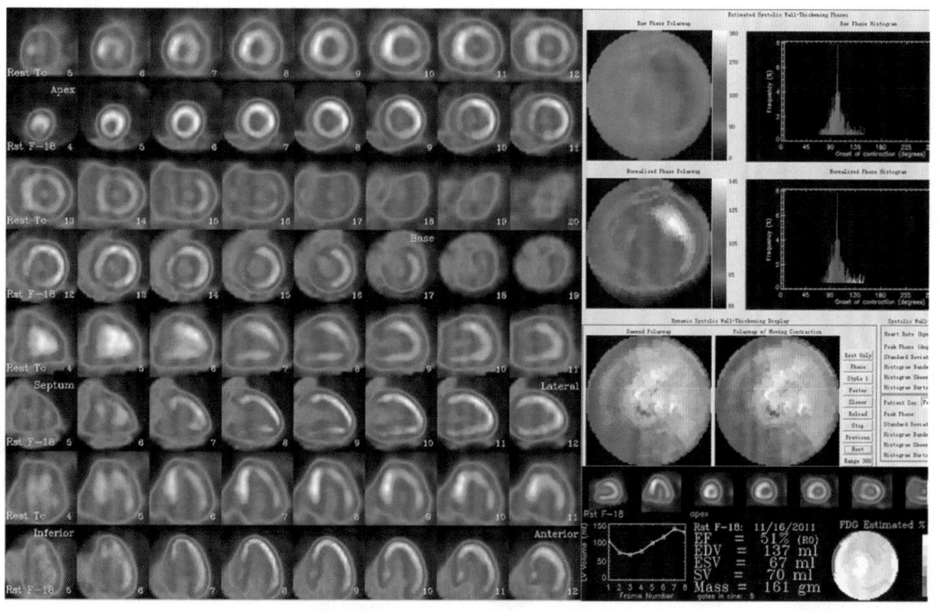

图 5－14　肥厚性心肌病

【检查表现】

^{99m}Tc－MIBI SPECT/CT 心肌灌注显像示左室心腔无明显扩大，左室间隔明显增厚伴放射性摄取增强，左室下壁心尖部、侧壁中部见局灶性放射性稀疏区；^{18}F－FDG PET/CT 心肌代谢显像示缺血心肌有明显的糖代谢，LVEF 值为 51％。

【诊断意见】

结合病史，诊断为肥厚性心肌病。

【讨论】

肥厚性心肌病的特征表现是心室肌呈不同程度肥厚，大部分心肌肥厚表现为不对称性肥厚，以室间隔肥厚最为多见和最为明显，间壁与下壁之比大于 1.3，心室腔可缩小；尽管肥厚性心肌病心肌增厚以室间隔为主，也可以表现为多处室壁不同程度增厚，极少数表现为向心性对称性肥厚，个别可仅有心尖部心肌肥厚，在部分肥厚性心肌病核素心肌显像中可呈现散在的放射性分布稀疏、缺损区，这是由于肥厚性心肌病中存在散在的灶性纤维化病灶。该患者核素心肌灌注显像显示左室间隔增厚，结合病史，肥厚性心肌病诊断明确。当然，核素心肌显像不是诊断肥厚性心肌病的标准，需要临床症状、病史及相关其他检查才能得出肥厚性心肌病的诊断。

5.4 门控心血池断层显像

5.4.1 正常图像

【检查方法】

静脉注射心血池显像剂(静脉注射亚锡焦磷酸 10～20 μg/kg，15～30 min 后再静脉注射$^{99m}TcO_4^-$ 555～925 MBq(15～25 mCi))后 10～20 min，使该显像剂在血液循环中达到平衡。患者取仰卧位，手臂置于头部，以患者心电图的 R 波作为门控信号，探头共旋转 180°，即从 RAO45°到 LPO45°，每 6°一个断面，共 30 个投影断面。矩阵 64×64，放大倍数 1.5～2.0。多门电流图像采集，每个心动周期可分为 10 帧、16 帧或 20 帧。预置 R－R 可接受范围为 RR±15％，根据平面核素心室造影的应用，每个投射角度的 R－R 间期采集 20 帧较为合适，可较好地显示心脏舒张和收缩过程，正确分出舒张和收缩末期图像。每个采集投影角度，至少采集 20 个心动周期。心律失常时，可使用缓冲心跳采集。等时地采集并贮存每一时间段的信息，获得一个心动周期内心室的系列影像。将其快速连续地显示，即成心脏舒缩电影，通过相位分析可观察心室的收缩舒张运动及协调性。对心室的时间-放射性曲线进行傅立叶分析可获得心室的收缩、舒张功能及局部功能的各项指标。

【门控心血池断层显像】

如图 5－15 所示。

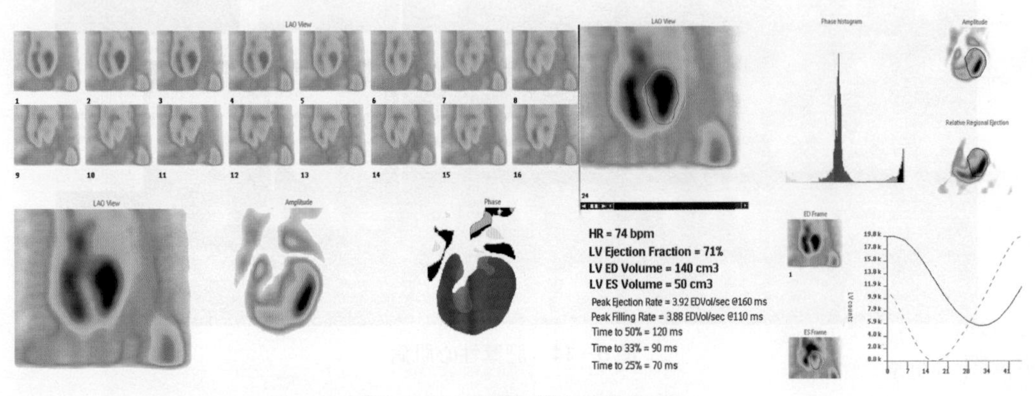

图 5－15 正常门控心血池断层

【检查表现】

动态显示左心室形态、所示舒张及收缩运动均未见明显减低，时相图和振幅图未见明显左室色阶异常，相位图示左室相角程小于65°，心室容积曲线示左室EF值为71%。

【诊断意见】

正常门控心血管图像。

【讨论】

基于SPECT的基本原理，对一个含有反射γ光子的三维物体至少180°旋转采集，经过平滑和反向投影滤波重建，可以形成该物体的横断面图像，一系列横断面图像就组成了心血池的三维空间，从而区分心室和其他心血池结构，计算心室容量，而较少受心室几何形状影像。门控心血池断层显像是在平面放射性核素心室造影（心血池显像）基础上的进一步扩展，即平面平衡法和SPECT技术的结合应用。除了具有平衡法核素心室造影能显示心室大小、运动和测定多个心室功能参数的作用外，门控心血池断层显像最大的特点是能够在三维空间和时间上再现心脏和大血管的结构，避免了各房室之间的重叠干扰，真实地反映所有心室和心房的局部室壁运动。由于完全分离出左右房室，较少或无需本底地扣除或衰减校正，能都准确的计算心室容量和其他心功能参数。

通过门控心血池显像，可以得到左室收缩功能参数如左室EF值及左心室局部EF值、左室舒张功能参数，如高峰充盈率（peak filling rate, PFR）、高峰充盈时间（time to peak filling rate, TPFR）、平均充盈率（average filling rate, AFR）、右室功能指标，如右室射血分数；并可以用电影方法直接显示心室腔内血池的舒缩全过程，这仍然是目前评价室壁运动的最常用方法，其优点是直接用目测，具有直观、形象的特点，减少了信息在转换过程中的跌势，缺点是判断准确性与医生经验有关，有一定的主观性；室壁运动的估价在冠心病诊断与心肌病的鉴别诊断方面十分重要，弥漫性室壁运动异常通常见于心肌病，局部室壁运动异常通常见于冠心病。室壁运动异常分为运动低下、无运动及反向运动（室壁瘤的特征）。同时，运用门控技术，能获取一组表现心脏周期性运动的图像，根据每个像素在不同时刻的计数绘出很多放射性-时间曲线，由于这些放射性-时间曲线是周期性的，可进行傅里叶分析，得到各个像素基波的振幅和初相角，利用这两个参数可以画出两个功能图-振幅图和相位图，分别反映左右室各壁段的收缩幅度变化及左右室心肌收缩的同步性和协调性；正常情况下，左、右心室各部位的收缩几乎为同时，因而左右室的相位基本一致。

病例42 异常门控心血池断层图像

【病史和检查目的】

患者，男性，69岁。因发现直肠MT拟手术治疗，为术前评估心功能行门控心血池断层显像。患者既往有高血压病史，自服药物治疗，血压控制尚可；3年前发现陈旧性心梗，入院心电图提示陈旧性下壁、侧壁及前侧壁心肌梗死。心超提示左室内径上限，左室室间隔腱索水平以下至心尖段收缩活动减弱，心尖部变薄膨出、收缩活动消失，部分呈矛盾运动。

【检查方法】

同上。

【门控心血池断层图】

如图5-16所示。

【检查表现】

左室心腔增大不明显，室壁多节段收缩活动减低，心尖部无运动，时相图和振幅图可见多节段色阶异常，相位图示左室相角程大于65°。左室EF值为34%。

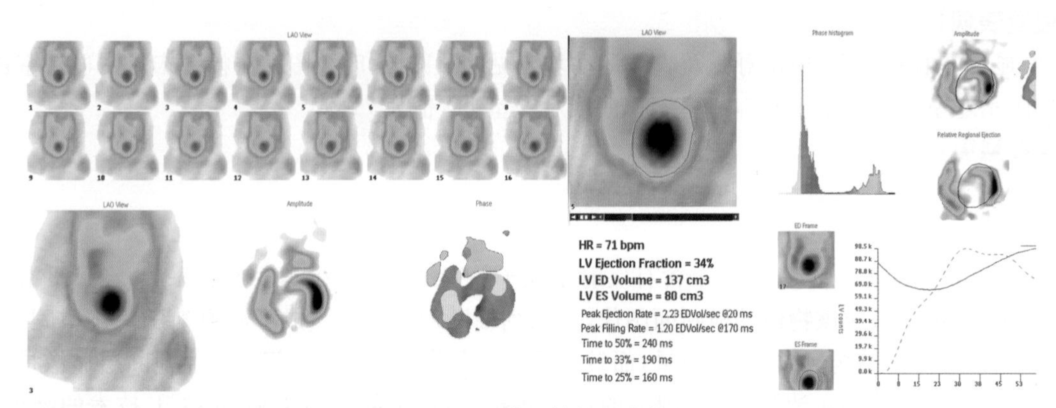

图 5－16　异常门控心血池断层

【诊断意见】

左室壁多节段收缩活动异常，心尖部无运动，左室 EF 值为 34％，低于正常范围。

【讨论】

冠心病的特点是局部心肌缺血，导致局部室壁运动障碍，而整体的心室功能尚可能在正常范围内，故评估局部室壁运动有时比测定整体心室功能更为重要。门控心血池断层显像评估室壁运动异常有定性和定量两种方法。定性法主要是通过核素造影造影电影显示，即肉眼直接观察心脏血池舒缩的电影，优点是直接、简便，可以多次重复，是目前评价室壁运动的常见方法，缺点是诊断准确性和观察者的水平和经验有关；定量法有局部射血分数，相位分析、因子分析等；定量分析的优点是可以提高探测局部室壁运动异常的准确性，还可以从局部室壁运动和功能异常的部位对冠状动脉病变部位进行定位。本例患者既往有陈旧性心梗病史，心电图提示陈旧性下壁、侧壁及前侧壁心肌梗死。心超提示左室内径上限，左室室间隔腱索水平以下至心尖段收缩活动减弱，心尖部变薄膨出、收缩活动消失，部分呈矛盾运动。门控心血池断层图像提示左室多节段收缩活动的异常、心尖部无运动，左室 EF 值的减低。为术前评估心脏左室功能提供完整、准确的信息。

5.5　推荐阅读文献

[1] 黄钢、石洪成. 心脏核医学[M]. 上海：上海科学技术出版社，2011.

[2] 周前、屈婉莹. 中华影像医学. 影像核医学卷[M]. 北京：人民卫生出版社，2010.

[3] 张永学、黄钢. 核医学(全国高等医学院校八年制统编教材)[M]. 北京：人民卫生出版社，2010.

[4] Berman DS, Hachamovitch R, Kiat H, et al. Incremental value of prognostic testing in patients with known or suspected ischemic heart disease: a basis for optimal utilization of exercise technetium-^{99m} sestamibi myocardial perfusion single-photon emission computed tomography [J]. J Am CollCardiol, 1995,26(3):639－647.

[5] Hachamovitch R, Hayes SW, Friedman JD, et al. Comparison of the short-term survial benefit associated with revascularization compared with medical therapy in patients with no prior coronary artery disease undergoing stress myocardial perfusion single photon emission computed tomography [J]. Circulation, 2003,107(23):2900－2907.

[6] 石洪成. 心肌灌注显像定量分析及影响因素[J]. 中华核医学杂志，2010,30:285－286.

[7] 张洁，石洪成. 门控 SPECT 心肌灌注显像相位分析在心脏再同步治疗中的应用[J]. 中华核医学杂志，2011,31:142－144.

[8] Klocke FJ, Baird MG, Lorell BH, et al. ACC/AHA/ASNC guidelines for the clinical use of

cardiac radionuclide imaging-executive summary: a report of the American College of Cardiology/American Heart Association Task Force on Practice Guidelines (ACC/AHA/ASNC Committee to Revise the 1995 Guidelines for the Clinical Use of Cardiac Radionuclide Imaging [J]. J Am CollCardiol. 2003,42(7):1318-1333.

(张 洁 庞丽芳 石洪成)

第6章
内分泌系统

6.1 $^{99m}TcO_4^-$甲状腺显像

6.1.1 正常甲状腺图像

【显像方法】

患者通常采取仰卧位，下颌抬起。静脉注射显像剂$^{99m}TcO_4$ 185 MBq(5 mCi)20～30 min后采集前位相(ANT)图像，采集预置计数300 k。准直器采用低能高分辨或针孔型。

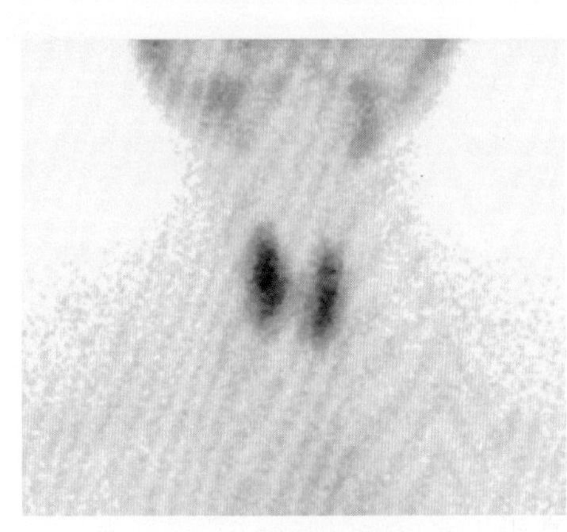

图6-1 正常甲状腺显像

【正常甲状腺显像图】

如图6-1所示。

【图像表现】

正常甲状腺位于甲状软骨前，呈蝶形，两侧对称，部分甲状腺峡部相连。甲状腺双叶放射性分布均匀，甲状腺中央部分显像剂分布较高，而边缘显像剂较稀疏。

【诊断意见】

正常甲状腺$^{99m}TcO_4$分布图像。

【讨论】

1) 检查原理

正常甲状腺组织可以选择性摄取碘并将碘有机化合成甲状腺激素。锝与碘具有相类似的化学性质，也能够被甲状腺组织选择性摄取，但不能进一步合成甲状腺激素。因此，静脉注射放射性锝后($^{99m}TcO_4$)，有功能的甲状腺组织会摄取$^{99m}TcO_4$从而显像。当然放射性碘(如^{131}I、^{123}I)也可用于甲状腺成像，^{131}I由于伽马射线能量较高，导致患者辐射剂量较高且显像分辨率较差；而^{123}I价格过于昂贵在临床上很难推广，因此目前临床上多使用$^{99m}TcO_4^-$进行甲状腺显像。

2) 注意事项

(1) 妊娠期妇女、哺乳期妇女应禁用^{131}I而慎用$^{99m}TcO_4$进行甲状腺显像。

(2) 使用^{131}I进行甲状腺扫描前应停用含碘食物(如海带、紫菜等)及影响甲状腺功能的药物一周以上。

(3) 图像采集时，患者应采取仰卧位，颈部垫高，下颌抬起，充分暴露甲状腺。准直器采用针孔型或低能高分辨型，能峰设置为 140 kev，窗宽 20%，矩阵 256×256，放大 2～4 倍。常规采用前位相平面图像采集，如发现可疑结节可进一步行 SPECT/CT 断层扫描。

6.1.2 典型病例

病例 43 甲状腺腺瘤

【病史和检查目的】

患者，女性，50 岁。体检发现颈部结节 1 月余，血清 FT_3、FT_4 及 TSH 均正常，颈部超声提示甲状腺右叶 23 mm×16 mm 实性结节，为明确甲状腺结节性质行甲状腺显像。

【检查方法】

静脉注射 $^{99m}TcO_4$ 185 MBq(5 mCi)后，于第 20 min 在甲状腺部位采集前位(ANT)图像。患者取仰卧位，应用配备有低能高分辨准直器进行前位甲状腺部位显像，采集预置计数 300 k。

【甲状腺显像图】

如图 6－2 所示。

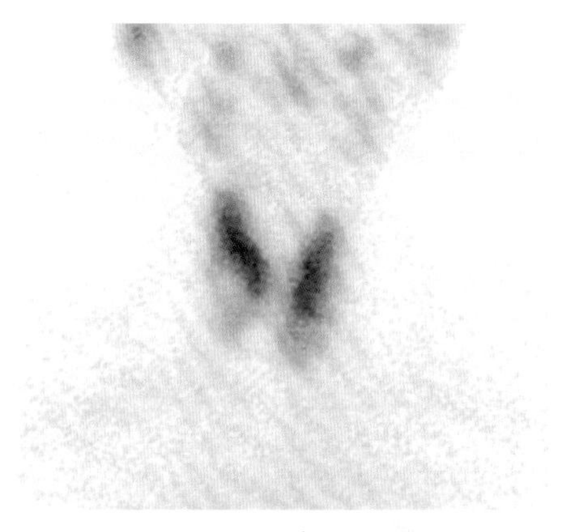

图 6－2 甲状腺右叶冷结节

【检查表现】

甲状腺双叶稍增大，位置、形态基本正常。甲状腺右叶中下极见放射性分布稀疏-缺损区，甲状腺左叶放射性分布尚均匀。

【诊断意见】

甲状腺右叶"冷"结节。

【随访结果】

病理：甲状腺腺瘤。

【讨论】

1) 诊断要点

甲状腺显像可以判断甲状腺结节的功能从而提示病灶的性质。甲状腺显像的甲状腺结节主要分为"冷(凉)""温""热"结节。

(1) 冷(凉)结节：表现为结节处无摄取显像剂的功能，或摄取能力显著降低，在甲状腺显像上表现为异常的放射性稀疏区或缺损区。甲状腺冷(凉)结节常见于腺瘤、腺瘤样增生、囊肿和甲状腺癌。

(2) 温结节：临床上所触及的结节或超声、CT 等解剖显像所示的结节摄锝能力与周围甲状腺组织接近，图像上未见明显异常的放射性分布。温结节主要见于增生的甲状腺组织、功能正常的甲状腺腺瘤、结节性甲状腺肿，另外近 5%的甲状腺癌的病灶也可以表现为温结节。

(3) 热结节：甲状腺显像时，结节部位摄取显像剂的能力要高于周围正常甲状腺组织，呈现局部异常放射性浓聚影，其周围甲状腺组织显影较差，甚至不显影。热结节主要见于功能自主性甲状腺腺瘤。

2) 鉴别诊断

(1) 甲状腺癌：典型的甲状腺癌病灶，甲状腺显像以冷(凉)结节为主，但结节往往突出于甲状腺的轮廓。单纯依靠甲状腺显像一般很难诊断甲状腺癌，需要结合病史、超声和实验室检查结果进行综合判断。总体而言冷凉结节的病灶，应考虑到甲状腺癌的可能性，综合判断可能性较大时，应在超声引导下行细针穿刺予以确诊。

(2) 结节性甲状腺肿：一般无明显临床症状，仅仅是颈部甲状腺增大，可触及结节。这图像特点为甲状腺增大，形态不规则，放射性分布不均匀，可见多发的冷热结节。很多患者的甲状腺抗体往往显著升高，如 TGAb、TPOAb。

3）注意事项

（1）$^{99m}TcO_4$ 是目前最常用的甲状腺显像剂，该显像剂被甲状腺摄取之后不能参与甲状腺素的合成，故并不能完全准确地反映甲状腺的功能情况，如必要时应进一步行 ^{131}I 显像。

（2）$^{99m}TcO_4$ 可以通过腮腺分泌，许多患者的口腔会显影，这会影响到口底一些异位甲状腺的观察。另外，由于分泌在口腔中的显像剂随吞咽可使食管显影，这会干扰对甲状腺锥叶的鉴别。

病例 44　功能自主性甲状腺腺瘤

【病史和检查目的】

患者，女性，51 岁。颈部结节 10 余年，伴乏力、消瘦，加重 1 年，血清 FT_3、FT_4 升高，TSH 减低，颈部超声提示左颈部大小约 44 mm × 30 mm 混合回声团块。为明确甲状腺结节性质行甲状腺显像。

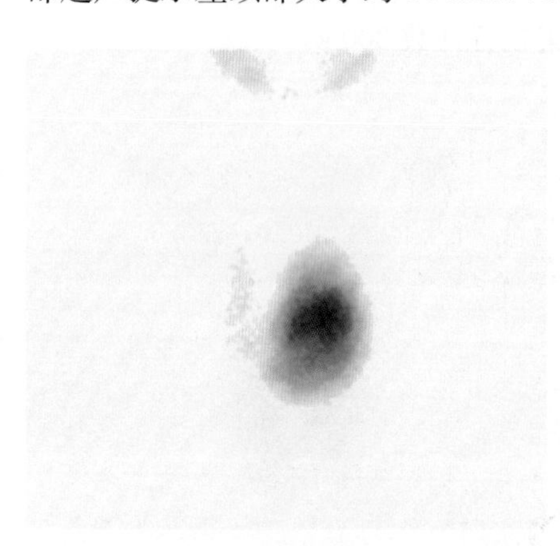

图 6-3　甲状腺左叶功能自主甲状腺腺瘤

【方法】

同前。

【甲状腺显像图】

如图 6-3 所示。

【检查表现】

甲状腺左叶见异常放射性增高区，余甲状腺左叶及甲状腺右叶显影减淡。

【诊断意见】

甲状腺左叶功能自主性甲状腺腺瘤。

【随访结果】

外科不建议手术，行 ^{131}I 治疗后，症状缓解，甲状腺功能恢复正常，超声随访甲状腺左叶团块明显缩小。

【讨论】

1）诊断要点

（1）显像特点：功能自主性甲状腺腺瘤甲状腺显像很有特点，主要表现为颈部结节处放射性摄取异常增高，呈“热结节”。由于功能自主性甲状腺腺瘤可以自主地合成并释放大量的甲状腺激素，会抑制脑垂体 TSH 释放，从而抑制周围正常甲状腺组织功能及对显像剂的摄取，因此高功能腺瘤周围正常的甲状腺组织显影很淡或不显影。

（2）临床表现：临床表现为甲亢症状，消瘦、手抖、乏力等。

（3）实验室检查：实验室检查中，FT_3、FT_4 增高，TSH 减低。

（4）其他影像：颈部超声提示甲状腺实性占位。

2）鉴别诊断

（1）Gravas 病：通常表现为甲状腺弥漫性增大，甲状腺双叶显像剂摄取均匀性增加。

（2）甲状腺癌：在甲状腺显像图像中以“冷”或“凉”结节为主，此外，需要结合病史、实验室检查和其他影像学结果。

3）原理

同前。

4）注意事项

（1）早期自主性甲状腺腺瘤的实验室检查甲状腺激素是正常的，晚期 FT_3、FT_4 增高，TSH 下降。

（2）早期自主性甲状腺腺瘤在甲状腺显像中也可表现为不典型的温结节。

病例 45　甲状腺癌

【病史和检查目的】

患者,女性,68 岁。自觉颈部包块,随吞咽上下活动,B 超提示甲状腺右叶低回声团块;甲功:FT_3、FT_4 及 TSH 均(—)。

【方法】

同前。

【甲状腺显像图】

如图 6-4 所示。

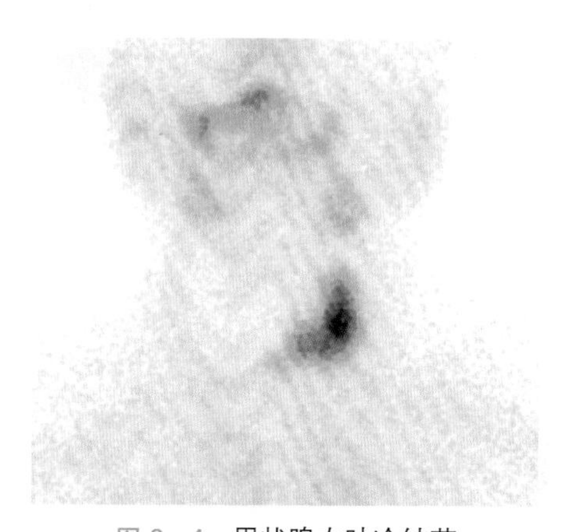

图 6-4　甲状腺右叶冷结节

【检查所见】

甲状腺右叶见放射性缺损区,右叶下极见少量正常甲状腺组织显影,受压边缘呈弧形切迹;甲状腺左叶位置、形态、大小基本正常,放射性分布尚均匀。

【诊断意见】

甲状腺右叶"冷"结节。

【随访结果】

病理:甲状腺右叶乳头状癌。

【讨论】

1) 诊断要点

(1) 甲状腺显像特点:甲状腺显像提示甲状腺右叶"冷"结节。

(2) 颈部超声提示甲状腺左叶实性占位。

2) 鉴别诊断

(1) 甲状腺高功能腺瘤:多呈"热结节",正常甲状腺组织部分或者完全抑制,导致显影不清或不显影,且 FT_3 及 FT_4 升高,TSH 降低。

(2) 甲状腺无功能腺瘤;同为冷结节,较难鉴别,要紧密结合病史、实验室检查和其他影像学结果。

3) 临床表现

(1) 一般为体检或自行触及颈部结节,无痛,可随吞咽上下活动。

(2) B 超提示为甲状腺低回声结节,境界欠清,可出现细沙样钙化;如伴有周围淋巴结转移,可出现下颈深淋巴结的肿大,长径>10 mm,长短径比例失调,皮髓质分界不清等。

(3) 实验室结果多无明显异常。

【原理】

同前。

【注意事项】

由于受到分辨率的影响,1 cm 以下的甲状腺结节,甲状腺显像很难发现,易出现假阴性结果,需要结合超声等影像学检查。

病例 46　异位甲状腺

【病史和检查目的】

患者,女性,36 岁。喉镜检查发现咽部肿块,患者 FT_3、FT_4、TSH 基本正常,B 超提示甲状腺区未见甲状腺组织。

【方法】

同前。

【甲状腺显像图】

如图 6-5 所示。

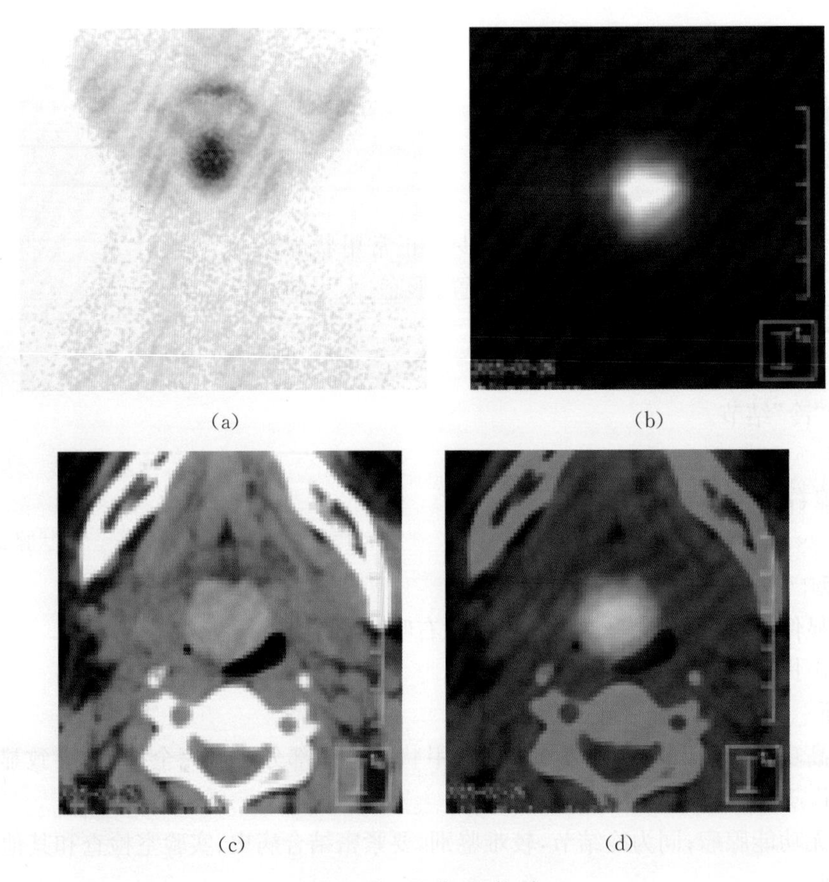

图6-5 异位甲状腺

(a) 异位甲状腺平面显像；(b) 口咽部 SPECT 断层扫描；(c) 口咽部 CT 断层扫描；(d) 口咽部异位甲状腺 SPECT/CT 断层断层融合显像

【检查表现】

口咽部见结节状显像剂浓聚，颈部甲状腺床未见显像剂摄取。

【诊断意见】

口咽部异位甲状腺。

【随访结果】

结果明确，患者未行进一步治疗。

【讨论】

1) 诊断要点

(1) 甲状腺显影是寻找和诊断异位甲状腺最主要的方法。异位甲状腺常见于舌根部、舌骨后、胸骨后，这些部位的异常显像剂浓聚影要首先考虑到异位甲状腺。

(2) 实验室检查中，发育较好的异位甲状腺可不伴有甲状腺功能的减退，但有部分异位甲状腺患者会出现先天性甲状腺功能减退。

2) 鉴别诊断

(1) 口咽部生理性摄取：静脉注射的显像剂可以由腮腺分泌，导致口咽部形成浓聚影，故判断舌根部异位甲状腺时应该注意同生理性浓聚区分,可以建议患者多饮水后再次采集图像。

(2) 甲状腺舌管囊肿:是胚胎早期甲状腺发育过程中甲状舌管退化不全在颈部形成的先天性囊肿,甲状腺显像呈显像剂分布缺损。多数的异位甲状腺常是体内唯一有功能甲状腺组织,如果手术误切会导致终生甲状腺功能低下。鉴别甲状腺舌管囊肿和异位甲状腺十分重要,放射性核素扫描是最有效的鉴别方法。

3) 临床表现

异位甲状腺可出现于舌根部、胸骨后等,如果异位甲状腺发育不良可出现先天性甲状腺功能减退。出现在胸骨后异位甲状腺,当甲状腺增大或伴有炎性改变时,可伴有压迫气管造成呼吸困难,压迫喉返神经造成声嘶等。

4) 原理

同前。

5) 注意事项

当怀疑异位甲状腺病变时,有条件应做 SPECT/CT 断层融合扫描。

病例 47　Graves 病

【病史和检查目的】

患者,女性,28 岁。心悸、手抖、乏力伴消瘦 3 月余,血清 FT_3、FT_4 显著增高,TSH 减低。颈部超声提示甲状腺双叶弥漫性增大,为明确病变性质行甲状腺显像。

【检查方法】

同前。

【甲状腺显像图】

如图 6-6 所示。

【检查表现】

甲状腺位置、形态正常,体积显著增大。甲状腺双叶放射性分布尚均匀,摄锝能力增强。

【诊断意见】

甲状腺功能亢进。

【随访结果】

行 ^{131}I 治疗后,3 月后甲状腺功能完全恢复正常,甲亢症状消失,半年后超声随访甲状腺体积明显缩小。

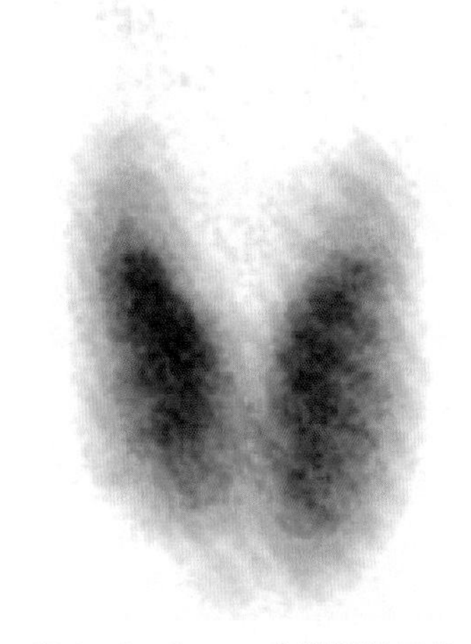

图 6-6　Graves 病甲状腺显像

【讨论】

1) 诊断要点

(1) 甲状腺功能亢进时,下丘脑-垂体-甲状腺轴反馈调节机制失效,整个甲状腺摄碘及合成甲状腺激素的能力显著增强并且不受 TSH 调控,因此,甲亢时甲状腺的显像剂摄取弥漫性增高,而腮腺、颌下腺显影不清或不显影。

(2) 临床表现为甲亢症状,消瘦、手抖、乏力等。

(3) 实验室检查中,FT_3、FT_4 增高,TSH 减低。患者的甲状腺摄碘率会高于正常,部分还伴有高峰前移。

2) 鉴别诊断

(1) 甲状腺高功能腺瘤:虽然临床上也有甲亢症状,但甲状腺显像多呈“热结节”,正常甲状腺组织显影不清或不显影,而 Graves 病甲状腺显像时,甲状腺双叶显示增大,摄锝能力增强。

(2) 正常的甲状腺：虽然 Graves 病的甲状腺位置、形态基本正常，显像剂分布也可以均匀，但通常体积增大且摄锝能力显著增强，腮腺、颌下腺往往不显影或显影不清。而正常甲状腺不大，腮腺、颌下腺通常能清晰显像，据此可以初步鉴别，当然还需进一步依靠甲状腺功能的实验室检查明确诊断。

3) 原理

同前。

4) 注意事项

一部分 Graves 病患者，甲状腺也可伴有结节，此时应结合 B 超及甲状腺功能综合分析结节性质，尤其对于甲状腺显像中的疑似小结节，不能疏忽遗漏。

病例 48　亚急性甲状腺炎

【病史和检查目的】

患者，女性，29 岁。发热伴头痛、咽部疼痛 2 周。B 超示甲状腺双叶回声不均，双叶见低回声区。血清 FT_3、FT_4 增高，TSH 下降。24 h 摄碘率 0.68%。

【检查方法】

同前。

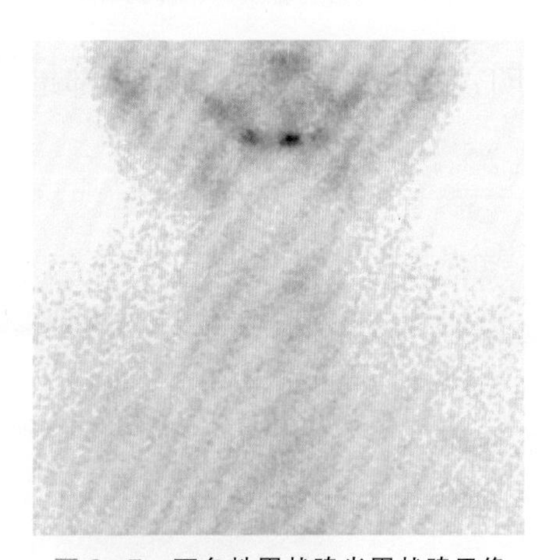

图 6-7　亚急性甲状腺炎甲状腺显像

【甲状腺显像图】

如图 6-7 所示。

【检查表现】

颈部未见甲状腺显影。

【诊断意见】

结合病史考虑亚急性甲状腺炎。

【随访结果】

患者 1 月后随访，无不适主诉，血清 FT_3、FT_4、TSH 均恢复正常。24 h 摄碘率 28%。

【讨论】

1) 诊断要点

(1) 典型的亚急性甲状腺炎在发病初期常有上呼吸道感染史，颈部疼痛明显。由于甲状腺滤泡破坏，大量甲状腺激素入血，患者可出现甲亢症状，血中 FT_3、FT_4 增高，TSH 下降，同时甲状腺的摄碘或摄锝功能显著下降。因此甲状腺炎患者甲状腺不显影或者略高于周围本底影，这明显区别于 Graves 病患者甲状腺摄碘功能增强的影像。

(2) 临床表现：发病早期主要症状有咽部疼痛、甲亢症状，但该病可以自愈。

(3) 实验室检查中，FT_3、FT_4 增高，TSH 减低。

2) 鉴别诊断

(1) Graves 病：亚急性甲状腺炎发病初期也有甲亢症状，但甲状腺摄取显像剂的能力与血清 T_3、T_4 值有分离现象，而 Graves 病患者甲状腺摄取显像剂能力 T_3、T_4 值保持一致。

(2) 异位甲状腺：异位甲状腺患者甲状腺显像时颈部也可呈本底影，无正常甲状腺显影，但临床症状及进一步 B 超可以帮助鉴别。部分异位甲状腺患者伴有甲减症状，甲状腺床无正常甲状腺腺体组织存在，而亚甲炎患者多有颈部疼痛和短期的甲亢症状，同时超声可探及到甲状腺床甲状腺腺体组织。

3) 显像原理

同前。

4）注意事项

亚急性甲状腺炎发病较急，病程相对较短，甲状腺摄取显像剂能力下降与 T_3、T_4 增高这种分离现象主要出现于发病的初期，中后期可不典型，因此需特别注重对该类患者的病史加以综合分析。

5）相关知识点

甲状腺结节是内分泌系统的多发病和常见病，触诊获得的甲状腺结节患病率为3%～7%，高分辨B超检查获得的甲状腺结节患病率为20%～76%。甲状腺结节中的甲状腺癌的患病率为5%～15%。甲状腺显像中单发冷结节中甲状腺癌发生率在5%～40%。热结节的恶性比例最低，比例小于1%。由于良恶性甲状腺结节的临床处理不同，对患者生存质量的影响和涉及的医疗花费也有显著差异。因此，甲状腺结节评估要点是良恶性的鉴别。

6）相关影像学方法比较

（1）高分辨率超声是评估甲状腺结节的首选方法。对触诊怀疑的颈部结节，均应行超声检查。颈部超声可以证实甲状腺结节是否真实存在，确定甲状腺结节大小、数量、质地、边界、包膜、钙化、血供等情况，同时可以评估颈部区域有无淋巴结和淋巴结的大小、形态、结构、特征。对于超声显示直径大于1 cm且伴有TSH降低的甲状腺结节，应进一步行 ^{131}I 或 ^{99m}Tc 甲状腺显像，判断是否有自主摄取功能。

（2）在评估甲状腺结节良恶性方面，CT和MRI检查并不优于超声。术前颈部CT或MRI检查可以显示结节与周围解剖结构的关系，寻找可以淋巴结，协助制定手术方案，但目前不推荐CT和MRI作为评估甲状腺结节的常规检查。

7）甲状腺结节诊疗思路图与流程

成人甲状腺结节诊断思路和处理流程如下（引自《甲状腺结节和分化型甲状腺癌诊治指南》）（见图6-8）。

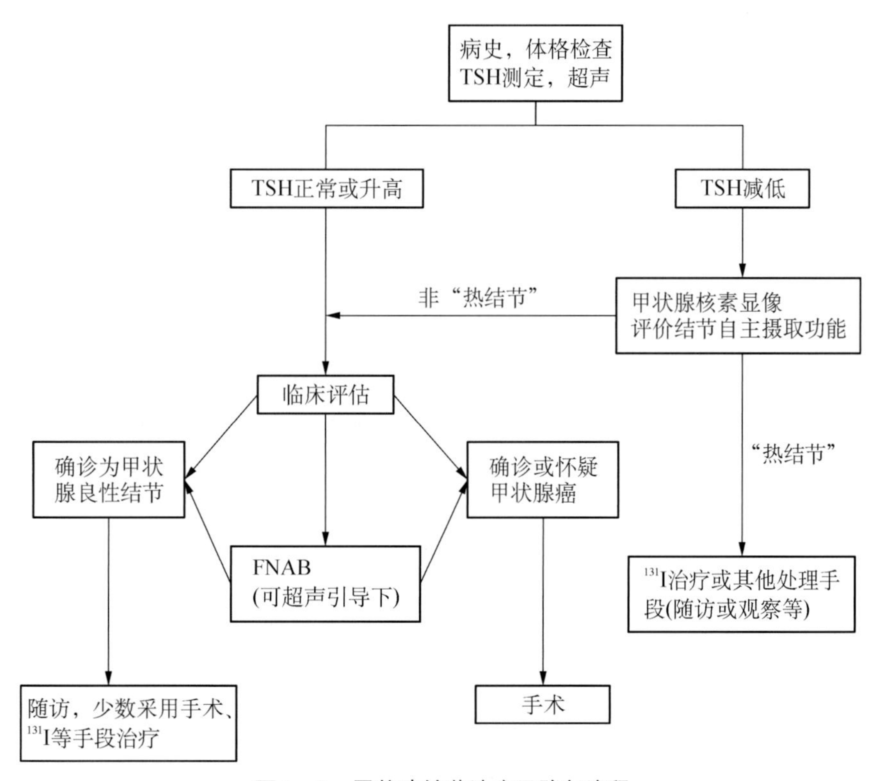

图6-8　甲状腺结节诊疗思路与流程

6.2 甲状旁腺显像

6.2.1 正常甲状旁腺显像

【显像方法】

患者一般取仰卧位，颈部伸展。显像剂为^{99m}Tc－MIBI，注射剂量 740 MBq(20 mCi)。显像设备为低能高分辨准直器的 SPECT(或γ照相机)。静脉注射后 20 min 和 2 h 分别在甲状腺部位采集早期和延迟前位相(ANT)图像，采集预置计数 500 k。

【正常甲状旁腺显像图】

如图 6－9 所示。

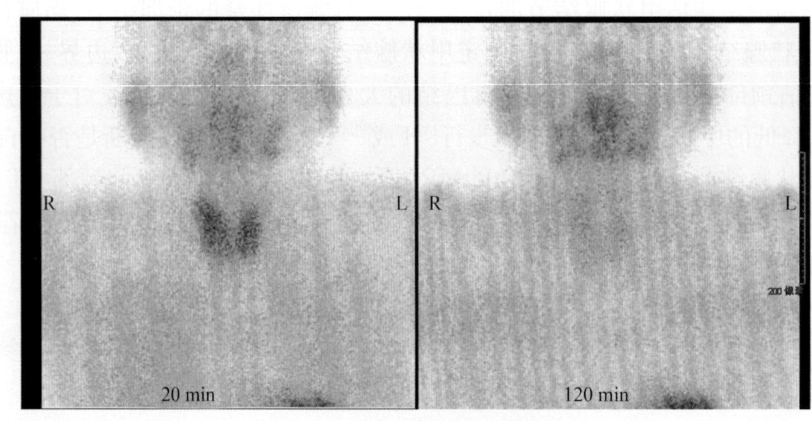

图 6－9　正常甲状旁腺图像

【图像表现】

甲状旁腺功能正常时甲状旁腺不显影。20 min 影像甲状腺影像较明显，120 min 延迟像可见甲状腺影像明显减淡。

【诊断意见】

正常甲状旁腺图像。

【讨论】

检查原理：^{99m}Tc－MIBI 能同时被正常的甲状腺组织和功能亢进的甲状旁腺组织摄取，但由于^{99m}Tc－MIBI 在正常甲状腺组织和甲状旁腺病变组织中的代谢速率不同，甲状腺对^{99m}Tc－MIBI 的摄取在 3～5 min达到高峰，其生物清除率约为 60 min；而功能亢进的甲状旁腺病变组织能浓聚更多的^{99m}Tc－MIBI，且能保持其高浓度 2 h 以上，所以进行^{99m}Tc－MIBI 双时相法，将早期影像和延迟显像进行比较，由此来获得功能亢进的甲状旁腺病灶。

【注意事项】

(1) 妊娠、哺乳期妇女慎用^{99m}Tc－MIBI 甲状腺显像。

(2) 患者显像时取仰卧位，颈部垫高伸展，充分暴露甲状腺。

(3) 显像设备应用低能高分辨准直器，能峰 140 keV，窗宽 20％，矩阵 256×256，放大 2～4 倍。

(4) 常规采用前位相平面图像采集，必要时可加采集 SPECT/CT 断层图像。

(5) 约有 10％的人群有甲状旁腺异位，大多位于纵隔，对疑有甲状旁腺异位的患者，应加做胸部前位和后位显像。

6.2.2　异常正常甲状旁腺显像

病例49　甲状旁腺增生

【病史和检查目的】

患者,女性,56岁。肾衰、腹透19年,发现PTH升高4年。B超示甲状腺双叶多发等回声结节、右侧甲状腺中部后方低回声团块(14.1 mm×9.5 mm)、右侧甲状腺下极下方数枚低回声结节(最大约4.6 mm×3.6 mm)、左侧甲状腺下极下方低回声团块(28.5 mm×9.4 mm)。甲状腺功能:FT_3:4.77 pmol/l, FT_4 16.32 pmol/l, TSH 2.41 mIu/L。血PTH 1 792 pg/ml,血钙2.6 mmol/l,血磷1.41 mmol/l。

【方法】

静脉注射^{99m}Tc-MIBI 20 mCi后20 min和2 h分别在甲状腺部位采集早期和延迟前位相(ANT)图像,采集预置计数500 k。患者取仰卧位,应用配备低能高分辨SPECT。

【甲状旁腺增生显像图】

如图6-10所示。

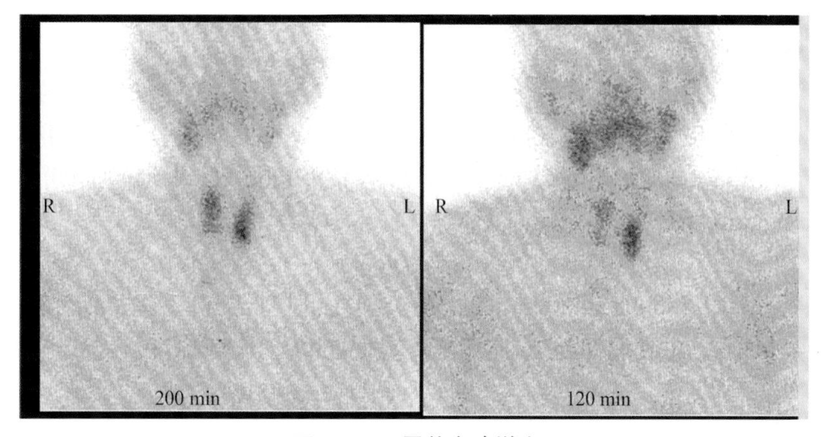

图6-10　甲状旁腺增生

【检查所见】

^{99m}Tc-MIBI SPECT平面20 min显像示两侧甲状腺清晰显影,位置、形态、大小未见异常,甲状腺右叶上极及左叶中下极见显像剂轻度浓聚影,甲状腺右叶下方另见一结节状显像剂摄取影;延迟2 h影像见甲状腺核素分布影逐渐减淡,甲状腺右叶上极、左叶中下极及右叶下方显像剂摄取浓聚影持续,余未见明显异常。

【诊断意见】

甲状腺右叶上极、左叶中下极及右叶下方多处显像剂摄取灶,考虑为增生甲状旁腺。

【随访结果】

病理:"左上、左下、右上、右下甲状旁腺"腺瘤样增生。

【讨论】

1) 诊断要点

甲状旁腺显像提示甲状腺右叶上极、左叶中下极及右叶下方多处显像剂摄取灶,延迟显像未见显像剂减退。

颈部超声提示右侧甲状腺中部后方、右侧甲状腺下极下方数枚及左侧甲状腺下极下方多发低回声团块。

实验室检查提示甲状旁腺功能亢进。

2）鉴别诊断

甲状腺结节：平面显像与亲 MIBI 甲状腺结节较难鉴别，需结合临床表现、实验室检查和 B 超等其他影像学结果。

3）临床表现

甲状旁腺功能亢进症：甲状旁腺激素合成和分泌过多，导致高钙、低磷血症而引起的包括骨骼损害和肾结石等一系列临床表现。

4）原理

同前。

【注意事项】

核医学图像受甲状旁腺结节的大小影响较大，如果甲状旁腺结节在 1 cm 以下，较难在图像中发现，出现假阴性结果，需要结合超声等影像学检查。

约有 10%的人群有甲状旁腺异位，大多位于纵隔，对疑有甲状旁腺异位的患者，应加做胸部前位和后位显像。

病例 50　甲状旁腺腺瘤

【病史和检查目的】

患者，男性，65 岁。体检发现碱性磷酸酶升高 1 周。既往史：左侧股骨颈骨折手术后 8 年。实验室检查：碱性磷酸酶 329 mmol/L，血磷 0.73 mmol/L，血钙 3.6 mmol/L，PTH 1 505.00 pg/ml。血肿瘤标志物：CEA 2.05 ng/ml；AFP 0.7 ng/ml；CA19－9 3.50 IU/ml。

【检查方法】

静脉注射 ^{99m}Tc－MIBI 20 mCi 后 20 min 和 2 h 分别在甲状腺部位采集早期和延迟前位相（ANT）图像，采集预置计数 500 k。患者取仰卧位，应用配备有低能高分辨 SPECT。

【甲状旁腺腺瘤显像图】

如图 6－11 所示。

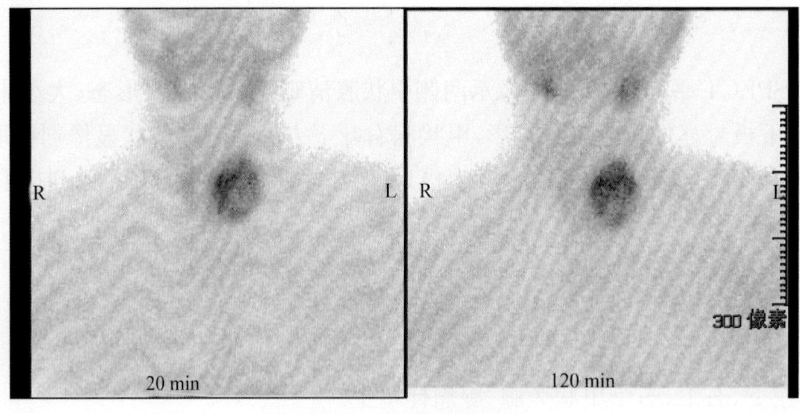

图 6－11　甲状旁腺腺瘤

【检查表现】

^{99m}Tc－MIBI SPECT 20 min 图像见甲状腺右叶显影，甲状腺左叶区团块状显像剂浓聚影，其内放射性分布不均；120 min 显像，甲状腺右叶显像剂浓聚影减淡，甲状腺左叶区团块状显像剂浓聚影未见减淡。

【诊断意见】

左侧甲状旁腺腺瘤。

【随访结果】

病理:甲状旁腺腺瘤。

【讨论】

1) 诊断要点

(1) 甲状旁腺显像特征表现单个延迟显像持续显像剂浓聚区。

(2) 临床表现及实验室检查提示患者存在甲状旁腺功能亢进症。

2) 鉴别诊断

(1) 甲状旁腺增生:原发性甲状旁腺功能亢进症 78%~90%为甲状旁腺腺瘤,多为单发,病灶体积较大,甲状旁腺显像诊断敏感度达 92.9%;甲状旁腺增生多为继发性甲旁亢,大部分为多发病灶,病灶大多体积较小,平面显像存在较高的假阴性。

(2) 甲状腺结节:平面显像与亲 MIBI 甲状腺结节较难鉴别,需结合临床表现、实验室检查和 B 超等其他影像学结果。

3) 临床表现

甲状旁腺功能亢进症:甲状旁腺激素(PTH)合成和分泌过多,导致高钙、低磷血症而引起的包括骨骼损害和肾结石等一系列临床表现。

【注意事项】

甲状旁腺腺瘤的检出率与病灶体积明显相关,平面显像时与亲 MIBI 甲状腺结节较难鉴别,因此对甲状旁腺功能亢进患者,有条件可以进行 SPECT/CT 融合断层显像,可以提高患者的检查率,并有助于病灶的定位。

6.3 推荐阅读文献

[1] 张永学、黄钢. 核医学(全国高等医学院校八年制统编教材)[M]. 北京:人民卫生出版社,2010.
[2] 黄钢. 核医学与分子影像临床操作规范[M]. 北京:人民卫生出版社,2014.
[3] 黄钢. 影像核医学[M]. 北京:人民卫生出版社,2010.
[4] 黄钢,赵军. 分子影像与核医学临床病例解析[M]. 上海:上海科学技术出版社,2010.

(周 翔 陈虞梅 刘建军)

第7章

泌尿系统

7.1 肾动态显像-ERPF肾图

7.1.1 正常肾动态显像-ERPF肾图

【检查方法】

显像前半小时给予足量的水负荷(婴儿静脉水负荷10 ml/kg体重,大龄儿童和成人饮水300～500 ml);对于不能配合的患儿以10%水合氯醛口服或肛注(0.5～0.75 ml/kg体重)镇静;建立静脉通道。检查时患儿仰卧位,探头靠近置于床下,双肾及膀胱在有效视野内。静脉弹丸注射$^{99}Tc^{m}$-双半胱氨酸(EC),剂量为111～185 MBq,采用双时相动态采集,第一时相采集60～120 s,2 s/帧,第二时相采集1 500 s,15 s/帧。10～15 min时注射呋塞米(1 mg/kg体重)。一般采用低能通用型或低能高分辨率准直器,采集矩阵为128×128。

【肾动态显像图】

如图7-1所示。

【检查表现】

双肾显影清晰,位置正常,形态规则;双肾皮质显像剂摄取好,分布均匀,双肾内显像剂未见滞留;双侧输尿管未见异常显影;膀胱显影及时,充盈好(见图7-1A)。双肾ERPF=152 ml/min,L=51.5%,R=48.5%(见图7-1B)。双肾血流灌注率:L=52%,R=48%;双肾图形态规则(见图7-1C)。

【检查意见】

双肾形态规则,皮质摄取功能正常,双侧上尿路排泄通畅。双肾ERPF正常。

【讨论】

1) 检查原理

肾动态显像剂(如$^{99}Tc^{m}$-EC)从静脉注射入体内后,以其特有的方式快速通过肾皮质而进入集尿系统,并随尿液排出体外。利用核医学影像设备SPECT对受检者的泌尿系统进行动态影像采集,并经过计算机的后处理程序,可以获得泌尿系统的系列影像、肾图及肾功能参数(如ERPF),并以此来评估分肾的皮质功能、血流灌注及排泄通畅程度。

2) 常用显像剂

主要有$^{99}Tc^{m}$-EC(双半胱氨酸)、$^{99}Tc^{m}$-MAG3(巯基乙酰基三甘氨酸)、^{131}I-OIH(邻碘马尿酸),均为肾小管分泌型显像剂,因为该类显像剂主要是肾小管分泌,而甚少被重吸收,所以可以用来检测受检

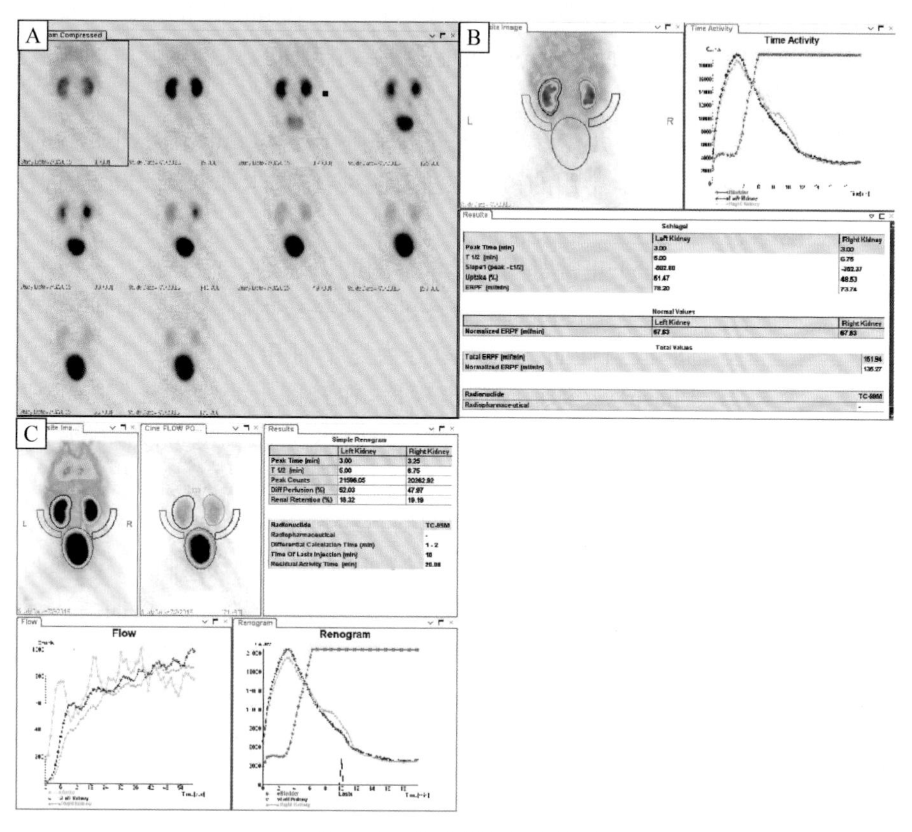

图7-1　正常肾动态显像图

A. 肾动态影像；B. 双肾 ERPF；C. 双肾肾图

者的有效肾血浆流量(ERPF)。

3）常用剂量

如表7-1、7-2所示。

表7-1　肾动态显像常用显像剂及成人剂量

显像剂类型	肾动态显像剂		推荐剂量(MBq)	
	英文缩写	标记物中文全称	成人(70 kg)	最低剂量
肾小管分泌型	^{99m}Tc-EC	双半胱氨酸	185	20
	^{99m}Tc-MAG_3	巯基乙酰基三甘氨酸	74	15
	^{123}I-OIH	邻碘马尿酸钠	74	10

表7-2　儿童剂量换算方法

方　法	计算公式
Clark's rule(按体重)	儿童剂量 = 儿童体重[kg]/135 × 成人剂量
Young's rule(按年龄)	儿童剂量 = 儿童年龄 /(儿童年龄 + 12) × 成人剂量
Surface area(体表面积)	儿童剂量 = (体重$[kg]^{0.7}$/11)/1.73 × 成人剂量

4）显像前准备与显像后注意事项

(1) 水化：患儿在显像前必须很好地水化，婴儿可以采用奶瓶或哺乳的方法，而稍大的儿童可以采用饮水或果汁的方法，一般要求在给药前 30～60 min 内喝下 5～10 ml/kg 的水。

（2）显像前、后尿液排空：显像前的膀胱充盈可能会导致排泄的延迟，显像后的尿液排空是为了尽快排泄体内的放射性药物以减少辐射。

（3）镇静：小儿肾动态显像要求患儿在诊察床上安静平卧 15～30 min，当小儿受检时无法入睡或不能配合检查时，可以采取镇静的方法。常用的镇静方法有两种：①鲁米那 6 mg/kg，肌肉注射；②10%水合氯醛 0.5 ml/kg，口服或保留灌肠。

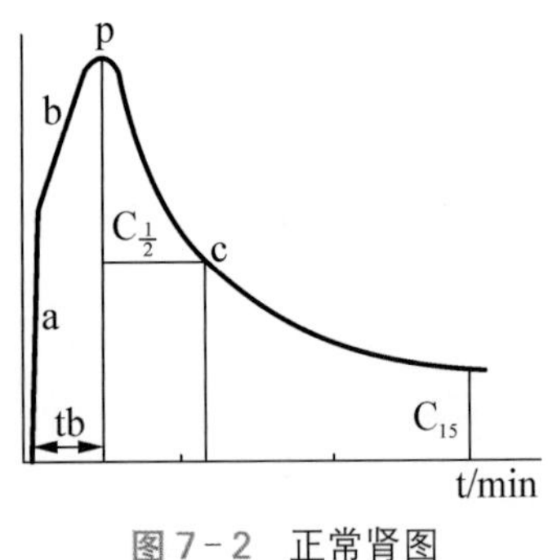

图 7－2　正常肾图

5）正常肾图与异常肾图的识别

（1）正常肾图：肾图的实质是放射性药物在肾脏内经过全过程的时间-放射性曲线。肾图分为三个时相（见图 7－2）：①血管相（Vascular Phase），又称示踪剂出现段，在肾图上表现为 a 段，它是显像剂注射后 0～10 s左右快速上升的一段曲线，此段高度可以反映肾脏的血流灌注情况；②皮质相（Parenchymal Phase），又称示踪剂聚集段，在肾图上表现为 b 段，它是继 a 段之后的斜行缓慢上升的曲线，约 4 min 之内达到峰值，其上升的斜率和高度反映肾皮质的功能；③排出相（Washout Phase），又称示踪剂排泄段，在肾图上表现为 c 段，它是肾图曲线达到峰值以后的下降段曲线，反映显像剂经上尿路排泄的通畅情况，一般该段曲线初始下降较快，后曲线下降趋缓，其下降的斜率反映了显像剂在肾脏内的排泄通畅程度。

（2）常见异常肾图及其临床意义（见图 7－3）。①持续上升型：a 段基本正常，b 段持续上升，无下降的 c 段。单侧表现者，多见于急性上尿路梗阻，双侧表现者，多见于下尿路梗阻所致的上尿路引流不畅或者急性肾性肾功能衰竭。②高水平延长型：a 段基本正常，b 段曲线上升稍缓，c 段水平延长，无下降趋势。多见于上尿路不全梗阻或梗阻性肾盂积水伴肾功能受损者。③抛物线型：a 段正常或稍下降，b 段缓慢上升，峰时后延，峰值低于正常，c 段缓慢下降。多见于肾缺血、肾功能受损和上尿路引流不畅伴轻、中度肾盂积水。④低水平延长型：a 段明显降低，b 段上升不明显，无下降的 c 段，b、c 段曲线融合成水平延长的曲线。多见于肾功能严重受损、慢性上尿路梗阻、急性肾前性肾功能衰竭。⑤低水平递降型：a 段明显降低，b 段未出现上升，即呈 c 段缓慢下降。常见于肾脏无功能、肾功能极差、肾缺如或肾切除。⑥阶梯状递降型：a、b 段正常，c 段呈阶梯状下降。常见于输尿管反流和因疼痛、精神紧张、尿路感染、少尿或体位等因素所致的尿路不稳定性功能性痉挛。⑦小肾图型：具有 a、b、c 段，但峰值明显下降，两侧峰值差＞20%。常见于一侧肾动脉狭窄、肾萎缩或先天性肾发育不良，对诊断单侧肾血管性高血压有特殊价值。

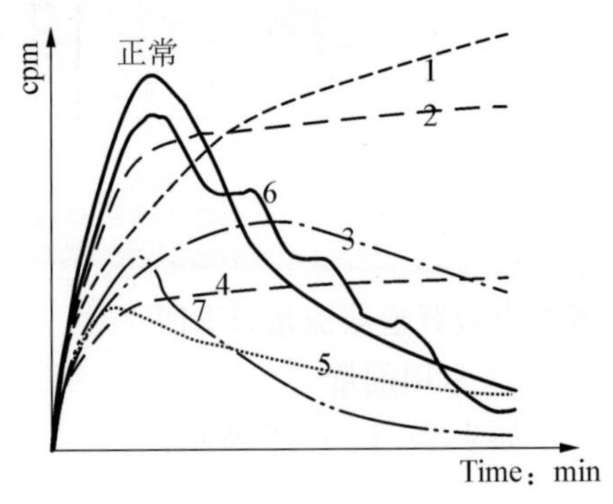

图 7－3　异常肾图

6）分析要点

肾动态显像（ERPF＋肾图）一般从以下几个方面对肾积水进行诊断和评价。

（1）肾动态影像：通过双肾的形态、大小和皮质对显像剂的摄取和分布情况，可以对双肾皮质的功能作一个初步的判断；同时通过双侧肾盂、肾盂输尿管连接处（UPJ）以及双侧输尿管内的显像剂的排泄情况，包括利尿后的改变，可以对双侧上尿路的排泄状况、肾积水部位、积水的性质进行评估。

（2）肾图：通过肾图曲线的描述（峰值、峰时、半排时间、利尿后曲线变化）来反映有无尿路梗阻，同时结合利尿试验，对尿路梗阻的性质进行判断。

（3）肾血流灌注率：通过 1 min 内双肾的时间放射性曲线对双肾的血流灌注进行评估。

（4）双肾 ERPF 及分肾比例：以此来对双肾总肾及分肾功能进行判断。

7.1.2 异常肾动态显像- ERPF 肾图

7.1.2.1 肾积水的诊断病例分析

病例51 肾积水(一)

【病史和检查目的】

患儿，男，9个月。母亲产前体检发现胎儿左侧肾积水至今。肾动态检查了解左肾积水程度及分肾功能。

【肾动态显像图示】

如图7-4所示。

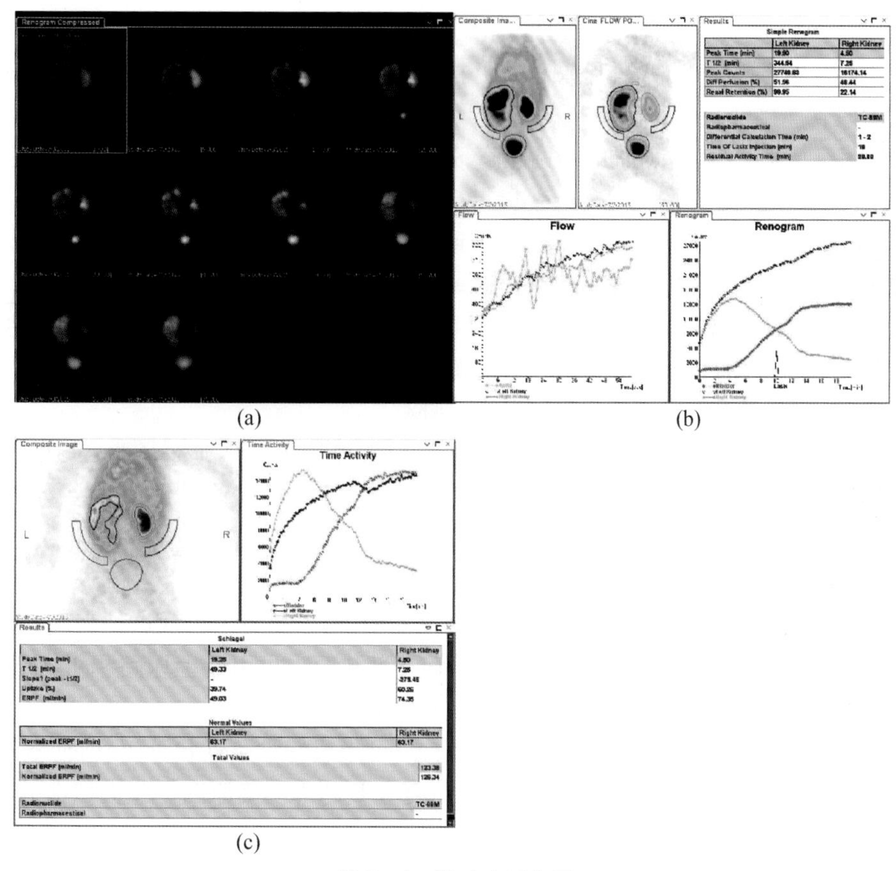

(a)　(b)

(c)

图7-4 肾动态显像图

(a) 肾动态影像；(b) 双肾肾图；(C) 双肾ERPF

【检查表现】

双肾位置正常，显影清晰。左肾形态明显增大，皮质变薄，显像剂摄取下降，分布不均，左肾内显像剂明显滞留，利尿后未见明显排出；右肾形态规则，皮质显像剂摄取好，分布均，右肾内显像剂排出通畅；双侧输尿管未见扩张显影；膀胱显影及时，充盈好(见图7-4a)。左肾图呈持续上升型，利尿后肾图曲线未见下降；右肾图排泄段下降轻度延缓(见图7-4b)。双肾血流灌注率：L=51.6%，R=48.4%(见图7-4b)。双肾ERPF=123 ml/min，L=40%，R=60%(见图7-4c)。

【检查意见】

(1) 左肾皮质明显扩张变薄、功能明显受损；左肾明显扩张积水，左上尿路机械性梗阻。

(2) 右肾皮质形态、功能基本正常；右上尿排泄稍延缓。

【实验室检查或其他影像学检查结果】

泌尿系B超提示：左肾重度积水，考虑肾盂输尿管连接部梗阻；右肾、膀胱未见明显异常；双侧输尿管未见明显扩张。

【随访结果】

后行左肾造瘘术，术中见肾盂皮质薄，肾盂以肾内型为主，肾外肾盂扩张不明显，提取肾盂输尿管连接处困难，给予肾实质造瘘，引流尿液减压，引流出尿液约150 ml，留置左肾造瘘管，提取左肾盂输尿管连接处，可见其扭曲，狭窄明显。

【讨论】

1）诊断要点

(1) 左肾形态增大、皮质变薄、显像剂摄取下降，提示左肾皮质功能受损明显。

(2) 左侧肾盂内显像剂明显滞留，利尿后未见排出，提示左肾积水导致了左侧上尿路机械性梗阻，可能由于肾盂输尿管连接部狭窄而引起。

(3) 左侧肾图呈持续上升型，利尿后未见下降，进一步证实了左侧上尿路的机械性梗阻。

2）鉴别诊断

(1) 肾盂输尿管连接部管腔狭窄：管腔狭窄导致肾盂输尿管连接部梗阻，致肾内集合系统扩张，肾功能受损，引起肾积水。该患者的检查表现符合这一诊断。

(2) 输尿管纤维肌性息肉：输尿管中生长的肌性息肉，引起尿流排泄受阻，不畅，从而引起上尿路梗阻，引发肾积水。该病导致的积水一般会涉及到患侧的输尿管，即在息肉以上的输尿管内也应该出现扩张伴显像剂滞留，而该患者未出现这种表现，所以可排除。

(3) 先天性输尿管成角或扭曲：输尿管先天性走行异常导致尿流排泄途径改变，尿流不畅，出现梗阻现象，梗阻一般发生于成角或扭曲部位之上，出现该段输尿管的扩张伴显像剂滞留，而该患者未出现这种表现，所以可排除。

(4) 迷走血管压迫输尿管：血管跨输尿管时产生压迫，使输尿管管腔发生狭窄，肾脏排泄尿液受阻，形成梗阻，从而在狭窄段以上输尿管出现扩张伴显像剂滞留，而该患者未出现这种表现，所以可排除。

(5) 膀胱输尿管连接部狭窄：先天性膀胱输尿管连接部狭窄也可引起上尿路积水，一般可在患侧输尿管出现全段扩张伴显像剂滞留，而该患者未出现这种表现，所以可排除。

(6) 输尿管炎性狭窄：输尿管炎症，导致分泌物增多，可形成纤维条索状分泌物，使输尿管尿流通行不畅，引起上尿路和肾积水，可给予适当抗感染治疗后复查B超等明确原因。此类积水一般为非机械性梗阻，与此病例不符，可排除。

3）注意事项

(1) 水化：受检者必须在检查前30 min内饮水300～500 ml，幼儿可以采取静脉补液的形式，补充250 ml左右的液体，以保证水化。

(2) 静脉注射：最好采用弹丸式注射，以保证肾血流灌注率的准确性。

(3) 镇静：对于患儿，尤其是不配合检查这，良好的镇静是保证检查顺利进行的前提，一般可采用鲁米纳或水合氯醛镇静。

4）相关知识点

肾盂输尿管连接部梗阻是引起肾积水的一种常见的尿路梗阻性疾病。由于肾盂输尿管连接部的梗阻阻碍了肾盂内的尿液顺利排入输尿管，使肾盂排空发生障碍而导致肾脏的集合系统扩张。起初，肾盂平滑肌逐渐增生、蠕动加强，试图通过远端的梗阻排出尿液；当不断增加的蠕动力量无法克服梗阻时，就会导致肾实质萎缩和肾功能受损。

5）相关影像学方法比较

(1) 超声：可对肾积水进行分度，对梗阻部位的诊断及病变性质进行鉴别。超声对胎儿肾积水的检查具有明显优势，可作出早期诊断。

(2) 腹部平片：是以显示肾脏大小和位置的拍片，能显示肾轮廓、大小、位置，腰大肌阴影，不透光的结石阴影，主要用于查出尿路结石，绝大多数尿路结石均可被X线显示。

(3) 排泄性尿路造影(excretory urography)：也称静脉肾盂造影(IVP)或静脉尿路造影(IVU)，是泌尿系统常用的造影检查方法，它可以显示肾盂肾盏系统、输尿管、膀胱等部位，并提供包括形态、结石在尿路分布关系、分肾的分泌功能等方面信息，目前仍然是尿路结石造影检查的首选方法。但是部分重度肾积水患者肾功能受损时会影响造影效果，并且造影剂的毒性有可能加重肾功能的损害。

(4) 逆行肾盂造影：即通过X线检查对肾盂进行逆行造影检查，适用于禁忌作排泄性尿路造影或显影不清晰的情况。可详细观察尿路的解剖形态，确定血尿患者尿路内有无占位性病变，以及确定平片所见腹内致密钙化影与尿路的关系。常因尿道、前列腺等病变以及一些器械和操作技术上的病因导致置管失败。

(5) 经皮肾穿刺造影：适应于上述造影方法失败或有禁忌的梗阻性病变时。在B型超声指引下施行。对鉴别肾盂积水和部分巨大肾囊肿及不规则形肾盂旁囊肿还有较大价值。

(6) 肾动脉造影：显示双肾动脉、腹主动脉及其分支。分别插管入两侧肾动脉行选择性肾动脉造影，能更清晰显示肾血管形态。适用于肾血管疾病、肾实质肿瘤。

(7) CT：适用于肾实质性和囊性疾病的鉴别诊断，确定肾损伤范围和程度，对肾、膀胱、前列腺癌的分期及肾上腺肿瘤的诊断，均可提供可靠的依据。

(8) 磁共振成像(MRI)：通过三个切面观察图像，对泌尿男性生殖系肿瘤的诊断和分期、肾囊肿内容性质鉴别能提供可靠的依据。

6) 诊疗思路图与流程

(1) 了解患者的症状、体征。

(2) 了解相关实验室检查结果与影像学检查结果。

(3) 了解临床医师的检查目的。

(4) 在肾动态显像过程中视情况加做利尿试验。

(5) 通过本检查以提供临床医师相关信息。

病例52 肾积水(二)

【病史和检查目的】

1) 病史

患儿无明显诱因出现发热1周，体温38～39℃，伴咽痛，无咳嗽，无吐泻。查尿常规白细胞升高，泌尿系B超示：双肾积水，双侧输尿管全程扩张。患者于出生后即因“先天性脊柱裂”行手术，术后排尿异常，使用8号胃管导尿至今。

2) 检查目的

了解双肾积水情况，判断尿路梗阻性质，评估双肾功能。

【肾动态显像图】

如图7-5所示。

【检查表现】

双肾位置正常，形态不规则，双肾皮质显像剂摄取下降，分布不均，以右肾为甚；双肾盂显像剂滞留，利尿后左侧肾盂内显像剂部分排出，右侧肾盂内显像剂排出不明显；双侧输尿管扩张伴显像剂滞留；膀胱显影延迟，充盈差(见图7-5a)。双侧肾图呈持续上升型，右肾肾图峰值明显下降；利尿后，左侧肾图曲线可见下降，右侧肾图曲线未见下降。双肾血流灌注率：L=63%，R=37%(见图7-5b)。双肾

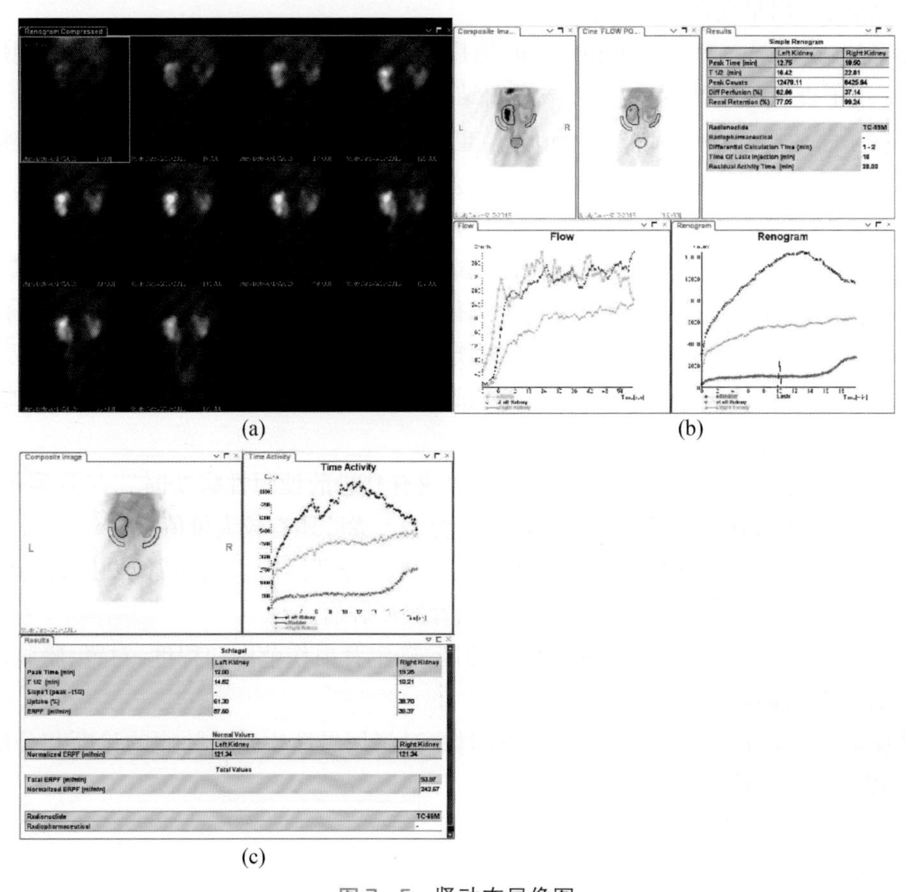

图 7－5　肾动态显像图

(a) 肾动态影像；(b) 双肾肾图；(c) 双肾 ERPF

ERPF＝94 ml/min，L＝61％，R＝39％(见图 7－5c)。

【检查意见】

双肾、双输尿管积水，双肾皮质功能受损，以右侧明显；左侧上尿路非机械性梗阻，右侧上尿路机械性梗阻。

【实验室检查或其他影像学检查结果】

泌尿系 B 超示：双肾积水，双侧输尿管全程扩张，膀胱未见明显异常，排尿后残余尿约 20 ml。

【随访结果】

反复尿路感染、神经源性膀胱、双肾双输尿管积水，双肾皮质瘢痕形成。

【讨论】

1) 诊断要点

(1) 患儿有反复尿路感染病史，通过本显像可以评估双肾皮质功能，并且通过本显像寻找可能的原因。该患儿双肾形态不规则，皮质摄取不良，提示反复的尿路感染已经导致双肾皮质瘢痕形成，同时双肾皮质功能不同程度受到损害。

(2) 患儿出生后因“先天性脊柱裂”行手术，术后排尿异常，使用 8 号胃管导尿至今，故可诊断神经源性膀胱，对于此类排尿异常患者，通过本显像可以了解双侧上尿路排泄情况。该患儿检查结果提示，存在双侧上尿路梗阻。

(3) 对于上尿路梗阻，利用利尿试验，对尿路梗阻的性质进行判断，一般上尿路梗阻表现为持续上升型肾图或高水平延长型肾图，利尿试验后，肾图曲线未见下降者，可判断为机械性梗阻；而肾图曲线出现下降者，可判断为非机械性梗阻。通过本显像，发现患儿左侧上尿路存在非机械性梗阻，而右侧上尿路存在机械性梗阻。

2）鉴别诊断

（1）尿路感染合并尿路畸形：此类患者通常表现为单侧或双侧的上尿路排泄异常，可以表现为机械性梗阻，并且随着病程的延长，患肾皮质功能及肾血流灌注会出现明显下降，甚至出现皮质瘢痕的形成。该患儿有先天性脊柱裂，故需要考虑尿路畸形的可能性。

（2）尿路感染不合并尿路畸形：此类患者也可表现为单侧或双侧的上尿路排泄异常，但是通常不会表现为梗阻性肾图，尤其不会出现机械性梗阻，但是，反复的尿路感染可能会导致患肾皮质功能的损害。

3）相关知识点

神经源性膀胱（neurogenic bladder）：控制排尿功能的中枢神经系统或周围神经受到损害而引起的膀胱尿道功能障碍称为神经源性膀胱。尿不畅或尿潴留是其最常见的症状之一，由此诱发的泌尿系并发症，如上尿路损害及肾衰竭等是患者死亡的主要原因。

4）相关影像学方法比较

（1）排泄性膀胱尿道造影，可见膀胱壁小梁形成，憩室及典型的圣诞树样膀胱，动态观察可见逼尿肌异常收缩，逼尿肌收缩与尿道内外括约肌间的协调关系异常，剩余尿量增加等。

（2）CT、MRU 能清晰地显示上尿路解剖及功能信息。

（3）膀胱尿道镜检查，可了解膀胱尿道形态，伤口以及是否存在膀胱输尿管反流等。

5）诊疗思路图与流程

同病例 50。

病例 53　肾积水手术疗效评估

【病史和检查目的】

1）病史

患儿，男性，3 月。母产前检查发现左肾积水，出生后复查 B 超证实，未加特殊处理。为评估分肾功能、了解上尿路梗阻情况及帮助制定治疗方案行 ERPF 检查。患儿 6 月时，行左肾盂成形术＋左输尿管膀胱再植术。现术后 6 月。

2）检查目的

为监测手术疗效再次行 ERPF 检查随访。

【肾动态显像图】

如图 7－6、图 7－7、图 7－8 所示，(a)——术前，(b)——术后 6 月。

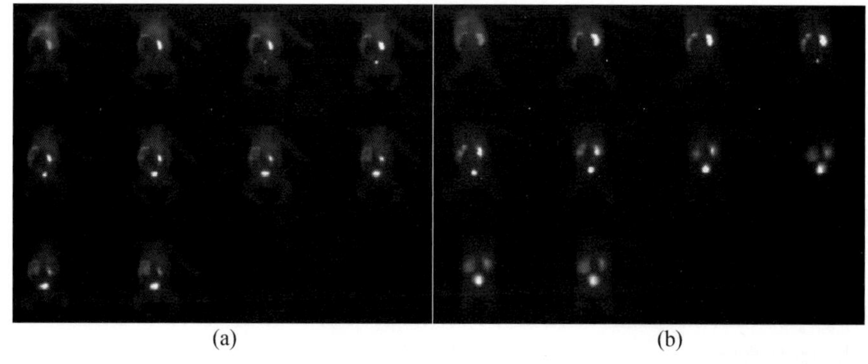

(a)　(b)

图 7－6　手术前后双肾动态系列影像比较

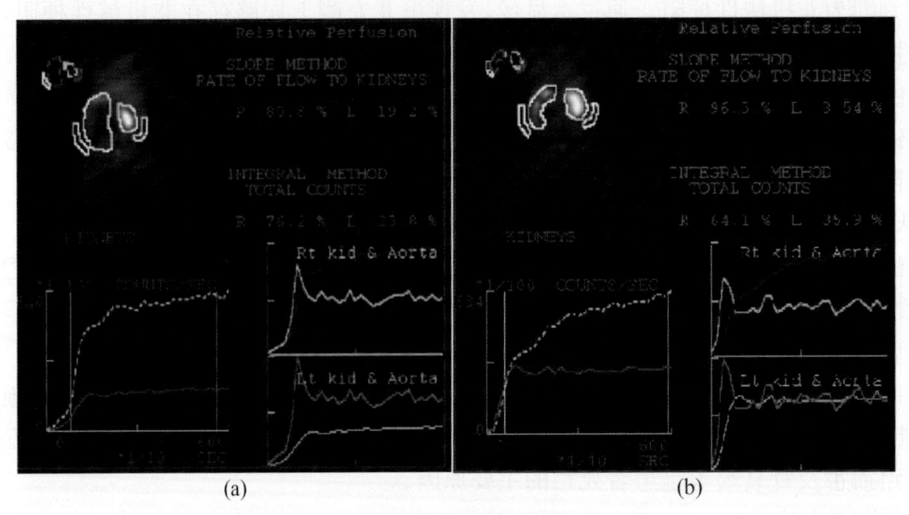

图7-7 手术前后双肾血流灌注率比较

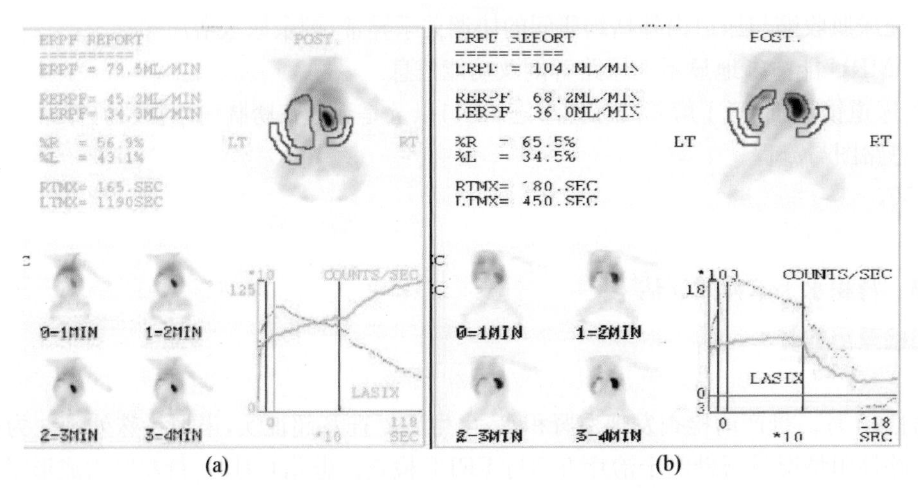

图7-8 手术前后双肾肾图及ERPF值比较

【检查表现】

1）术前

左肾形态异常增大，皮质扩张变薄，显像剂摄取不良，左肾内较大放射性分布缺损，左肾显像剂排出受阻，利尿后未见明显排出；右肾形态及皮质显像剂摄取正常，右肾内显像剂排泄延缓，利尿后部分排出。积分法左肾血流灌注率＝23.8%，ERPF 79.5 ml/min(见图7.6～图7.8a)。

2）术后

左肾形态较术前略缩小，皮质扩张变薄，显像剂摄取下降，左肾显像剂排出受阻，利尿后部分排出；右肾形态及皮质显像剂摄取正常，右肾内显像剂排泄稍延缓，利尿后明显排出。积分法左肾血流灌注率＝35.9%，ERPF＝104 ml/min(见图7.6～图7.8b)。

【检查意见】

1）术前

左肾重度积水，皮质血流灌注差，左侧上尿路排泄呈机械性梗阻；右肾形态规则，皮质摄取功能正常，右肾轻度积水，排泄略缓。

2）术后

左肾皮质增厚，皮质血流灌注改善；左侧上尿路排泄呈非机械性梗阻(利尿后排泄改善)；右肾皮质摄取功能正常,右肾轻度积水。

【实验室检查或其他影像学检查结果】

(1) 术前B超提示:左肾重度积水伴左输尿管扩张。

(2) 术前MRI提示:左肾及左输尿管高度扩张积水,先天性输尿管狭窄可能。

【随访结果】

术后病理示左输尿管下段慢性炎伴周围平滑肌纤维增生,管腔狭窄。肾动态显像-ERPF肾图随访结果提示,术后左肾形态继续回缩,皮质厚度继续增加,左侧分肾血流灌注率提高,利尿后左肾排泄进一步改善。

【讨论】

1) 诊断要点

对术后疗效的监测主要从以下三方面判断:①动态显像图如有肾实质放射性摄取增加,皮质显影较术前清晰,认为肾功能有恢复;②肾图曲线明显改善,如从低、中水平延长型转变为抛物线型或者抛物线型转变为持续上升型或高水平延长型认为有效;③术前注射速尿无反应,术后注射速尿后曲线下降明显认为有效。

2) 鉴别诊断

对于分肾功能的鉴别,根据肾功能受损程度的不同,肾血流灌注和动态影像的改变也不同。轻度的受损可仅表现为肾功能定量指标的异常,而较严重的功能受损则显示血流灌注和显像剂摄取降低、分布稀疏及排泄延缓或排泄受阻,甚至整个肾脏不显影。

3) 注意事项

(1) 对于肾积水患者手术前后肾功能的判断和比较,需要结合动态显像图、血流灌注、肾图曲线及对利尿试验的结果综合判断。

(2) ERPF值只是众多观察指标中的一个方面,它受到很多因素的影响,比如年龄,尤其对于儿童患者,随着年龄的增长,其ERPF值也在递增的过程中,ERPF的提高不能完全说明肾功能的改善;又比如积水的程度,当重度积水且肾图表现为持续上升型曲线时,患肾的ERPF有可能被高估,这时,也不适合用ERPF的绝对值来进行前后的比较。所以,在肾功能的前后比较中,用双肾的比值来进行前后比较更具有说服力。

(3) 对于随访的患者,需要在检查前调取患者之前的影像记录,使患者的每次检查保证在同一台SPECT设备上进行,并采用同一种采集条件及同一种处理方式,在报告中必须进行前后比较。

7.2 肾动态显像-GFR肾图

7.2.1 正常肾动态显像-GFR肾图显像

【检查方法】

受检者采取仰卧位,探头从受检者后方进行采集,采集视野包括双肾及膀胱。静脉“弹丸”注射 ^{99m}Tc-DTPA,剂量为111～185 MBq,即刻进行双时相动态采集,第一时相采集1 min,2 s/帧,第二时相采集20 min,1 min/帧,一般采用低能通用型或低能高分辨率准直器,采集矩阵为128×128。分别将注射前、后的注射器置于探头中央,测量其放射性计数率,两者相减得到注入体内的放射性率。使用Gates公式计算GFR值。

【肾动态显像】

如图7-9～图7-11所示。

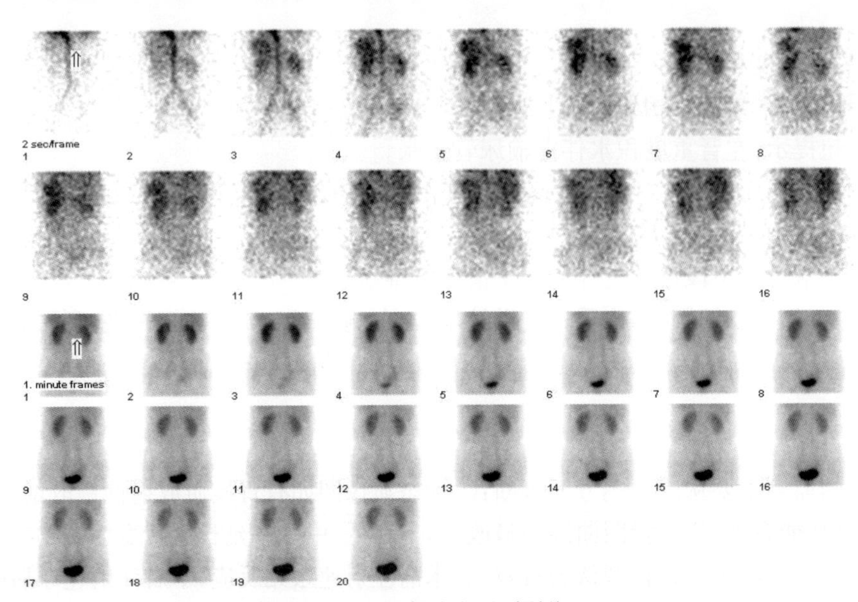

图 7-9 肾动态系列影像

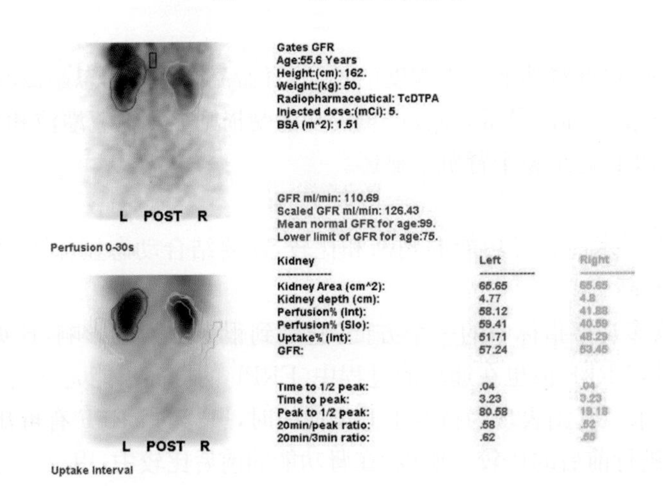

图 7-10 分肾功能比较

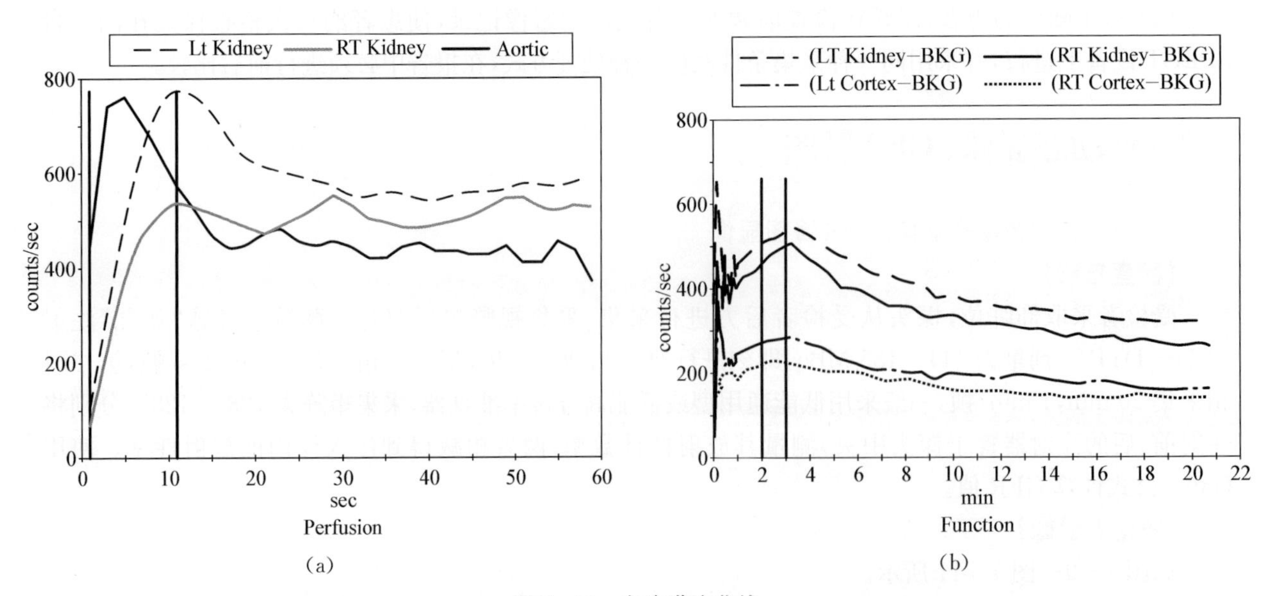

图 7-11 血流灌注曲线

【检查表现】

(1) 形态：双肾显影清晰，位置正常，形态规整，双肾皮质显像剂摄取好，分布均匀，双肾内显像剂排除通畅，双侧输尿管未见扩张。膀胱显影及时，充盈可(见图7-9)。

(2) 肾血流灌注：R＝41.88%；L＝58.12%(见图7-10)。

(3) 肾图：左肾血流灌注曲线正常，右肾血流灌注曲线峰下降；双肾图形态基本正常，右肾图曲线较左侧略低(见图7-11)。

(4) GFR＝110.69 ml/min；R＝48.29%，L＝51.71%(见图7-10)。

【检查意见】

双侧肾脏形态规则；左肾皮质摄取功能正常，排泌轻度延缓，右肾皮质血流灌注略下降，排泌功能略延缓。双肾GFR基本正常。

【讨论】

普通采集方法为后位采集。由于图像所得从探头采集角度进行显示，因此受检者的右侧即图像右侧，正如观测者立于受检者身后进行观察。由于移植肾患者的肾脏较正常肾脏更靠近腹侧，因此对于评价移植肾功能时，最佳体位为前位采集。

早期血流像为2 s/帧(见图7-9的第1、2排)，双肾与主动脉同时出现；左肾与脾脏放射性分布相似或更为浓聚。之后的动态显像图为1 min/帧(见图7-9的第3～5排)。肾集合系统及双侧输尿管一般在2～3 min时显影。由于放射性药物注射条件对肾图影响较大，若条件允许，肾动态扫描结束后对注射部位采集30 s对于判断图像质量有较大帮助。

如上图中分肾功能评价所示，分别勾画左肾、右肾、双肾下外侧本底及主动脉感兴趣区(ROI)，最终得到扣除本底以后总体双肾及分肾功能。Perfusion%主要评价放射性药物到达肾脏集合系统前血流灌注情况。峰值时间(Time to peak)为肾脏摄取与排泌平衡的时间，可从曲线上直接读取(如本例受检者为3.23 min)。肾实质清除功能主要读取20 min/峰值比与半排时间(Peak to 1/2 peak)。肾图曲线是根据前述勾画的ROI内放射性计数所绘制的时间活度曲线。

肾脏清除功能一般认为是每单位时间(通常为每分钟)对血浆内物质的清除量。当一个物质被肾小球滤过同时不被分泌和重吸收，此物质的清除率即为可作为GFR评价，如^{99m}Tc-DTPA。在正常成人受检者中，GFR清除率大约为120 ml/min。注射^{99m}Tc-DTPA后，药物很快与血液混合并形成均匀的血浆浓度，随后从血浆中弥散进入细胞外液体并最终血管内外浓度达到平衡。本例受检者所使用的“Gates”法为通过校正散射与软组织衰减后计算双肾放射性计数与注射药物量比得到GFR数据。

7.2.2 异常肾动态显像-GFR肾图显像

病例54 肾功能不全

【病史和检查目的】

1) 病史

患者，男性，59岁。主诉：“纳差乏力伴少尿1周，加重1天”急诊来院。心电图示Ⅰ度房室传导阻滞，QT间期延长；血检肌酐2 228.9 μmol/L，钾6.33 mmol/L。血气分析提示代谢性酸中毒。病程中无水肿、气促、胸痛，无头晕、头痛、四肢抽搐、耳鸣及视物旋转。急诊以“肾功能不全，高钾血症，代谢性酸中毒”收入院后急行连续肾脏替代治疗。目前病情较稳定。

2) 检查目的

为明确双肾功能行本检查。

【肾动态显像图】

如图7-12、图7-13所示。

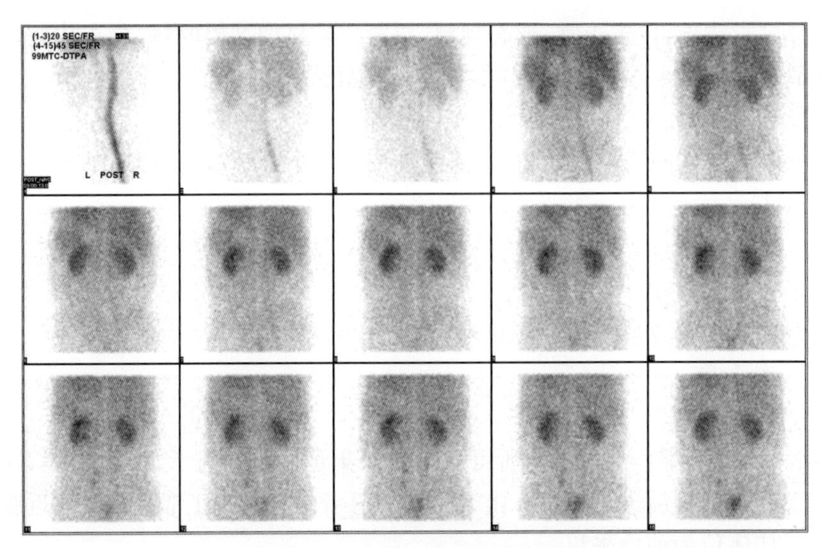

图 7-12 异常肾动态显像

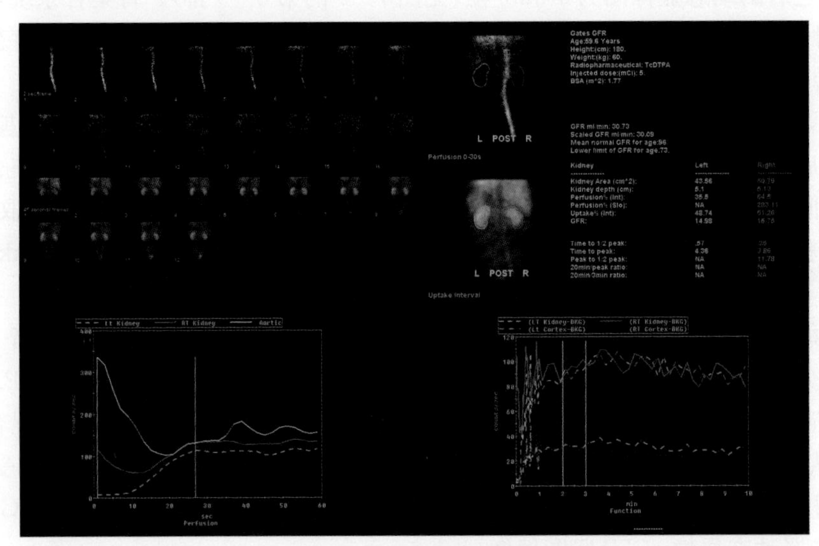

图 7-13 肾图及 GFR

【检查表现】

双肾显影欠清，位置正常，形态规整。双肾皮质显像剂摄取欠佳，分布尚均匀，双肾内显像剂部分滞留。双侧输尿管未见明显扩张。膀胱显影明显延缓，充盈差(见图 7-12)。双侧肾图呈抛物线型(见图 7-13)。

【检查意见】

GFR = 30.73 ml/min, R = 51.26%, L = 48.74%。双肾皮质功能明显受损，双上尿路排泄明显延缓，双肾 GFR 重度减低(见图 7-13)。

【实验室检查或其他影像学检查结果】

肾功能：Cr 204 μmol/L, BUN 21.39 mmol/L，尿酸正常。

【随访结果】

目前仍在急诊病房住院留观，病情好转。

【讨论】

1）诊断要点

肾脏主要生理作用之一为排泌尿液，该作用主要取决于肾小球滤过功能及肾小管分泌功能。在各种病理状态下，虽然肾小球病理改变先于肾小管，但两者功能的损害基本一致。因此临床也常用GFR来判断肾功能，随着肾功能受损程度的不同，在肾血流灌注和功能动态显像上呈现不同的改变，轻度受损者可仅表现为肾功能定量参数指标的异常；随着损伤程度的加重，肾血流灌注及皮质摄取显像剂逐渐减少，肾脏影像可缩小，肾实质影消退延缓，甚至不显影。本例患者为肾功能不全而来，肾动态图像表现为皮质显像剂摄取欠佳，机算GFR数值也提示异常，故与临床诊断相吻合。

2）鉴别诊断

肾性或非肾性疾病对肾实质功能的损害都可用本检查判断，对于双肾无明显显影的GFR显像，需要与先天性肾缺如进行鉴别，本例无需鉴别。

3）注意事项

采集要点为采集时需弹丸注射及水负荷。

4）相关影像学方法比较

对于肾积水所致肾功能损害，较B超或IVP等传统影像学有更大优势，主要可用于鉴别梗阻性质。

病例55 移植肾监测

【病史和检查目的】

1）病史

患者，男性，63岁。因“慢性肾炎、肾性高血压10余年，尿毒症”，1999年外院行肾移植术，术后定期监测肾功。

2）检查目的

为明确移植肾是否存活及移植肾功能情况，定期行GFR检查。

【肾动态显像图】

如图7-14、图7-15所示。

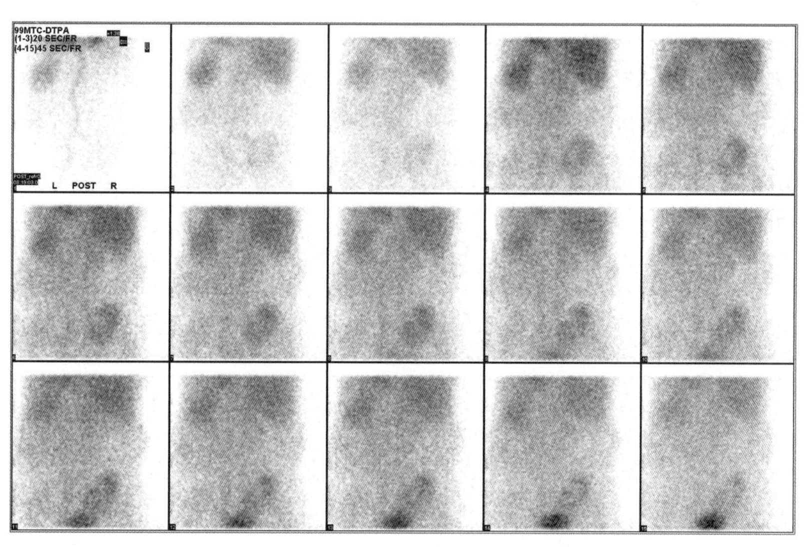

图7-14 移植肾术后肾动态显像

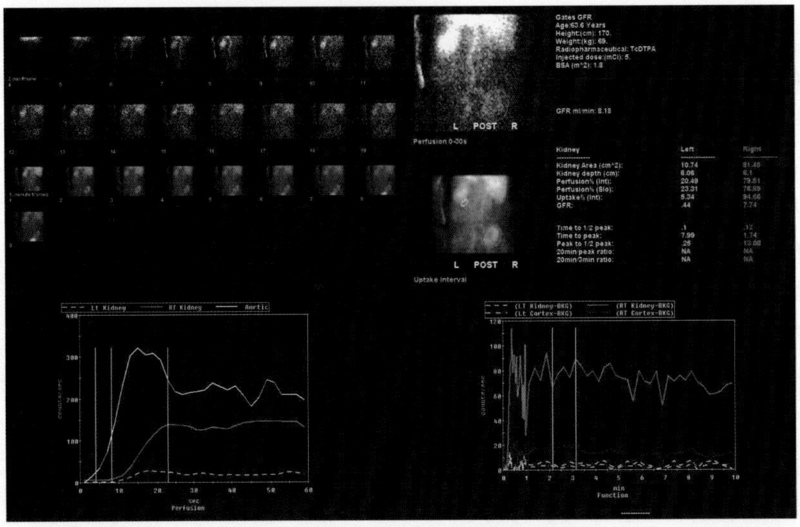

图 7-15 移植肾术后肾图及 GFR

【检查表现】

双侧正常肾区未见明显肾脏显影，右侧髂窝内见移植肾影，形态尚可，显像剂分布明显稀疏，排泄受阻，未见明显显像剂排出。膀胱显影明显延迟，充盈差(见图 7-14)。

【检查意见】

移植肾 GFR=8.18 ml/min(见图 7-15)。移植肾功能重度受损，排泄延缓。双肾区肾脏接近无功能。

【实验室检查或其他影像学检查结果】

(1) 肾功检查提示：肌酐略高(120 μmol/L) VA 440 μmol/L, BUN 6.9 mmol/L。

(2) 超声检查提示移植肾形态可，双肾萎缩。

【随访结果】

患者定期服用抗排斥药物并检测血肾功。

【讨论】

1) 诊断要点

肾移植为终末期肾疾病的最佳治疗方法。肾移植术后常见并发症主要有急性肾小管坏死、急性排异与慢性排异、尿漏与尿路梗阻以及环孢素 A 肾中毒等。本例患者肾移植术后已 10 余年，并无急性期并发症发生。本次检查主要为监测移植肾功能。

2) 鉴别诊断

肾移植患者双肾往往无功能，呈低水平延长线型。而移植肾根据其移植后功能情况表现不同，肾功正常者，肾图曲线正常或基本正常。若移植肾功能较差时，往往为低水平延长型或低水平递降型。本例患者肾图主要表现为低水平递降型，其 a 段显著降低，无明显 b 段，a 段后即呈斜行向下的递降形曲线，表明该移植肾功能较差(见图 7-15)。

【注意事项】

移植肾的采集需将探头前置以尽量靠近移植肾位置。其他同 GFR 检查。

【相关知识点】

GFR 是反映肾功能的重要指标之一，也是评价总肾和分肾功能比较敏感的指标。对肾功能损害者，当其 GFR 下降 40～50 ml/min 时才会出现血浆肌酐、尿素氮水平升高，GFR 的随访则能较早期发现肾小球的异常变化。

病例 56　肾动脉狭窄

【病史和检查目的】

1）病史

患者，女性，53 岁。长期高血压史(160 mmHg/100 mmHg)，服药控制不佳，肾脏超声示右肾缩小，为明确诊断，制定治疗方案，行肾动态显像。

2）检查目的

鉴别高血压与肾动脉狭窄的关系，评估肾动脉成形术对于控制血压的疗效。

【肾动态显像图】

如图 7－16、图 7－17 所示。

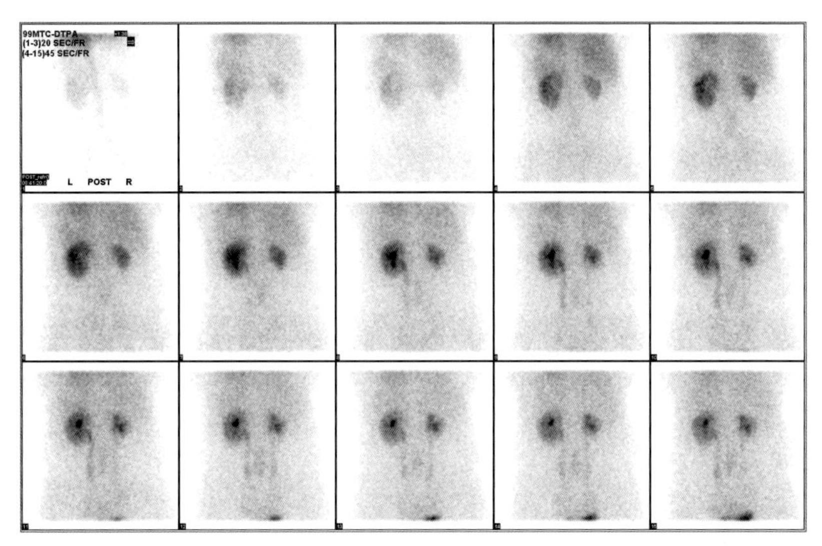

图 7－16　右肾动脉狭窄

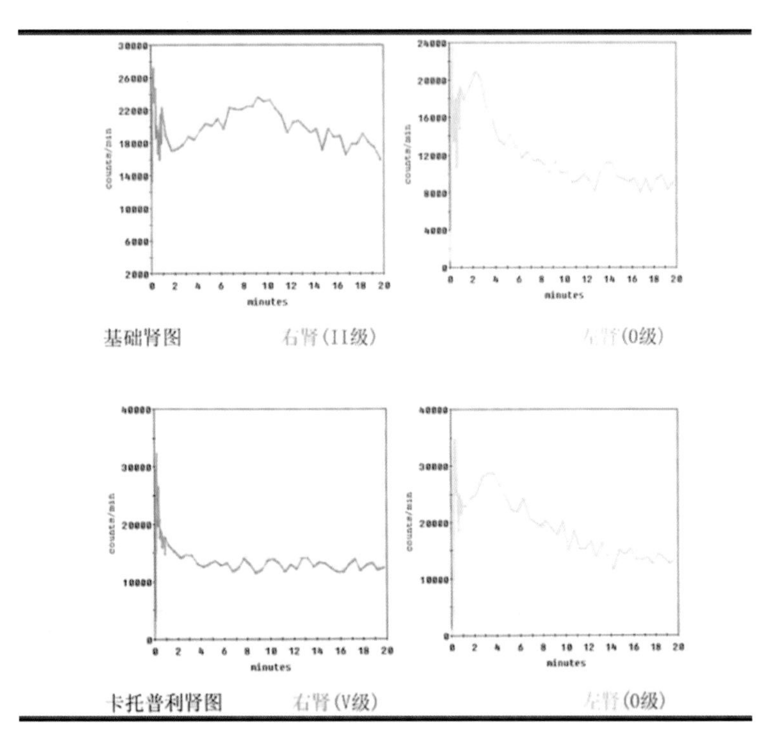

图 7－17　卡托普利介入试验肾动态显像与常规肾动态显像比较

【检查表现】

1）卡托普利试验

（1）形态：双肾显影清晰，位置正常。左肾形态欠规则，皮质显像剂摄取欠佳，分布欠均匀，右肾缩小，皮质显像剂摄取下降，分布均匀；双肾内显像剂排出欠通畅。双侧输尿管见轻度显影。膀胱显影延迟，充盈欠佳。

（2）肾图：左侧肾图形态规则，右侧肾图低水平延长线型。

（3）GFR = 74 ml/min，R = 25.6%，L = 74.4%。

2）常规肾动态显像

（1）形态：双肾显影清晰，位置正常。左肾形态欠规则，皮质显像剂摄取尚可，分布欠均匀，右肾略小，皮质显像剂摄取轻度下降，分布均匀；双肾内显像剂排出欠通畅。双侧输尿管见轻度显影。膀胱显影延迟，充盈欠佳（见图 7-16）。

（2）肾图：左侧肾图形态规则，右侧肾图呈抛物线型。

（3）GFR = 101 ml/min，R = 35.5%，L = 64.5%。

【检查意见】

1）卡托普利试验

左肾形态欠规则，皮质功能稍欠佳，左侧上尿路排泄稍延缓，左肾 GFR 正常。

右肾缩小，皮质摄取功能下降，排泄稍延缓，右肾 GFR 重度下降。

2）常规肾动态

左肾形态欠规则，皮质功能基本正常，左侧上尿路排泄通畅，左肾 GFR 正常；右肾略小，皮质摄取功能轻度下降，排泄稍延缓，右肾 GFR 中度下降。

【实验室检查或其他影像学检查结果】

（1）多普勒肾脏超声：两侧肾脏形态欠佳，右肾体积较小，左肾囊肿。

（2）尿常规：正常。

（3）肾功能：见表 7-3。

表 7-3 患者肾功能血液学检查

检查项目	结果	正常值
尿素氮(BUN)	4.61	2.86～7.14 (mmol/L)
尿酸(UA)	356	150～360 (μmol/L)
肌酐(Cr)	49	35～97 (μmol/L)
视黄醇结合蛋白(RBP)	80.0	25～70 (mg/L)
C1q(c1q)	184.00	159～233 (mg/L)

【随访结果】

患者后行肾动脉成型术后血压明显下降，病情稳定。

【讨论】

1）诊断要点

卡托普利介入肾动态显像是诊断肾血管性高血压的无创性检查方法，此方法异常能够准确反映肾脏低灌注对肾素-血管紧张素-醛固酮系统的激活。此法诊断的敏感性为 80%～94%，特异性 93%～100%。为临床实施肾动脉成形术提供可靠依据，同时能评估手术的疗效。卡托普利介入肾动态显像还能区别单纯性肾动脉狭窄，并指导 ACEI 的应用。

2）鉴别诊断

部分高血压患者合并有与其高血压无关的肾动脉狭窄，正确区别肾性高血压还是高血压合并肾动脉狭窄，对于今后的治疗方式的选择至关重要，肾性高血压可以通过肾动脉成形术缓解高血压，而肾动脉成形术对于普通高血压患者降压效果很差。

【注意事项】

本试验对长期使用 ACEI 患者的敏感性为 75%，因此患者在接受检查前需停用 ACEI 2～5 天。对肾功能不全的患者同样具有较低的敏感性。卡托普利试验通常不用于严重功能损害及严重萎缩的肾脏，而用于评价这类患者的对侧肾功能。

【相关知识点】

肾动脉狭窄患者主要症状包括高血压、血管杂音、动脉炎症以及各种慢性肾病表现。尤其是青年人发生的高血压，其病程短，进展快，短期内血压达到恶性高血压的水平，舒张压升高的程度与肾动脉狭窄的程度成正比，且一般降压药物疗效不佳。大动脉炎多发于中青年女性，而老年人的肾动脉狭窄常常与动脉粥样硬化相关。病变后期，患者可有不同程度的蛋白尿等慢性肾功能不全。少数患者可出现腰痛、恶心、呕吐、发热、蛋白尿、血尿等节段性肾梗死的表现。

当肾动脉狭窄患者的肾动脉狭窄时，肾血流灌注降低，刺激患侧肾脏的近球小体释放肾素增加，促进血管紧张素Ⅱ释放（ATII），ATII 通过收缩出球小动脉，维持肾小球毛细血管渗透压，以保持 GFR 正常。卡托普利作为最常用的 ACEI，通过抑制血管紧张素酶使 ATII 生成减少，阻断正常代偿机制，解除出球小动脉收缩，使肾小球毛细血管滤过压降低和 GFR 下降。

肾动脉狭窄患者常规肾动态显像与肾图表现正常或轻度异常，卡托普利介入试验后患侧肾动态影像和肾图曲线会出现异常或原有异常加剧，从而提高对肾动脉狭窄诊断的敏感性和准确性。其主要表现包括以下几点：

（1）卡托普利试验峰值比正常肾动态延迟 $\geqslant$6 min。

（2）基础肾动态显像示一侧肾功能明显下降，表现为两侧额相对摄取比（RUR）$<$ 30%，峰时 $\leqslant$2 min，肾脏缩小，而卡托普利试验没有明显变化。

（3）卡托普利试验比基础肾动态显像的 RUR 下降大于 5%。

（4）卡托普利试验比基础肾动态显像的 GFR 下降大于 10%。

【相关影像学方法比较】

肾动脉狭窄的诊断金标准是肾动脉造影，但属于有创检查，多普勒超声能敏感探测血管狭窄程度及血流变化，常规肾动态显像也可以间接反应肾动脉狭窄。但是，对于合并肾动脉狭窄的高血压患者，上述三种检查均不能提供肾动脉狭窄和高血压之间关系的证据。卡托普利试验能够有效地诊断和加以鉴别。

7.3 肾皮质显像

7.3.1 正常肾脏肾皮质显像

【检查方法】

常用肾静态显像剂有以下两种：^{99m}Tc－二巯丁二酸（简称^{99m}Tc－DMSA）或^{99m}Tc－葡萄糖酸盐（简称^{99m}Tc－GH），用法、用量如表 7－4 所示；静脉注射显像剂后 1～3 小时显像，婴幼儿、儿童不能配合检查者应给予镇静，常用水合氯醛（0.5 ml/kg）灌肠；显像体位采用仰卧位或坐位，仰卧位显像较为常用。

配低能高分辨准直器，探头视野覆盖腹盆腔。平面显像常规采集后位、右后斜位、左后斜位，必要时加做前位和侧位，采集计数 400 k，矩阵 256 × 256。断层显像矩阵 128 × 128，3°～6°/（20～40 s/帧），共

360°，采集结束重建处理横断面、矢状面、冠状面。断层显像通常在平面显像显示不清或不好判断情况下采用。

表 7-4 肾静态常用显像剂用量

显像剂		剂量	
英文缩写	全称	成人	儿童
^{99m}Tc-DMSA	^{99m}Tc-二巯丁二酸	185 MBq	1.85 MBq/kg 或最小 22.2 MBq
^{99m}Tc-GH	^{99m}Tc-葡萄糖酸盐	555～740 MBq	74～370 MBq 或 7.4 MBq/kg

【肾静态显像图】

如图 7-18 所示。

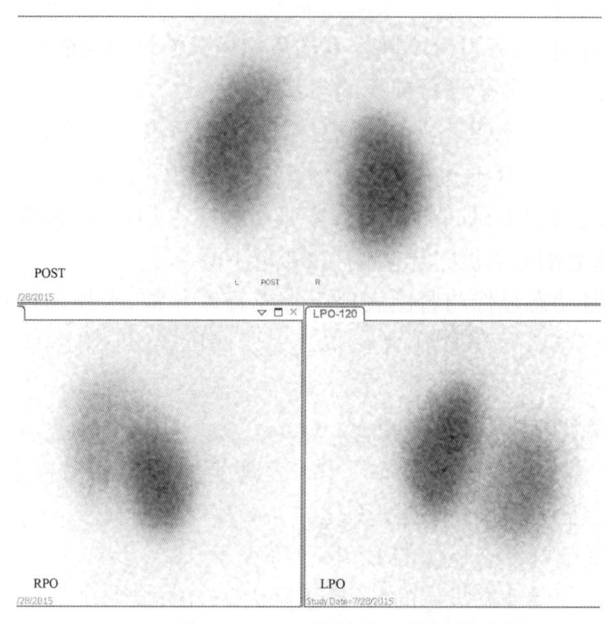

图 7-18 ^{99}Tc^{m}-DMSA 肾静态正常显像(平面)

【检查表现】

双肾位置正常，轮廓清晰，形态规整，双肾皮质放射性摄取好，分布均匀，未见明显放射性分别稀疏、缺损区。

【检查意见】

双肾皮质未见明显瘢痕形成。

【讨论】

1）检查目的

肾皮质显像可以反映各种因素导致肾脏损伤所致的瘢痕形成，还可以反映肾脏先天性异常、肾脏占位、肾积水对肾皮质功能的影响。移植肾行肾皮质显像时建议将准直器置于前位腹壁，以便更好地显示移植肾的位置和功能。

2）检查原理

利用缓慢通过肾脏的显像剂，随血液流经肾脏后分别由肾小管分泌（DMSA）或肾小球滤过（GH），其中部分被近曲小管上皮细胞重吸收并与胞质内巯基结合，从而长期滞留于肾皮质内。通过平面或断层显像了解肾实质位置、大小、形态、功能等。

7.3.2 异常肾皮质显像

病例57 肾皮质瘢痕形成

【病史和检查目的】

1）病史

患儿，男性，1岁。发现右膀胱输尿管反流7月。患儿7个月前因发热查尿常规提示尿路感染，住院常规抗感染治疗，治疗期间查膀胱造影显示右侧膀胱输尿管反流（Ⅳ级）。既往患儿于出生后诊断“先天性甲状腺功能减退”，其后一直在儿内分泌科随访，并口服优甲乐补充甲状腺激素。

2）检查目的

拟行肾皮质静态显像评估肾脏功能及瘢痕形成情况。

【肾静态显像图】

如图7-19、图7-20所示。

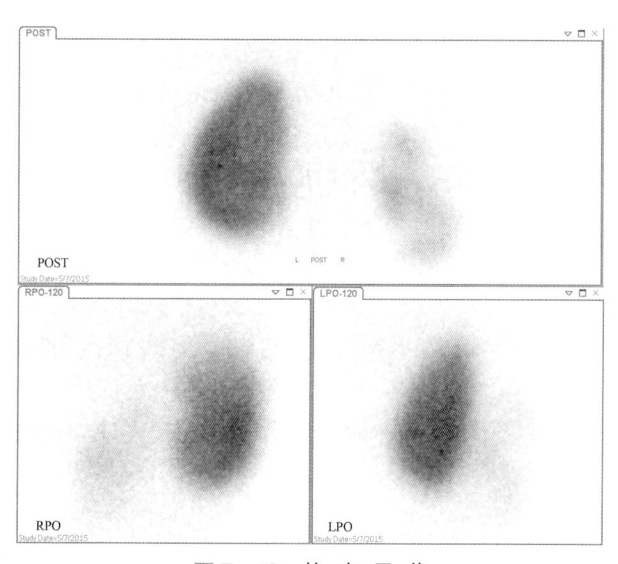

图7-19 静态显像

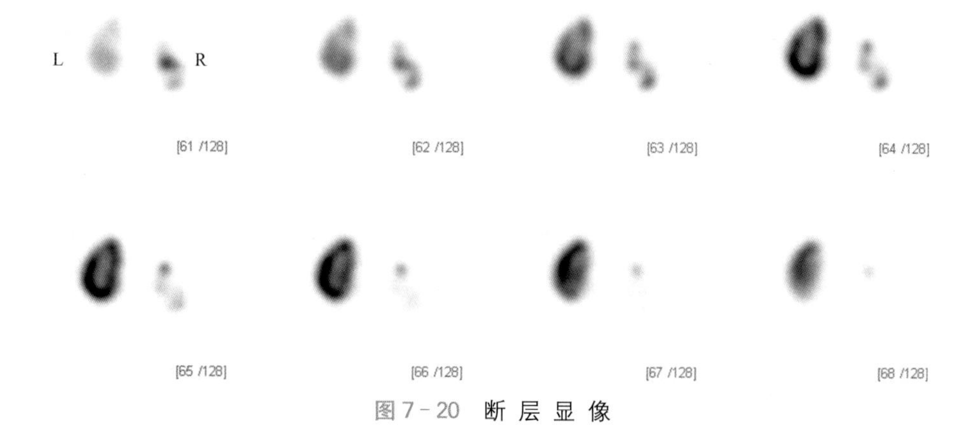

图7-20 断层显像

【检查表现】

（1）静态显像：左肾显影清晰，上极外缘见显像剂稀疏区；右肾缩小，显影普遍稀疏模糊，显像分布明显不均匀，可见多处分布稀疏、缺损区（见图7-19）。

（2）断层显像：左肾上部见显像剂分布稀疏区；右肾显像剂分布普遍稀疏，形态不规则，见多发较大范围显像分布稀疏、缺损区(见图 7-20)。

【检查意见】

右肾萎缩,功能明显受损;双肾皮质多发疤痕形成,右肾显著。

【其他相关检查】

逆行膀胱造影提示:膀胱输尿管反流(右侧Ⅳ级)。

【随访结果】

(1) 出院诊断:右侧膀胱输尿管反流、右肾瘢痕性萎缩、包茎。

(2) 手术:全麻下行右侧输尿管整形术+右侧输尿管膀胱再植术+包皮环切术。

【讨论】

双肾形态不规则,轮廓欠完整且放射性分别明显不均匀为本例的诊断要点,瘢痕肾多发生于膀胱输尿管反流或反复尿路感染的患者中,小儿多见,其他易造成肾脏损伤导致瘢痕肾的有急慢性肾炎、肾脏结核等。

本病需与肾内占位且不具摄取显像剂功能的病变相鉴别,如肿瘤、囊肿(多囊肾)、脓肿、血管瘤、错构瘤等。多囊肾患者往往肾实质内可见多发类圆形放射性稀疏或缺损区,肾脏轮廓明显不规则,多个隆起样改变可以鉴别。

另外,还应注意肾积水导致皮质变薄、肾盂扩张出现肾门区显像剂分布稀疏,呈弧形、月牙形改变,这是由于积水使肾皮质受压造成的改变,而不是局部挛缩的瘢痕。读片时应结合病史、其他影像学检查仔细鉴别。

【相关影像学方法比较】

常规影像学手段(超声、CT 和 MRI)在肾脏形态、结构、大小及回声、密度、信号等方面具有明显优势,且显像分辨率高,图像清晰;在功能的判断上,肾静态显像占一定优势,在形态发生器质性改变之前,能够提起判断局部功能的损伤,但图像的分辨率和清晰程度欠佳,对于平面显像,应结合断层显像或其他影像学检查。

【诊疗思路图与流程】

(1) 详细了解病史,患者基本情况。

(2) 观察图像应从位置、大小、形态三方面入手。

(3) 观察放射性分布情况,必要时结合断层显像和其他影像学手段。

(4) 结合病史影像表现给出检查意见。

病例 58 马蹄肾

【病史和检查目的】

1) 病史

患儿,女性,2 岁。反复发热 1 月伴恶性呕吐、腹痛 1 天。患者 1 月前因反复发热、尿频 3 天当地医院就诊,B 超发现左肾积水,尿常规中白细胞(+++),诊断为"尿路感染、左肾积水",尿培养和血培养均发现大肠埃希菌感染,给予"头孢他啶、美罗培南"治疗(具体不详),治疗 1 周体温恢复正常后出院。出院后 4 天后"反复发热"再次入当地医院,以抗感染再次治疗 3 周,体温恢复正常后出院。现发热伴呕吐腹痛 1 天,最高 38.9℃,自服美林降温。

2) 检查目的

判断肾皮质功能。

【肾静态显像图】

如图 7-21、图 7-22 所示。

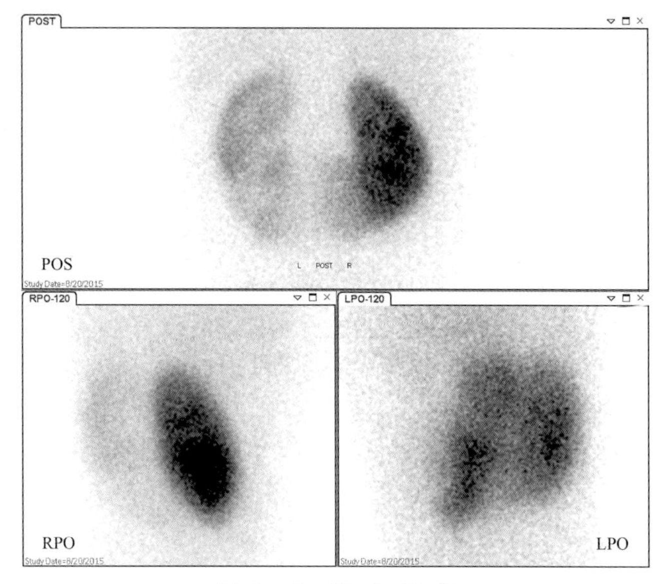

图7-21 静态显像

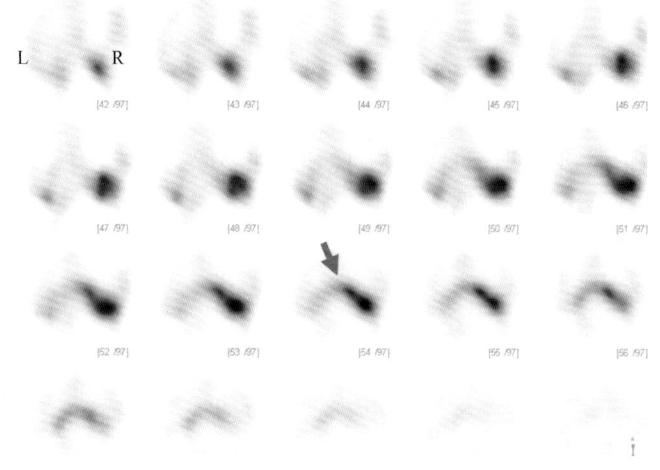

图7-22 断层显像

【检查表现】

(1) 静态显像:双肾位置基本正常,双肾下极靠近、相连似"马蹄形";左肾略大,皮质轻度扩张,显像剂摄取明显降低,分布不均匀,其内部与下极外缘多发斑片状放射性分布稀疏、缺损;右肾显影尚清晰,未见显像剂分布明显稀疏、缺损(见图7-21)。

(2) 断层显像:右肾皮质上极可见小范围显像剂分布稀疏区;左肾普遍放射性分布稀疏、不均;上极皮质明显扩张变薄,下极显像剂分布稀疏(见图7-22)。

【检查意见】

(1) 马蹄肾。

(2) 左肾上极扩张积水,功能明显下降;左肾下极、右肾上极瘢痕形成可能。

【实验室检查或其他影像学检查结果】

(1) 尿常规:尿镜检白细胞(+++)/HP。

(2) 血常规:WBC 28.74×10^{9}/L, RBC 3.99×10^{12}/L, Hb 111 g/L, PLT 403.00×10^{9}/L, LY 16.00%, N 73.0%。

(3) 泌尿系彩超:双侧肾脏声像改变,疑马蹄肾并左肾肾积水。

(4) 泌尿系CT:双肾融合肾,马蹄肾;左侧输尿管扭曲、扩张,左侧输尿管畸形。

【随访结果】

(1) 临床诊断:泌尿道感染(反复);马蹄肾;左肾积水;左输尿管畸形。

(2) 泌尿系 CT:双肾融合肾,马蹄肾;左侧输尿管扭曲、扩张,左侧输尿管畸形。

【讨论】

先天性肾发育不良或先天性肾脏畸形大多易发生泌尿系统的反复感染,导致肾脏或泌尿系统疾病或功能损伤,严重者可导致肾衰,尽早发现并及时手术对疾病的转归和预后都有益处。手术前判断双肾功能意义重大,是否适合手术,以及术后功能能否恢复,恢复的程度好坏均需进行分身功能的判断。肾静态显像可以直观的提供分肾功能的影像,了解畸形肾的功能。

诊断时应仔细判断双肾形态、位置,双肾下极是否相连,有时融合处肾实质较薄,显像剂分布比较稀疏,不易做出正确判断,此时应加做断层显像帮助判断。CT、超声等其他影像学手段也应作为参考。

【相关影像学方法比较】

马蹄肾在形态判断上完全可以依靠常规影像学手段明确,超声、CT 还有助于显示泌尿系统其他部位(如输尿管、肾盂)的畸形。肾静态显像主要用来判断畸形肾的功能是否受损,指导进一步治疗和手术,并为术后疗效判断和预后提供帮助。

【诊疗思路图与流程】

(1) 详细了解病史,患者基本情况。

(2) 观察图像应从位置、大小、形态三方面入手。

(3) 观察放射性分布情况,必要时结合断层显像和其他影像学手段。

(4) 结合病史影像表现给出检查意见。

7.4 膀胱输尿管反流显像

7.4.1 膀胱输尿管反流正常影像

【检查方法】

受检者采取仰卧位,经导尿管直接向膀胱内注入显像剂 $^{99m}TcO_4^-$,剂量为 37～74 MBq,然后缓慢注入生理盐水,膀胱充盈至难以忍受时停止灌注,并让受检者用力排尿,动态采集整个过程,采集视野包括双肾及膀胱,15 s/帧,采用低能通用型准直器,矩阵为 128 × 128,采集时间为 30 min。

【检查表现】

全程仅见膀胱显影,未见双侧输尿管及肾盂显影(见图 7 - 23)。

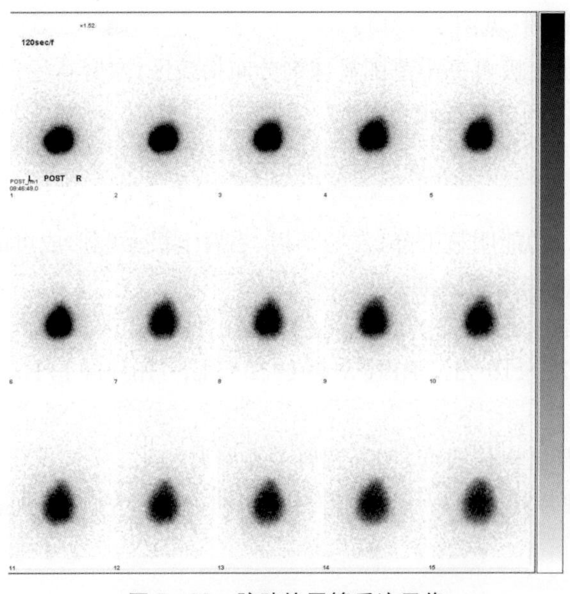

图 7 - 23 膀胱输尿管反流显像

【检查意见】

未见膀胱输尿管反流。

【讨论】

（1）检查原理：膀胱输尿管反流显像是将放射性示踪剂引入膀胱后，通过观察肾、输尿管和膀胱的放射性分布的变化，判断有无膀胱输尿管反流及其程度。

（2）检查方法：根据给药途径不同，分为直接法与间接法。直接法为直接膀胱内给药；间接法前部分与肾动态显像相同，当显像剂大部分排放至膀胱，而肾和输尿管影基本消退后，令受检者用力憋尿、排尿，观察显像剂有无反流。直接法操作较方便，影响因素少，是目前临床上常用的方法，本书的病例均采用直接法。

7.4.2　异常膀胱输尿管反流正常影像

病例59　膀胱输尿管反流

【病史和检查目的】

1）病史

患儿2周前出现发热，无惊厥、呕吐、咳嗽、皮疹等，小便量少，无肉眼血尿。外院查尿常规异常，B超提示双肾积水伴双侧输尿管扩张，考虑泌尿道感染、泌尿系畸形。

2）检查目的

为进一步诊治，行膀胱输尿管反流显像明确有无膀胱输尿管反流。

【检查表现】

全程见膀胱充盈显影，随着膀胱内压力升高，双侧输尿管可见扩张、迂曲显影，右侧肾盂明显显影，左侧肾盂轻度显影（见图7－24）。

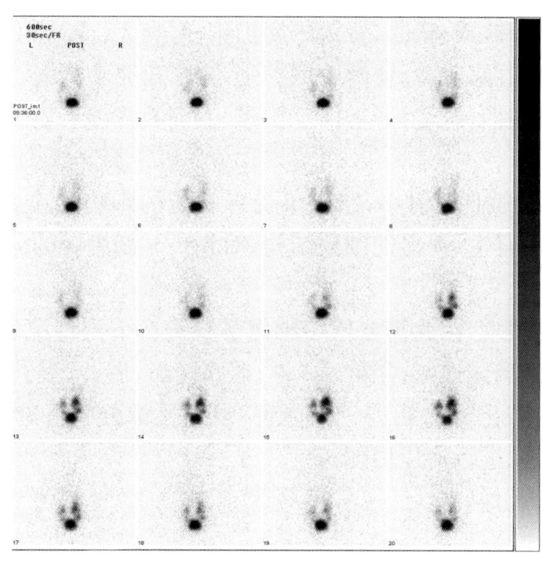

图7－24　膀胱输尿管反流

【检查意见】

双侧膀胱输尿管反流（重度，Ⅳ～Ⅴ级）。

【实验室检查及其他影像学检查结果】

（1）尿常规：蛋白质（＋＋），隐血（＋＋），白细胞（＋＋＋）；白细胞5 438个/μl，细菌5 247个/μl。

（2）泌尿系B超：双肾、输尿管积水，膀胱未见明显异常。

（3）肾动态显像：双肾积水，右肾为著，利尿后改善，提示非机械系梗阻。

【随访结果】

双侧膀胱输尿管反流，神经源性膀胱。

【讨论】

1）诊断要点

正常影像显像过程中仅见膀胱显影，一旦输尿管或肾区出现放射性分布，即可确定存在膀胱输尿管反流。根据示踪剂反流的部位与形态，反流程度可分为：轻度，反流仅限于输尿管；中度，反流达肾盂肾盏；重度，反流至扩张的肾集合系统，并可见增粗、迂曲的输尿管影。

2）鉴别诊断

膀胱输尿管反流的鉴别诊断主要为病因学鉴别诊断，病因可分为原发性和继发性两种。原发性为先天性膀胱输尿管瓣膜机制不全。继发性因素有反复尿路感染、下尿路梗阻、创伤及神经源性膀胱等。

【注意事项】

注意无菌，避免感染。记录灌注量，避免过量灌注而发生不良反应。

【相关知识点】

1）膀胱输尿管反流（VUR）

VUR 是指排尿的同时尿液反流至输尿管、肾区，多见于儿童，发生率为 1‰。尿反流除了影响儿童本身的生长发育外，感染性的尿液反流则是引起上尿路反复感染的原因，严重者可造成肾损害、肾瘢痕、高血压甚至肾衰竭等。

2）VUR 分级

Ⅰ级：尿反流只限于输尿管。

Ⅱ级：尿反流至输尿管、肾盂、但无扩张，肾盏穹隆正常。

Ⅲ级：输尿管轻、中度扩张和（或）扭曲，肾盂中度扩张、穹隆无（或）轻度变钝。

Ⅳ级：输尿管中度扩张和扭曲，肾盂、肾盏中度扩张，穹隆角完全消失，大多数肾盏保持乳头压迹。

Ⅴ级：输尿管严重扩张和扭曲，肾盂、肾盏严重扩张，大多数肾盏不显乳头压迹。

【相关影像学方法比较】

本方法较 X 线膀胱造影灵敏且辐射小，结果不受肾功能的影响。缺点是需插导尿道管，易造成感染；图像分辨率较低，无法观察肾盂、肾盏的细致结构，对Ⅳ～Ⅴ期患者的分级无 X 线造影精确。

【诊疗思路图与流程】

VUR 多为特异性的临床表现，因此需要依赖影像学检查。下列情况均要考虑反流存在的可能性：反复尿路感染；长期尿频、尿淋漓或遗尿；年龄＜2 岁；尿路畸形；胎儿、婴儿期肾盂积水。其治疗的主要原则是制止反流和控制感染，防止肾功能进一步损害，根据显像分级可选择不同的内科或手术治疗措施，并可以使用膀胱输尿管显像进行治疗后随访。

7.5 推荐阅读文献

[1] 张永学. 核医学[M]. 北京：人民卫生出版社，2005.

[2] Gordon I, Piepsz A, Sixt R. Guidelines for standard and diuretic renogram in children [J]. Eur J Nucl Med Mol Imaging, 2011,38(6):1175 - 88.

[3] Piepsz A, Arnello F, Tondeur M, et al. Diuretic renography in children [J]. J Nucl Med, 1998,39:2015 - 2016.

[4] Pintelon H, Jonckheer MH, Piepsz A. Paediatric nuclear medicine procedures: routine sedation or management of anxiety? [J]. Nucl Med Commun, 1994,15:664 - 666.

[5] Mandell GA, Cooper JA, Majd M, et al. Procedure guideline for pediatric sedation in nuclear medicine [J]. J Nucl Med, 1997,38:1640 - 1643.

[6] Gordon I. Issues surrounding preparation, information and handling the child and parent in nuclear medicine [J]. J Nucl Med, 1998,39:490 - 494.

(王　辉)

第 8 章
呼吸系统

8.1 肺血流灌注显像

8.1.1 正常肺血流灌注图像

【检查方法】

静脉注射^{99m}Tc 标记的大颗粒聚合人血清白蛋白(macroaggregated albumin, MAA)或人血清白蛋白微球(human albumin microspheres, HAM)74～185 MBq (2～5 mCi),常规分别吸入锝气体示踪剂和静脉注射^{99m}Tc - MAA 后进行多体位肺灌注及通气显像。

【肺灌注显像图】

如图 8 - 1 所示。

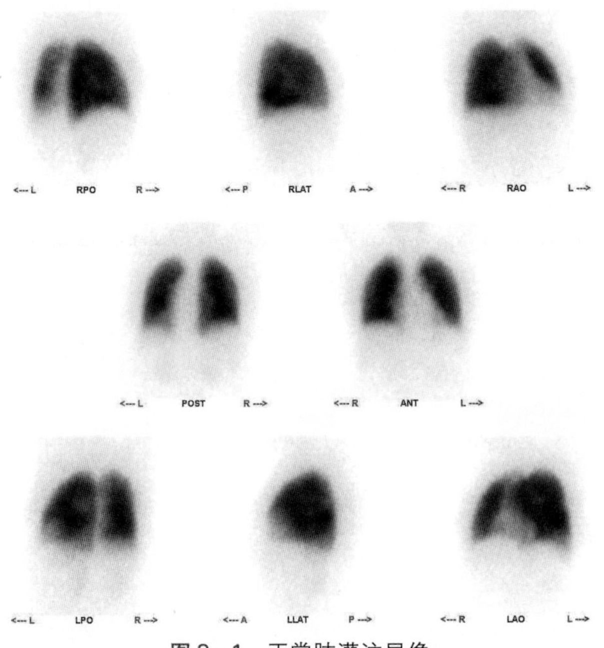

图 8 - 1 正常肺灌注显像

【检查表现】

肺灌注平面显像：于八体位见双肺形态完整，右肺较左肺影像略大，双肺间放射性稀疏缺损影为纵隔、心脏影，左肺下野可见与左心形态一致的放射性减低分布影。肺底呈弧形与膈肌水平一致。肺尖、肺边缘生理性放射性分布略稀疏，余双肺放射性分布均匀。

【诊断意见】

双肺灌注显像未见异常。

【讨论】

1）检查原理

呼吸系统由呼吸道、肺泡、血管以及间质组织组成，其功能主要是进行气体交换以维持血氧饱和度的稳定。肺灌注显像是应用微循环栓塞的核医学显像机制。肺毛细血管床的直径为(7～9 μm)，将直径大于肺毛细血管直径的放射性颗粒物质静脉注入，随血流到达右心，再由肺动脉灌注到全肺，当进入肺毛细血管前动脉床和肺毛细血管小动脉时，放射性标记的白蛋白随机嵌顿于此，嵌顿的放射性白蛋白颗粒数与局部肺血流量成正比，所以肺内放射性药物分布状态实际反映局部肺血流灌注情况。当肺动脉血管分支血流减少或中断时，相应区域放射性颗粒嵌顿量也减少或缺如，肺灌注显像上的相应区域就会出现放射性减低或缺损区。医师通过分析图像判断肺血流受损情况，并结合临床表现和其他辅助检查，对肺部疾病做出诊断。

2）检查方法

（1）^{99m}Tc－MAA 颗粒直径 10～90 μm。在肺内可很快降解成碎片并进入体循环，被单核巨噬细胞清除，因此肺灌注显像一般不致引起血液动力学和肺功能改变。

（2）由于标记的放射性颗粒会沉积，注射前应轻轻摇动药物，注射时尽量避免回抽血液到注射器中，避免白蛋白颗粒聚集而导致的灌注栓塞，造成长时间不消退的肺内“热点”的假象。

（3）含有^{99m}Tc－MAA 的悬液应在 30 s 内缓慢静脉注射，患者应以正常的潮气量呼吸，确保颗粒在几个呼吸循环内被注入并均匀分布在肺循环内。血管床破坏严重的患者，严禁采用“弹丸”式注射，以避免引起急性肺动脉高压而导致的意外。

（4）必要时可增加体位或行肺断层显像。现在国内教材介绍常规行六体位采集，信息量不足时，可加做左前斜位(LAO)、右前斜位(RAO)。多体位显像可以最大限度地将双肺各叶、段的解剖关系显示清楚，减少重叠，定位明确。对肺深部或肺段以下的小病灶，有必要对患者行断层显像，以提高检查的敏感性，减少假阴性。断层显像矩阵 64 × 64 或 128 × 128，旋转 360°，采集 60 帧，15～20 s/帧。原始数据经滤波后重建，显示横断面、冠状面、矢状面的断层图像。

【注意事项】

检查前询问患者过敏史，必要时可做过敏试验。检查前患者最好吸氧 10 min，以减少肺血管痉挛造成的肺部放射性分布减低。患者应取仰卧位，以减少重力对显像的影响。

肺血流灌注显像有右向左心内分流患者慎用，严重肺动脉高压及肺血管床严重受损者慎用或禁用，严重蛋白过敏者慎用，妊娠及哺乳期妇女禁用。

8.2 肺通气图像

8.2.1 正常肺通气显像

【检查方法】

向患者说明检查流程，以取得患者的配合。患者通过连接管及口罩吸入 3～5 次锝气体即可，常规取 8 个体位，即前后位(ANT)、后前位(POS)、左侧位(LL)、右侧位(RL)、左前斜位(LAO)、右前斜位(RAO)、左后斜位(LPO)、右后斜位(RPO)进行采集。患者双手抱头，双肺均包括在探头视野内，探头配置低能通用平行孔准直器，平面显像矩阵 128×128，能峰 140 keV，窗宽 20%，Zoom 1.5～2.0，采集计数 500 k。

【肺通气显像图】

如图 8-2 所示。

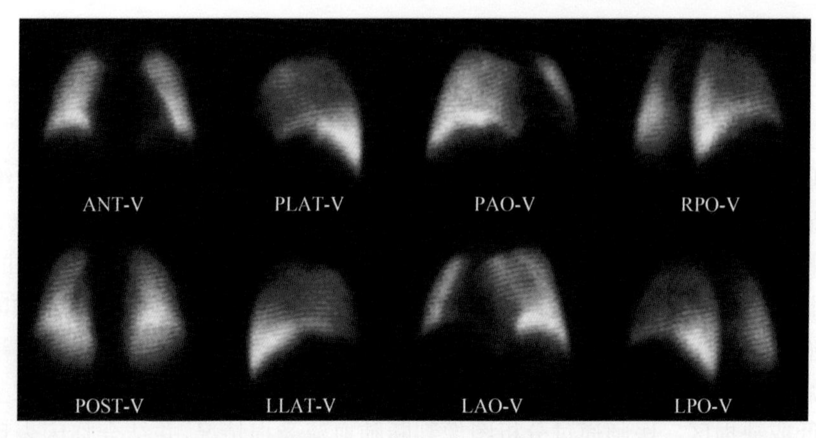

图8-2 肺通气显像

【检查表现】

肺通气平面显像：于八体位见双肺形态完整，右肺较左肺影像略大，双肺间放射性稀疏缺损影为纵隔、心脏影，左肺下野可见与左心形态一致的放射性减低分布影。肺底呈弧形与膈肌水平一致。肺尖、肺边缘生理性放射性分布略稀疏，余双肺放射性分布均匀。

【诊断意见】

双肺通气显像未见异常。

【讨论】

1）检查原理

放射性气体或气溶胶通过呼吸道吸入气道和肺泡内，沉积在终末细支气管和肺泡内，采用 γ 照相机或 SPECT 在体外可探测肺内放射性分布影像。由于放射性气体或气溶胶在肺内分布与局部肺通气量成正比，当肺部疾患引起通气和肺泡间气体扩散障碍时，放射性颗粒不能通过阻塞部位，则阻塞部位及以下出现放射性分布稀疏或缺损区。

2）检查方法

（1）目前常用的显像剂有两大类：放射性气溶胶和放射性气体。

（2）常用放射性气溶胶为 ^{99m}Tc 标记的二乙三胺五醋酸（^{99m}Tc-DTPA）和锝气体（Technegas）。放射性气溶胶是把放射性核素 ^{99m}Tc 标记的二乙三胺五醋酸（^{99m}Tc-DTPA）、葡糖磷脂（^{99m}Tc-GP）溶液通过雾化器雾化为放射性气溶胶，其气溶胶颗粒直径应在 1.0～0.5 μm。锝气体是将高比活度（>370 MBq/0.1 ml）的 ^{99}Tc^{m}O$_4^-$ 注入锝气体发生器石墨坩埚内，在充满氩气的密闭装置内通电加温，在 2 500℃条件下，通过"徐沸"和"燃烧"过程，^{99}Tc^{m}O$_4$ 蒸发得到锝气体。^{99m}Tc 标记的超微碳微粒的放射性气溶胶，颗粒大小均匀，直径约 5 nm，吸入后直接附着于肺泡壁，不易被呼出气道，其影像放射性分布均匀，外周组织显影较好，中央气道沉积放射性少。

（3）常用的放射性气体包括 ^{133}Xe、^{127}Xe 和 ^{81}Kr^{m} 均为惰性气体的放射性同位素。

【注意事项】

吸入颗粒中的较大者容易受气道内气流影响，易在大气道内沉积，使喉头和大气道显影。如有含放射性的唾液被吞咽，则食管及胃部可见放射性分布。

8.3　肺通气灌注显像联合显像

8.3.1　正常肺通气灌注显像联合显像

【检查方法】

分别吸入锝气体示踪剂和静脉注射^{99m}Tc－MAA后行8体位扫描，采集条件为低能通用平行孔准直器，平面显像矩阵128×128，能峰140 keV，窗宽20%，Zoom 1.5～2.0，采集计数500 k。

【肺通气灌注显像】

如图8－3所示。

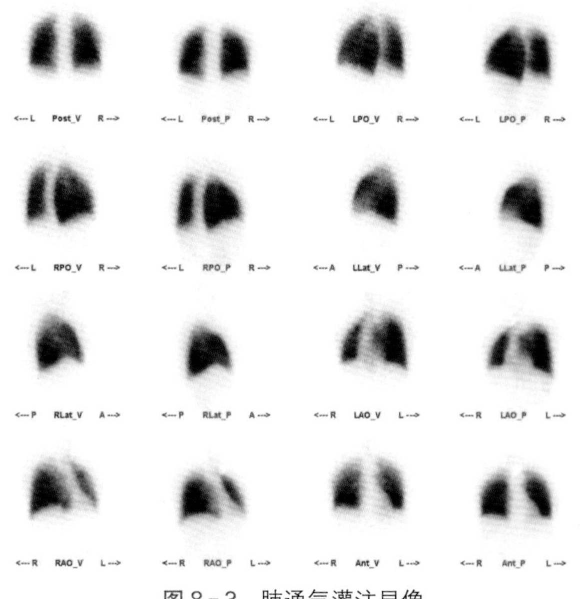

图8－3　肺通气灌注显像

【检查表现】

肺灌注图像及肺通气图像显示：双肺显影清晰，放射性分布尚均匀，未见明显异常放射性分布稀疏或缺损区。

【诊断意见】

双肺通气血流灌注功能未见明显异常。

【讨论】

1）影像分析方法

呼吸系统放射性核素检查主要有肺灌注显像和肺通气显像，前者用于检查肺动脉血流灌注情况，后者用于检查气道的通畅性，两者联合应用可对肺部疾患进行诊断和鉴别诊断并评估肺功能。肺通气、灌注显像注重两种影像信息的综合比较分析，主要观察两种影像相同解剖部位放射性分布的异同。如果同一部位两者放射性的大小、形态、范围等方面基本一致，视为匹配，否则为不匹配。匹配可以是两者皆正常的匹配也可以是两者皆不正常的匹配。两者皆异常的匹配多见于慢性阻塞性肺疾病、支气管炎、支气管扩张、肺泡病、肺大疱、先天性心脏病、肺水肿、哮喘、肺外伤血肿、胸腔积液、肺癌等。肺通气、灌注的不匹配是指肺灌注显像见放射性缺损区但同一部位在肺通气显像上却未见明显异常放射性改变或异常放射性改变的范围及程度都小于肺灌注显像。这种不匹配的情况多见于急、慢性肺动脉栓塞，胸肺内肿瘤、肺动脉发育不全、放疗后以及某些Swyer-Jamse综合征。如果出现肺通气显像示放射性稀疏缺损，而肺灌注影像相应未见改变或改变较通气影像范围小和（或）轻，则称为肺通气、灌注反向不匹配。反向不匹配常见于：气道阻塞、肺动脉高压、COPD、肺炎、支气管发育不良、机械性通气所致肺不张、肺移植、胸腔积液、代谢性碱中毒、对侧肺血栓性动脉梗阻、小细胞肺癌（移行性）以及先天性心脏病等。

2）检查方法

除了本书应用的锝气体肺通气/^{99m}Tc - MAA 灌注显像外，肺通气灌注显像方法还有^{99m}Tc - DTPA 通气/^{99m}Tc - MAA 灌注显像、^{133}Xe 通气/^{99m}Tc - MAA 灌注显像、^{81}Kr^{m} 通气/^{99m}Tc - MAA 灌注显像、^{133}Xe 通气/灌注显像等。

3）临床适应证

（1）肺动脉血栓栓塞症的诊断与疗效判断，结合肺通气显像及下肢深静脉核素造影可明显提高诊断的准性。

（2）慢性阻塞性肺部疾病（COPD）等肺疾患肺减容手术适应证的选择、手术部位和范围的确定及残留肺功能的预测。

（3）原因不明的肺动脉高压或右心负荷增加。

（4）先天性心脏病合并肺动脉高压以及先天性肺血管病变患者，了解肺血管床受损程度及定量分析，药物及手术疗效的判断，手术适应证的选择。

（5）全身性疾病（胶原病、大动脉炎等）可疑累及肺血管者。

（6）判断成人呼吸窘迫综合征（ARDS）和 COPD 患者，肺血管受损程度与疗效判断。

（7）肺部肿瘤、肺结核、支气管扩张等患者，观察其病变对肺血流影响的程度与范围，为选择治疗方法提供适应证以及对疗效的判断。

4）临床禁忌证

（1）严重肺动脉高压及肺血管床极度受损者。

（2）明确过敏史者。

（3）右到左分流者慎用。

8.3.2 异常肺通气灌注显像联合显像

病例 60 肺栓塞

【病史和检查目的】

患者，男性，70 岁。患者两周前出现胸闷、胸痛，以活动后为著伴间断咯血，未就诊及药物治疗。患者既往有高血压病史 12 年、糖尿病病史 4 年。均用药物治疗，血压及血糖控制良好。患者 2 个月前因右踝关节扭伤在家卧床制动 1 月余。入院时查体：体温正常，HR 92 次/min，R 26 次/min，口唇略发绀，双肺呼吸音粗，未闻及湿性啰音，未闻及哮鸣音。心界无扩大，律齐，各瓣膜听诊区未闻及杂音，P2＞A2。肝、脾未触及肿大。双下肢无水肿。

【检查方法】

分两日行锝气体肺通气/^{99m}Tc - MAA 灌注显像，8 体位采集，采集条件为低能通用平行孔准直器，平面显像矩阵 128×128，能峰 140 keV，窗宽 20％，Zoom 1.5～2.0，采集计数 500 k。

【肺通气灌注显像图】

如图 8 - 4 所示。

【检查所见】

肺灌注图像及肺通气图像显示，左肺下舌段、左肺下叶大范围、右上肺尖前段、右肺下叶大范围放射性分布明显稀疏，肺通气图像与肺灌注显像图像不匹配，未见放射性分布稀疏缺损区。

【诊断意见】

左肺下舌段、左肺下叶大范围、右上肺尖前段、右肺下叶大范围血流灌注减低区，与通气图像不匹

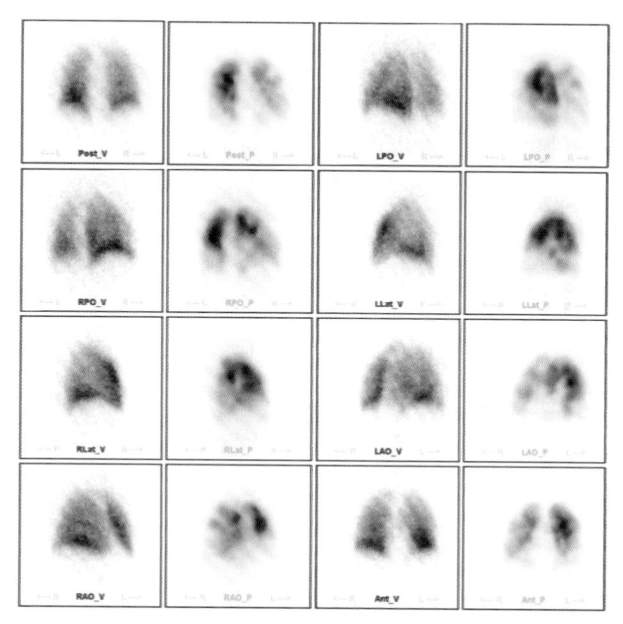

图8-4 肺栓塞患者肺通气、灌注图像

配，考虑多发肺栓塞。

【其他检查】

1) 实验室检查

动脉血氧分压 88 mmHg。超声心动图：肺动脉高压 46 mmHg(轻-中度)。D 二聚体：2.13 mg/l。心电图：未见明显异常。

2) 影像学检查

(1) CT：两肺慢性炎症。两肺下叶结节，请随访复查。右肺动脉内充盈缺损，考虑肺栓塞可能大；两肺门淋巴结肿大。两侧胸膜局部增厚。

(2) CTA：右肺动脉主干远端，及下叶背段、左肺上叶舌段多发肺栓塞形成(见图 8-5)。

(3) X-ray：胸部影像未见明显异常(见图 8-6)。

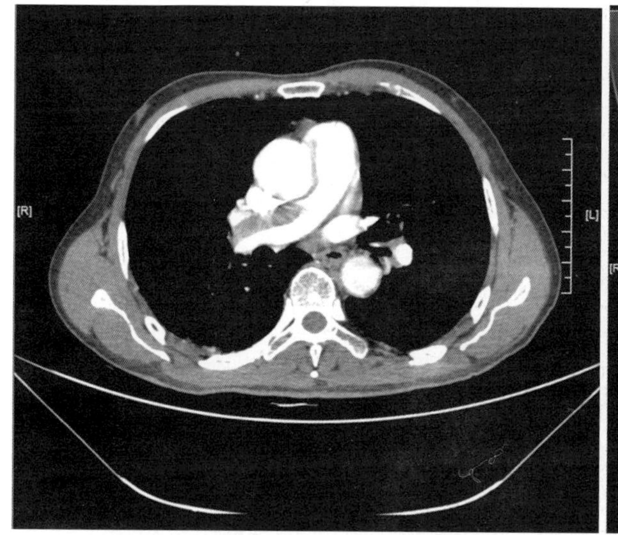

图8-5 患者肺增强 CT 右肺动脉层面

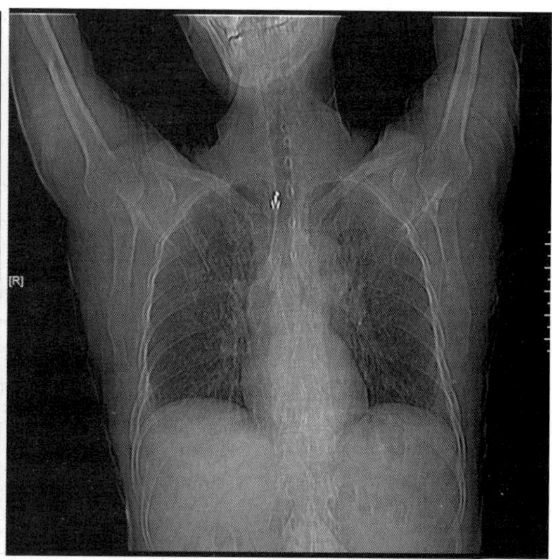

图8-6 患者胸片(正位)

【讨论】

1) 诊断要点

核素肺显像诊断肺栓塞的标准，根据 1990 年发表的肺栓塞诊断前瞻性研究Ⅰ(prospective investigation of pulmonary embolism diagnosis Ⅰ, PIOPED Ⅰ)，制定了肺栓塞的诊断标准，之后又出台了 PIOPED Ⅱ及 2009 年欧洲核医学会发表的《肺通气/灌注显像指南》等标准。本书采用 PIOPED Ⅰ标准。

(1) 肺栓塞高度可能性：①肺灌注显像出现不低于 2 个肺段的大范围(>75%)灌注缺损，肺通气显像或 X-ray 胸片的相应部位均未见异常；②1 个肺段的大范围(>75%)灌注缺损和不低于 2 个肺段的中等范围(25%～75%)灌注缺损，同一部位肺通气显像或 X 线胸片均未见异常；③不低于 4 个肺段的中等范围(25%～75%)灌注缺损，同一部位肺通气显像或 X 线胸片均未见异常

(2) 肺栓塞中度可能性：①1 个肺段的中等范围(25%～75%)到低于 2 个肺段的大范围(>75%)灌注缺损，同一部位肺通气显像或 X 线胸片均未见异常；②肺下野的通气/灌注显像均为放射性分布减低、缺损区，与 X 线胸片肺实质透亮度减低范围相一致；③1 个肺通气/灌注显像匹配的肺段中等范围(25%～75%)灌注缺损且相应区域 X 线胸片正常。

(3) 肺栓塞低度可能性：①肺多发通气/灌注显像匹配的灌注缺损(不论大小)，同一部位 X 线胸片正常；②出现在肺上、中叶的肺血流灌注、通气缺损区，同一部位 X 线胸片正常；③双肺血流灌注、通气显像均为放射性分布减低、缺损，伴大量胸腔积液；④肺血流灌注稀疏、缺损面积小于 X 线胸片显示阴影的面积，肺通气显像正常或异常；⑤肺内出现条索状血流灌注缺损(条纹征)；⑥大于 3 个肺段的小范围(<25%)灌注缺损，同一部位 X 线胸片正常；⑦非节段性肺血流灌注缺损(心脏及肺门增大、主动脉增宽)。

(4) 极低可能性：不多于 3 个肺段的小范围(<25%)灌注缺损区，X 线胸片正常。

(5) 正常：肺形态与 X 线胸片一致，无灌注缺损。

高度可能性诊断的准确率大于 80%，中度可能性诊断的准确率为 20%～80%，低度可能性诊断的准确率为 10%～20%，更低可能性诊断的准确率在 10%以下。如肺灌注显像正常，则不管反映通气状况的检查结果如何，均可排除肺动脉血栓栓塞症，因为虽然肺灌注显像不能发现直径小于 1 mm 的血管栓塞，但这样小的栓塞并无临床意义。肺灌注显像正常，基本上可以排除肺动脉血栓栓塞，但异常的肺灌注显像并不一定是肺栓塞，只有与肺通气显像不匹配的灌注异常才是肺栓塞显像的特征。

2) 诊断思路

该患者肺灌注显像出现左肺下舌段、左肺下叶大范围、右上肺尖前段、右肺下叶大范围放射性缺损区，肺通气显像以上各节段肺叶见放射性分布(或稀疏减低分布)且与灌注显像比较 X 线胸片的相应部位正常，即肺灌注显像与通气显像不匹配，从诊断标准评判为肺栓塞高度可疑，故诊断。

3) 鉴别诊断

(1) 心绞痛：心绞痛的疼痛性质与心肌梗死相同，但发作较频繁，每次发作历时短，一般不超过 15 min，发作前常有诱发因素，不伴有发热、白细胞增加、红细胞沉降率增快或血清肌钙蛋白、心肌酶增高，心电图无变化或有 ST 暂时性压低或抬高，很少发生心律失常、休克和心力衰竭，含用硝酸甘油片治疗效果好等，可以鉴别。心绞痛患者如无肺部其他疾病，肺核素显像应为阴性，即便伴肺部疾患，通气/灌注显像也常为基本匹配，或肺部稀疏减低区未按照肺段分布。

(2) 慢性阻塞性肺疾病：肺灌注显像表现为散在的放射性减低区，且与肺通气显像的平衡影像大致匹配，但肺通气显像的放射性减低区常常比肺灌注显像更为明显。

(3) 肺部占位性疾病：部分大的肿块在肺核素显像上也能被观察到，小的肺部占位应用 X 线或 CT 扫描常能准确发现其在肺野的位置、形态，易于鉴别。

4）临床表现

肺栓塞患者常见临床表现为：不明原因的咳嗽、胸痛、呼吸困难、咯血、虚脱、面色苍白、出冷汗等症状，严重时可有脑缺氧症状如极度焦虑不安、倦怠、恶心、抽搐和昏迷等症状。

【注意事项】

（1）当气道欠通畅时或气体溶胶体积较大时等情况，可见放射性沉积于大气道内，多成点状或团块状分布即“热点”，诊断时应注意区别。

（2）正常或病变范围小于灌注影像缺损区，即肺灌注显像与通气显像不匹配。不匹配的原因是由于肺组织的血液供应由两部分组成：肺动静脉系统及支气管动静脉系统，两者之间有非常丰富的吻合支。如果患者肺动脉分支栓塞后，由于支气管动脉可借助吻合支供血于该区肺组织，因此这部分肺组织很少发生坏死，肺组织通气功能正常，故肺通气显像与X线胸片多表现为阴性，而肺灌注显像在肺栓塞形成后即呈阳性表现，因此肺灌注显像与肺通气显像联合应用，在早期诊断肺栓塞具有独特优势。

肺灌注显像只有单个亚肺段放射性缺损区，肺通气显像或X线胸片与之不匹配，或肺通气显像弥漫性异常，难以判断与肺灌注显像是否匹配。单纯根据放射性核素显像不能确诊，必须结合临床或行肺动脉造影检查。

【相关知识点】

肺栓塞是由体循环的各种栓子脱落阻塞肺动脉及其分支引起肺循环障碍的临床病理生理综合征(pulmonary embolism, PE)。最常见的肺栓子为血栓，由血栓引起的肺栓塞也称肺血栓栓塞。绝大多数急性肺栓塞患者都有诱因，常于下肢或盆静脉血栓形成、长期卧床或不活动、慢性心肺疾病、手术、创伤、恶性肿瘤、妊娠及口服避孕药等。其中约70%～80%的肺血栓来源于下肢静脉。临床资料表明，凡能及时做出诊断及治疗的肺栓塞患者，病死率低于5%～8%，而未被及时诊断和治疗者病死率约达30%。因此，早期诊断肺栓塞是临床极为关注的问题。

【相关影像学方法比较】

（1）肺动脉造影是诊断肺栓塞的金标准，但其有创伤和并发症，使之临床应用受限。

（2）自从MDCT引入以后，CTA以其高空间分辨率和时间分辨率及良好的动脉显影，成为临床疑诊PE患者肺血管成像的首选方法。但肺核素显像仍有独特优势，两者比较如表8-1所示。

表8-1 肺显像与MDCT诊断肺栓塞优缺点比较

	优　势	缺　点
MDCT	肺段或以上的准确度高	较高的射线剂量
	不同医生诊断的一致性高	有患者安全问题：过敏反应、肾损害等
	可以对其他疾病进行鉴别诊断	对亚肺段肺栓塞的诊断有一定限度
	可用于急诊	对偶发的肺栓塞诊断有一定困难
	采集速度快	费用较高
	可取代血流动力学用于评估预后	全球利用率差别较大不适合随访
肺显像（包括单纯肺灌注显像或V/Q显像）	无创性、功能性检查方法	特异度较低
	对亚肺段肺栓塞灵敏度较高	中度可能性在观察者之间的一致性较低
	低度可能性有很高的阴性预测值	多数医院不能用于急诊
	高度可能性有很高的阳性预测值	采集时间较长
	对病情稳定的患者相对安全	不能对其他伴随疾病进行诊断

（续表）

优　势	缺　点
较低的射线剂量	
较低的费用	
适合随访	
全球有广泛应用	

病例 61　肺大泡

【病史和检查目的】

患者，男性，64 岁。患者 10 余年前无明显诱因出现反复憋喘，常伴咳嗽咳痰，多为白色黏痰，感冒时加重，偶有发热，口服药物可缓解，未进行系统性治疗(具体不详)。近 1 月来，憋喘加重，仅能半卧位，活动差，在外对症治疗无好转，现患者为明确诊断并进一步治疗，收治入院。患者本次发病以来，食欲减退，神志清醒，精神欠佳，睡眠欠佳，大便正常，小便正常，体重无明显变化。患者为明确诊断并完善术前肺通气、灌注功能评价来我科检查。既往史：患者否认结核传染病史、否认外伤史。

【其他影像学检查】

CT：两肺少许浸润性病变；左肺上叶近纵隔旁节段实变，两肺多发泡性气肿及肺大泡影，纵隔数枚淋巴结影，两侧胸膜轻度增厚，请随访(见图 8－7)。

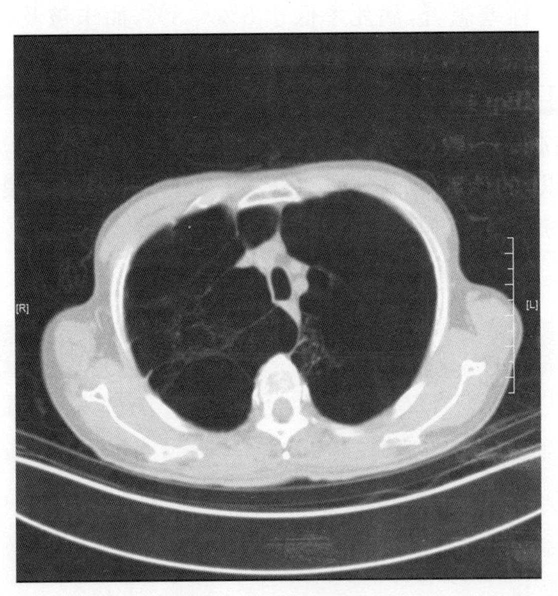

图 8－7　患　者　CT

【检查方法】

分两日行锝气体肺通气/^{99m}Tc－MAA 灌注显像，8 体位采集，采集条件为低能通用平行孔准直器，平面显像矩阵 128 × 128，能峰 140 keV，窗宽 20%，Zoom 1.5～2.0，采集计数 500 k。

【检查所见】

肺灌注图像及肺通气图像显示：两上肺放射性分布稀缺，右中下肺及左下肺放射性分布大致均匀，未见异常放射性稀疏，肺通气图像与肺灌注显像图像大致匹配，大气道内放射性存留(见图 8－8)。分

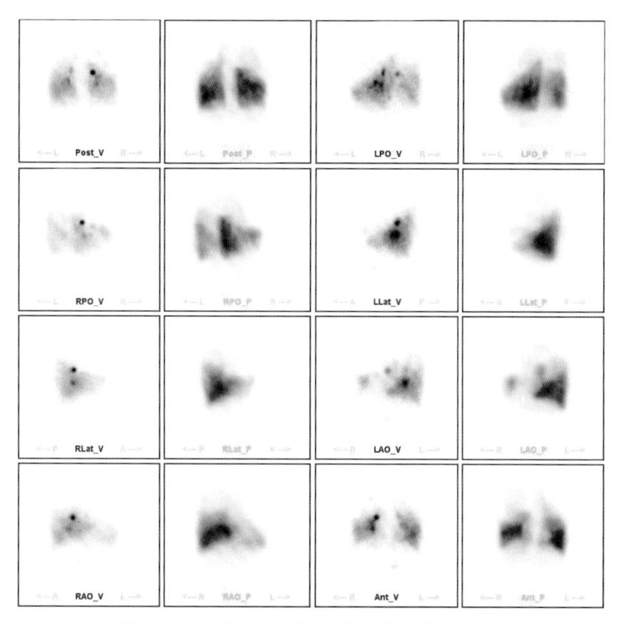

图 8-8 肺大泡患者肺通气、灌注图像

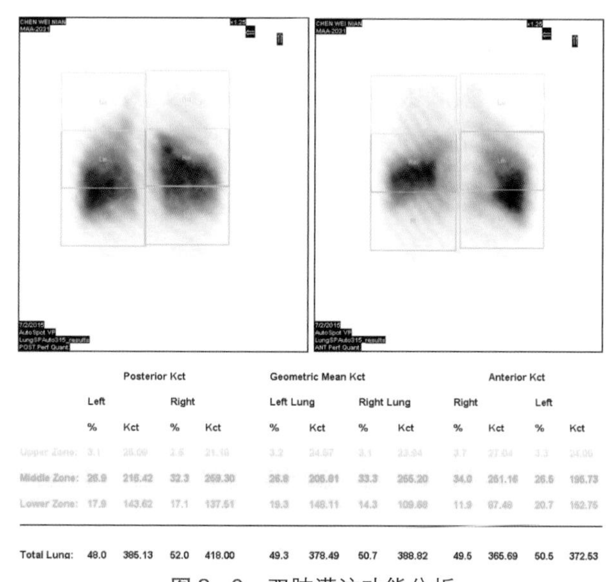

	Posterior Kct				Geometric Mean Kct				Anterior Kct			
	Left		Right		Left Lung		Right Lung		Right		Left	
	%	Kct	%	Kct	%	Kct	%	Kct	%	Kct	%	Kct
Upper Zone:	3.1	26.09	2.6	21.16	3.2	24.57	3.1	23.84	3.7	27.04	3.3	24.06
Middle Zone:	26.9	215.42	32.3	259.30	26.8	205.81	33.3	255.20	34.0	261.16	26.5	196.73
Lower Zone:	17.9	143.62	17.1	137.51	19.3	148.11	14.3	109.88	11.9	87.49	20.7	152.75
Total Lung:	48.0	385.13	52.0	418.00	49.3	378.49	50.7	388.82	49.5	365.69	50.5	372.53

图 8-9 双肺灌注功能分析

侧肺灌注功能：前位：右肺 49.5%，左肺 50.5%；后位：右肺 52%，左肺 48%（见图 8-9）。

【诊断意见】

两上肺血流灌注、通气功能明显减低，符合肺大泡表现。

【讨论】

1）诊断要点

两上肺放射性分布缺损，肺灌注与通气相匹配，即可排除肺栓塞可能。患者影像特点为双上肺放射性明显缺损，近本底。首先考虑双上肺疾病特点应为血流与通气破坏并存，结合病史可作出诊断提示。

2）鉴别诊断

（1）肺栓塞：患者常出现不明原因的咳嗽、胸痛、呼吸困难、咯血、虚脱、面色苍白、出冷汗等症状，严重时可有脑缺氧症状如极度焦虑不安、倦怠、恶心、抽搐和昏迷等症状。

(2) 肺部占位性疾病:部分大的肿块在肺核素显像上也能被观察到,小的肺部占位应用X线或CT扫描常能准确发现其在肺野的位置、形态,易于鉴别。

3) 临床表现

小的肺大泡和单纯的肺大泡患者一般无明显症状,当肺大泡增大或其他部位出现新的肺大泡后,肺功能发生障碍可引起一系列症状,如肺大泡增大破裂产生自发型气胸时,患者表现为胸闷、气短,严重者甚至行动能力受限,失去劳动力。

【相关知识点】

肺减容术是COPD(如肺气肿)改善肺功能的有效治疗手段。通过手术切除过度膨胀的组织可以减少换气无效腔,改善通气/血流比值。慢性阻塞性肺疾病灌注、通气显像示肺内局灶性显像剂核素分布稀疏缺损,部分病例表现为通气显像局部核素分布浓聚而灌注显像为稀疏缺损。显像能准确显示病变的部位、范围和病情程度;由于术后显像改善与FEV_1%改善一致,对比术前、术后的通气、血流灌注显像,可准确评价治疗效果。

病例62 肺肿瘤手术适应证的选择和肺功能预测——中央型肺癌

【病史和检查目的】

1) 病史

患者,男性,71岁。患者于10天前无明显诱因始出现阵发性咳嗽,伴咳少量白色黏痰,无咯血,无畏寒发热,略感胸闷气急,无心慌心悸及呼吸困难,无头痛头晕及恶性呕吐,无全身乏力等情况,经休息无明显缓解,故至当地医院行胸部CT检查示右肺中央型占位,考虑肺癌。既往患者有吸烟史50年,平均300支/年,有高血压史8年,糖尿病史10余年,血压、血糖控制可。

2) 检查目的

现欲术前了解患者双肺灌注、通气情况,以评估患者是否手术耐受。

【其他影像学检查】

CT右肺门肿块,考虑恶性占位性病变,周围少许浸润影。两肺轻度泡性气肿,两肺慢性浸润影,纵隔多发小淋巴结。

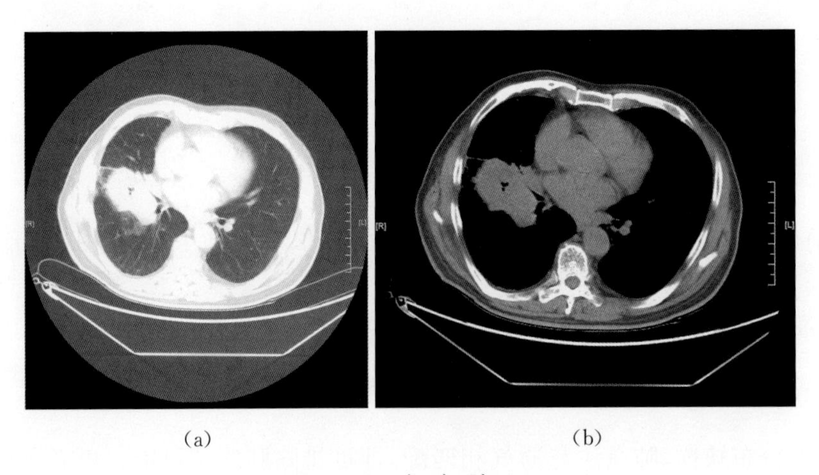

(a) (b)

图8-10 患者肺CT

(a) 肺窗;(b) 纵隔窗

【检查方法】

分两日行锝气体肺通气/^{99m}Tc－MAA灌注显像，8体位采集，采集条件为低能通用平行孔准直器，平面显像矩阵128×128，能峰140 keV，窗宽20%，Zoom 1.5～2.0，采集计数500 k。

【检查所见】

肺灌注图像显示：右肺不显影，左肺放射性分布大致均匀，未见异常放射性稀疏，肺通气图像与肺灌注显像图像不匹配，右肺中叶局部放射性分布稀疏，余肺野未见明显放射性稀疏（见图8－11）。分侧肺灌注功能：前位，右肺8.5%、左肺91.5%；后位，右肺10.2%、左肺89.8%（见图8－12）。分侧肺通气功能：前位，右肺36.2%、左肺63.8%；后位，右肺50.4%、左肺49.6%（见图8－13）。

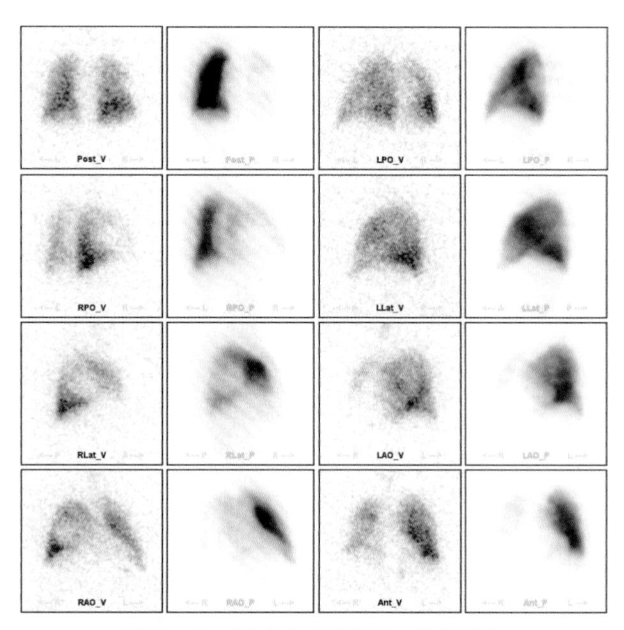

图8－11　肺癌患者肺通气、灌注图像

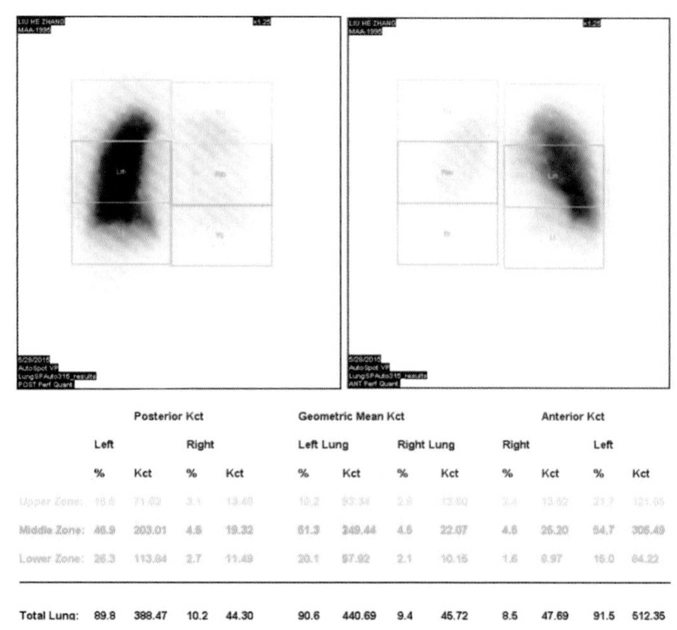

图8－12　双肺灌注功能分析

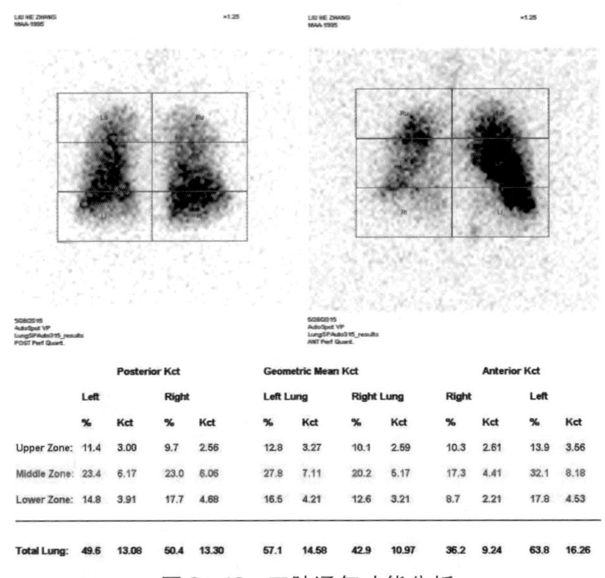

	Posterior Kct				Geometric Mean Kct				Anterior Kct			
	Left		Right		Left Lung		Right Lung		Right		Left	
	%	Kct	%	Kct	%	Kct	%	Kct	%	Kct	%	Kct
Upper Zone:	11.4	3.00	9.7	2.56	12.8	3.27	10.1	2.59	10.3	2.61	13.9	3.56
Middle Zone:	23.4	6.17	23.0	6.06	27.8	7.11	20.2	5.17	17.3	4.41	32.1	8.18
Lower Zone:	14.8	3.91	17.7	4.68	16.5	4.21	12.6	3.21	8.7	2.21	17.8	4.53
Total Lung:	49.6	13.08	50.4	13.30	57.1	14.58	42.9	10.97	36.2	9.24	63.8	16.26

图 8－13 双肺通气功能分析

【诊断意见】

右侧全肺血流灌注显著减低，右肺中叶局部通气功能明显减低，符合右肺中央型肺癌伴肺门血管受压表现。

【讨论】

1）诊断要点

患者，男性，71 岁。有吸烟史 50 年，平均 300 支/年。因“咳嗽咳痰 10 天”入院。有糖尿病史 10 余年。入院检查见右肺中叶局部放射性分布稀疏且灌注、通气匹配，故先考虑 COPD（如肺气肿、肺大泡等）或占位性疾病。结合病史及 CT 结果，符合右肺中央型肺癌伴肺门血管受压的表现。

2）临床表现

（1）痰血：肿瘤炎症致坏死、毛细血管破损时会有少量出血，往往与痰混合在一起，呈间歇或断续出现。很多肺癌患者就是因痰血而就诊的。

（2）咳嗽：肺癌因长在支气管肺组织上，通常会产生呼吸道刺激症状而发生刺激性咳嗽。

（3）胸部胀痛：肺癌早期胸痛较轻，主要表现为闷痛、隐痛、部位不一定，与呼吸的关系也不确定。如胀痛持续发生则说明癌症有累及胸膜的可能。

（4）低热：肿瘤堵住支气管后往往有阻塞性肺叶存在，程度不一，轻者仅有低热，重者则有高热，用药后可暂时好转，但很快又会复发。

肺癌早期症状不够明显，并且往往就医时不能确诊，致使患者疏于防范，导致病情迅速恶化。

【相关知识点】

肺灌注影像对判断肺癌能否手术切除和切除范围有指导意义，由于肺癌病灶直接压迫或浸润邻近血管导致局部血流灌注减少，利用 ROI 技术计算患侧肺残余血流灌注量占健侧肺血流灌注量的百分数（L），L 值越小说明肿块浸润范围和肺血管受累程度越大。若 L 值＞40％，可望通过肺叶切除而将肿瘤切除；如为 30％～40％，则需行患侧全肺切除；如＜30％，则手术切除的成功率很小。肺癌、肺气肿等患者能否接受手术治疗，还应考虑患者术后残留肺功能能否维持最低气体交换需要。肺灌注显像提供了一个较简便而准确的预测术后残留肺功能的方法，即用肺灌注显像计算出拟保留肺组织的放射性计数占全肺总计数的百分数，再乘以 FEV1.0（第 1 秒末用力呼气量），即为术后残留肺功能（P）。P＞0.8 L 者可耐受切除术。

病例63　肺栓塞溶栓前后疗效的比较

【病史和检查目的】

患者，女性，62岁。以“活动后胸闷、心悸七月余”为主诉入院，CTA提示肺栓塞，为进行溶栓前、后疗效评价，申请肺灌注、通气显像。

【检查方法】

同上。

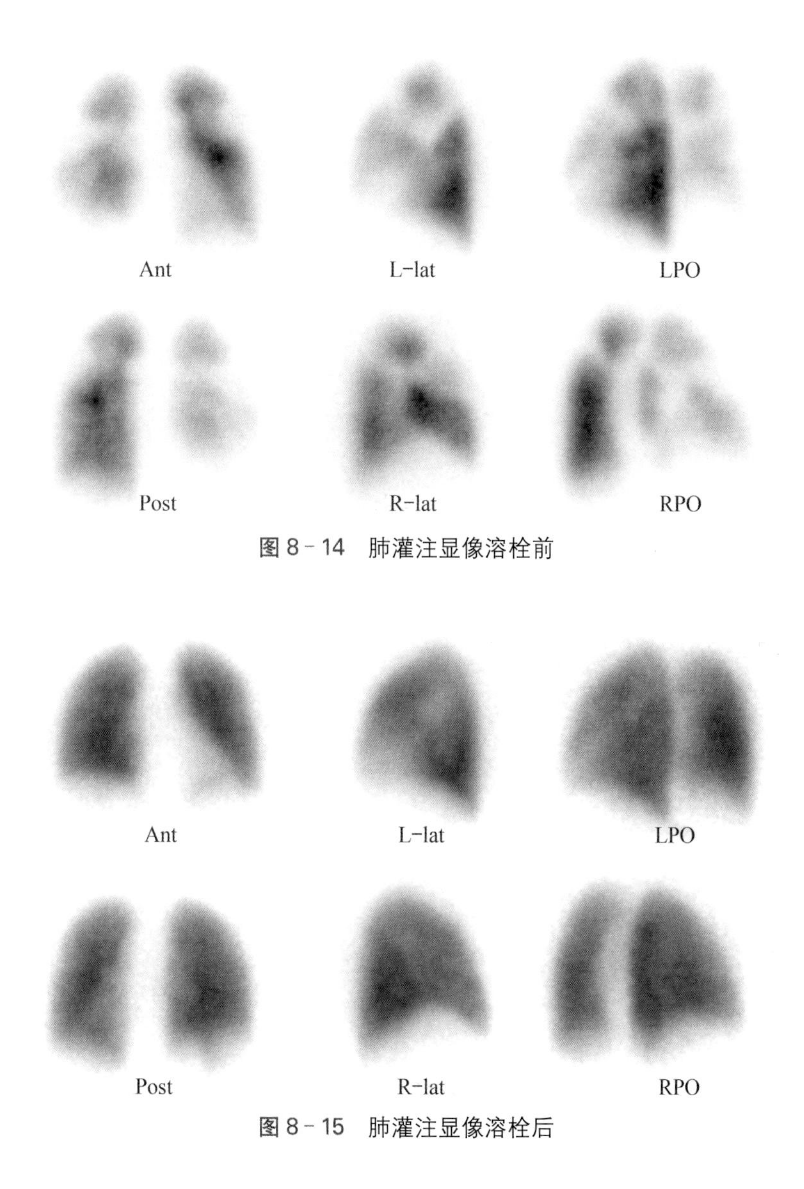

图8-14　肺灌注显像溶栓前

图8-15　肺灌注显像溶栓后

【检查表现】

肺灌注图像显示：双肺影像清晰，见右肺上叶前段、后段，右肺下叶前、外、后基底段，左肺上叶前段、下舌段放射性分布稀疏缺损区（见图8-14），溶栓治疗后以上各段见放射性填充且分布基本均匀，双肺未见明显的放射性缺损区（见图8-15）。

【诊断意见】

溶栓前后肺灌注显像比较后提示原缺血肺段见血流再灌注，溶栓治疗有效。

【讨论】

肺灌注显像也可应用于肺栓塞溶栓治疗后的疗效评价：治疗后原放射性缺损区减小或消失，说明治疗有效;无变化甚至病变范围扩大或又出现其他新部位的放射性缺损区,说明疗效不佳或又有新的栓塞形成。

8.4 推荐阅读文献

[1] 潘中允. 实用核医学[M]. 北京:人民卫生出版社,2014.

[2] 张永学、黄钢. 核医学(全国高等医学院校八年制统编教材). 北京:人民卫生出版社,2010.

[3] 黄钢. 核医学与分子影像临床操作规范[M]. 北京:人民卫生出版社,2014.

[4] 黄钢. 影像核医学(全国高等医学院校五年制影像专业统编教材)[M]. 北京:人民卫生出版社,2010.

[5] 张永学. 核医学[M]. 北京:人民卫生出版社,2014.

[6] 王伯岑、刘纯. 核医学(案例版)[M]. 北京:科学出版社,2008.

[7] 马寄晓、刘秀杰、何作祥. 实用临床核医学[M]. 北京:原子能出版社,2012.

(谢文晖　孙晓焱)

第9章 消化系统

9.1 肝脏显像

9.1.1 肝实质显像

9.1.1.1 肝实质正常影像

【检查方法】

受检者无需特殊准备。显像仪器为大视野γ照相机或SPECT，配备低能高分辨平行孔准直器。平面显像：静脉注射148～185 MBq(4～5 mCi)显像剂后5～10 min显像，肝功能不佳者应适当增加显像剂的剂量并适当推迟显像时间。一般可取前后位和左右侧位，每个体位采集计数500～1000 k，并控制呼吸幅度以减少肝脾活动产生的伪影。必要时加做左前斜位和右后斜位。断层显像：静脉注射显像剂185～370 MBq(5～10 mCi)，经过图像重建获得横断位、冠状断位及矢状断位的断层图像。

【正常肝实质显像图】

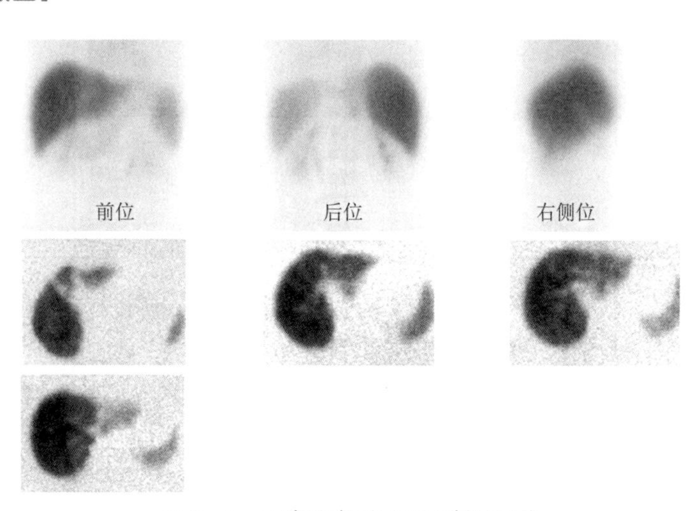

图9-1 正常肝实质平面和断层图像

【检查表现】

平面影像可见肝脏的形态与肝脏的大体解剖类似，其内显像剂分布基本均匀，与投影方向上的肝脏实质分布一致，左叶及部分右叶受肾脏、胆囊、门静脉、下腔静脉和镰状韧带影响而显影减低，脾脏显影可低于肝脏，脊柱基本不显影。断层影像可以显示平面影像不能显示的内部血管、胆管和肝外脏器压迫所致的放射性稀疏、缺损或外形轮廓的异常等(见图 9－1)。

【诊断意见】

正常肝实质影像。

【讨论】

肝脏主要由多角细胞和星形细胞组成，后者属单核-巨噬细胞。当静脉注入颗粒大小适当的放射性胶体，随血流达肝脏时，90%的胶体颗粒可被肝脏的星形细胞吞噬并从血液中清除。星形细胞和多角细胞一样，均匀地分布于正常肝组织，故吞噬胶体后肝内放射性的分布即可代表正常肝实质的分布和功能状态。如果肝内出现占位性病变，显像图上的放射性分布就会发生改变，从而显示出病变。

9.1.2　肝动脉灌注/血池显像

9.1.2.1　肝动脉灌注正常影像

【检查方法】

成人受检者口服高氯酸钾($KClO_4$)400 mg，30 min 后静脉注射焦磷酸盐(PYP)溶液(内含氯化亚锡 1 mg)30 min 后，肘静脉“弹丸”式注射高^{99m}锝酸盐($^{99m}TcO_4^-$)740～1 110 MBq(20～30 mCi)即以 1 帧/2 s 的速度拍 30 帧，即为肝血流灌注影像。30 min 或必要时 2 h 后进行肝区平面或断层显像即为肝血池显像。

【正常肝动脉灌注显像图】

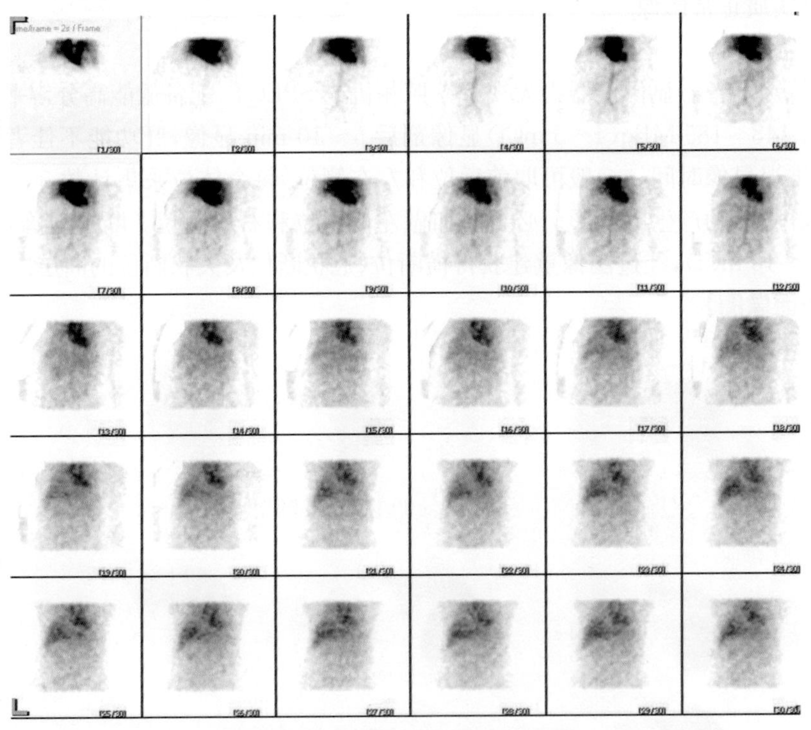

图 9－2　正常肝动脉灌注显像图

【检查表现】

腹主动脉显影后 6～8 s 为肝动脉灌注期，肝区因放放射性极少而不显影；以后肝脏逐渐显影，形态位置与解剖基本一致，放射性分布基本均匀，为门静脉灌注期。在肝脏之外，可见心血池、腹主动脉、下腔静脉、脾及肾脏显影(见图 9－2)。

【诊断意见】

正常肝动脉灌注影像。

9.1.2.2 正常肝血池显像图

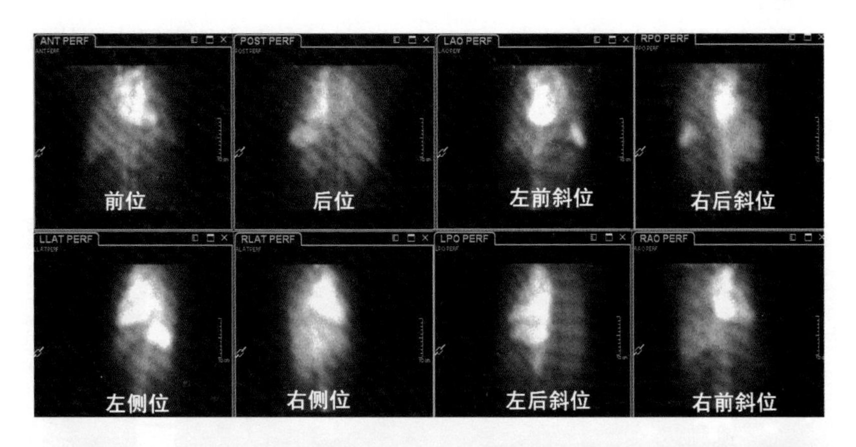

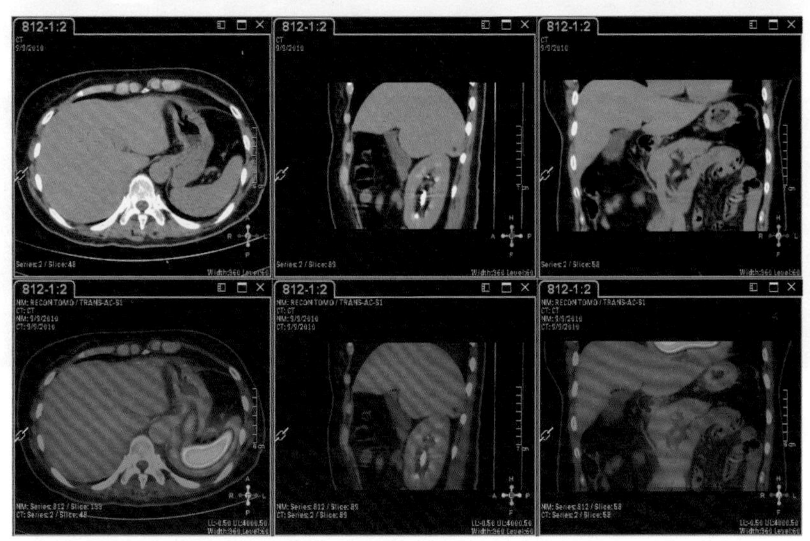

图9-3 正常肝血池显像图

【检查表现】

通常行平面及断层采集，肝脏放射性分布基本均匀，近肝门处血管较多，影像较为复杂，断层影像对诊断具有较大意义，表现为跟血管走向一致的连续性圆形或椭圆形、条状增高影。邻近的心血池、腹主动脉、下腔静脉及脾脏显影较浓。如图9-3所示。

【诊断意见】

正常肝血池影像。

【讨论】

正常肝脏血供25%来自肝动脉，75%来自门静脉，当“弹丸”式静脉注射入显像剂后，肝动脉灌注期肝脏不显影，而在稍后的门静脉灌注期肝内放射性逐渐增高；当显像剂在全身血液循环中达平衡后，肝脏呈放射性均匀显影，即肝血池显像。因此肝动脉灌注/血池显像实质是反映肝内动静脉血供和局部血容量的情况，比如肝恶性肿瘤主要由肝动脉供血，故于动脉期可见肿瘤部位有明显的放射性分布；肝血管瘤因瘤体含血量很高，故在血池相放射性显著高于周围正常肝组织。

9.1.3　异常肝脏显像典型病例

病例 64　肝海绵状血管瘤

【病史和检查目的】

患者，女性，45 岁。B 超检查见肝右叶有一 22 mm × 16 mm 大小的高回声团块，边界清，内部回声均匀，提示：血管瘤可能性大。

【肝血池(SPECT/CT)显像图】

如图 9 - 4 所示。

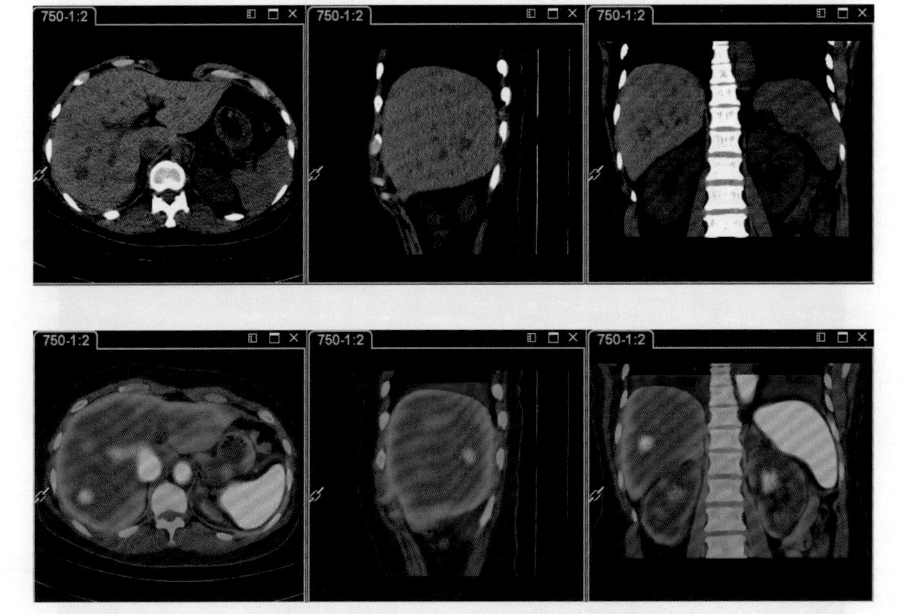

图 9 - 4　肝血池(SPECT/CT)显像图

【检查表现】

上排：CT 平扫见肝 S6 段见 2.0 cm × 1.5 cm 大小低密度病灶，边界清晰。

下排：肝血池断层显像，同一位置见放射性浓聚影，表现为“过度填充”，提示肝血管瘤。

【诊断意见】

肝右叶海绵状血管瘤。

【随访结果】

肝血管瘤。

【讨论】

1) 诊断要点

肝实质显像显示肝内占位性病变，与肝血池显像两者结合，有助于肝血管瘤的诊断与鉴别诊断。肝血池显像呈放射性过度填充者，是肝海绵状血管瘤的强指征，其准确性为 70%～90%。因很少有其他病变的血供可超过肝组织的血供水平，故其特异性非常高，几乎达 100%，明显高于 CT 和 B 超。可作为鉴别血管瘤的可靠依据。

2) 鉴别诊断

(1) 肝癌(原发性肝癌与转移性肝癌)：在肝实质显像时多呈单发或多发的放射性缺损，在血流灌注影像的动脉相，病灶区域放射性分布明显浓聚(即动脉灌注阳性)。肝血管显像为“一般填充”，显示其具有丰富的肝动脉血供。

(2) 肝海绵状血管瘤：是肝脏最常见的良性肿瘤，主要由血窦构成，在肝实质显像时多呈现为单发的放射性稀疏或缺损区；肝血池显像时，病灶区域放射性分布明显高于周围组织，这种“过度填充”的影像特点是血管瘤的特征表现，是目前肝血管瘤作术前病因诊断的首选方法，诊断特异性为95%～100%。用SPECT断层显像可提高此方法的灵敏度。

(3) 肝囊肿、肝脓肿等：在肝静态显像时同样表现为单发或多发的放射性缺损区，但因此类疾病病灶区域无血供，肝血流灌注显像及肝血池显像均表现为“不填充”。

【临床表现】

肝血管瘤是常见的良性肝脏肿瘤，其生长缓慢，病程长，多在中年之后发现，可单发和多发，一般没有临床症状，直径大于4 cm者可能因为压迫引起上腹部非特异性症状，通常无肝功能损害和恶变倾向。

【注意事项】

对于直径小于2 cm的肝血管瘤，仅用平面显像阳性率较低，而需用肝血池SPECT显像。文献报道小于1 cm的血管瘤用SPECT显像也可清晰显示。由于肝内血管丰富，尤其是肝门区，所以在读片时一定要切记勿把血管影误认为填充。

【相关知识点】

1) 肝血流灌注动脉相血流增加

(1) 全肝普遍增高往往是肝硬化、门静脉高压形成的表现之一。

(2) 肝实质显像缺损区局部肝动脉血供增强。可作为肝脏实质性肿瘤(原发性肝癌、转移性肝癌、肝腺瘤等)的一个特征。但部分血管瘤也有此表现。

2) 肝血池相

通常与肝实质显像配合，鉴别其缺损区的血供状况，主要有以下三种情况。

(1) 不填充：肝实质显像显示的放射性异常缺损区在肝血池显像时仍见放射性分布缺损。

(2) 一般填充：肝实质显像显示的病变区域在肝血池显像中的放射性分布与周围正常组织相近。

(3) 过度填充：肝实质显像显示的病变区域在肝血池显像中的放射性分布明显高于周围正常组织。

【相关影像学方法比较】

小病灶的发现与诊断，CT与B超优于核素显像，增强后动态CT或MRI扫描，肝血管瘤在早期可见边缘不规则强化灶，呈棉花团块，密度与血管一致，此特点为血管瘤的可靠证据。对于较大的血管瘤，因纤维增多，瘤内间隔不规则增厚或有血栓形成，血流减少，则其在CT、MRI上的表现与恶性肿瘤鉴别困难。而此时，核素肝血池显像呈现的过度填充使之鉴别容易，尤其是对于多发性、邻近大血管、心脏、脾脏或肾血池的病灶。CT肝动脉造影与数字减影血管造影(DSA)对肝血管瘤的诊断颇具特征性，可出现“血管湖”及“血窦染色”。但因操作复杂，费用大且为创伤性而几乎不用。

9.2 肝胆显像

9.2.1 正常影像

【检查方法】

空腹(检查前禁食6～12 h)取仰卧位，探头对准受检者的右上腹部，视野包括全部肝脏及部分心脏和肠道。一般取前位相，必要时可增加右侧位或右前斜位。静脉注射显像剂185～370 MBq (5～10 mCi)后进行动态显像，以1帧/1 s或1帧/2 s采集至60 s，然后再以1帧/2 min或1帧/5 min，连续显像至60 min。若60 min后胆囊或肠道仍未显影，应加摄3～4 h延迟像，必要时行24 h显像。

【正常肝胆显像图】

如图9-5所示。

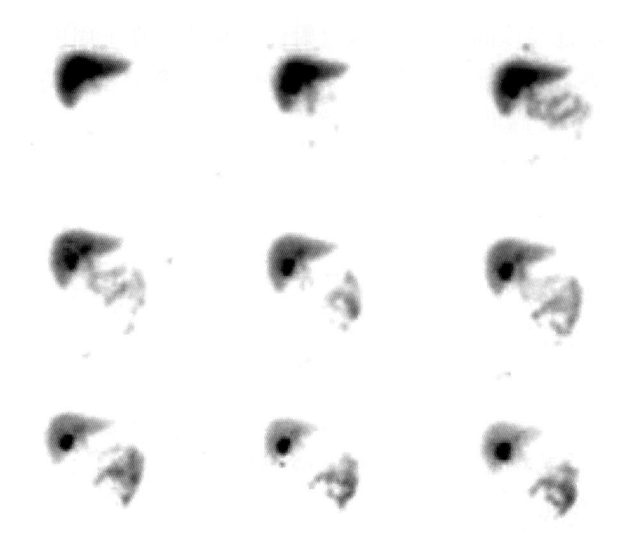

图 9-5 正常肝胆显像图像

【检查表现】

注射显像剂后 3～5 min 肝影清晰，10～20 min 后肝影逐渐消退，肝内外胆管、十二指肠和小肠相继显影，15～20 min 胆囊开始显影并不断增大变浓，脂肪餐后迅速缩小，至 80 min 时一般肝胆影像完全消退，只见肠管内大量放射性(见图 9-5)。

【诊断意见】

正常肝胆影像。

【讨论】

静脉注入的肝胆显像剂，能被肝细胞摄取，继而分泌到毛细胆管，再经胆道系统排至肠道，利用 γ 相机则可动态观察此过程，即肝胆显像，其主要是评价肝细胞的功能和胆道系统排泄的通畅情况。

9.2.2 异常肝胆显像

病例 65 先天性胆道闭锁

【病史和检查目的】

患儿，男性，45 天。因“皮肤巩膜黄染进行性加重 20 天”就诊。B 超提示胆囊及肝内胆管显示欠清。肝功能检查：ALT 105 IU/L，AST 190 IU/L，TB 170 μmol/L，DB 82 μmol/L

【肝胆显像图】

如图 9-6 所示。

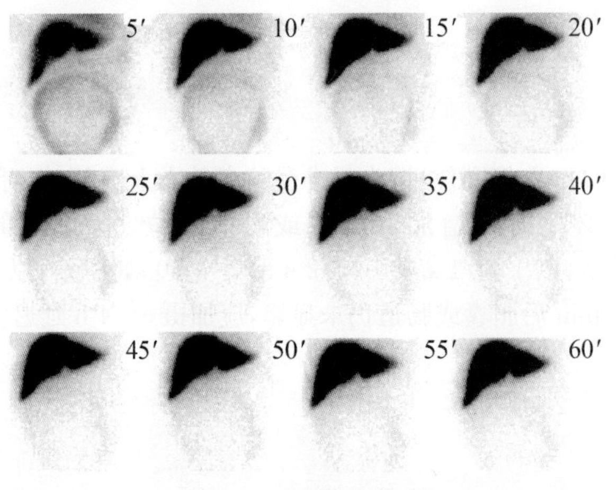

图 9-6 肝胆显像图

【检查所见】

肝胆显像肝显影良好，延迟 24 h 显像仍不见肠道出现放射。

【诊断意见】

先天性胆道闭锁。

【随访结果】

手术证实先天性胆道闭锁。

【讨论】

1）诊断要点

先天性胆道闭锁患儿肝胆动态显像表现为肝影清晰、持续显影，而胆道系统和肠道均不显影，进行苯巴比妥试验后肠道仍无放射性出现。如肠道内出现显像剂，则可排除胆道闭锁的可能。

2）鉴别诊断

先天性胆道闭锁和新生儿肝炎是新生儿黄疸最常见的原因。若肝胆显像肝显影良好，追踪至 24 h 仍不见肠道出现放射性，且苯巴比妥试验胆汁促排无效，可诊断胆道闭锁。新生儿肝炎肝胆显像多表现为，肝脏显影淡，肠道放射性延迟或不出现放射性，一般苯巴比妥试验胆汁促排有效。

【临床表现】

黄疸通常为首发症状，一般在出生后 1～2 周开始逐渐显露，通常黄疸不消停，以皮肤、黏膜和巩膜为主，可伴有陶土样粪便、茶色尿液、皮肤瘙痒、肝脏肿大等症状。

【相关知识点】

苯巴比妥试验在肝外胆道通畅的情况下，口服苯巴比妥钠 2.5 mg/kg 体重，每日 2 次，连续 5 天后进行常规胆道系统显像，胆红素和^{99m}Tc－EHIDA 经肝胆摄取排出得到增强，对鉴别有无胆道梗阻有一定的价值，特别有利于新生儿黄疸的鉴别诊断。

【相关影像学方法比较】

B 超、CT：对成人胆道梗阻诊断价值很高，但新生儿胆管极细，此两种检查不理想；内镜逆行性胰胆管造影术(ERCP)和经肝脾穿刺胆管造影(PTC)亦有较大诊断价值，可显示胆管扩张的部位、程度及梗阻末端胆管形态学改变、有无结石或软组织肿块等，但对新生儿检查时成功率往往较低，且为有创性；核素肝胆显像：肝脏持续显影，胆道系统和肠道不显影，用胆汁促排药(如苯巴比妥)后肠道仍无放射性分布，此可与新生儿肝炎鉴别。

9.3 胃肠道显像

9.3.1 正常胃肠道影像

【检查方法】

静脉注射显像剂前 30 min 口服 $KClO_4$ 200～400 mg，以减少胃黏膜对$^{99m}TcO_4^-$的摄取和分泌。静脉注射焦磷酸盐(PYP)溶液 1 支(内含氯化亚锡 1 mg)。15～30 min 后，患者取仰卧位，探头包括整个腹部。从肘静脉“弹丸”式注射高锝酸盐($^{99m}TcO_4^-$)555～740 MBq(15～20 mCi)，即刻以 1 帧/5 min 连续采集至 60 min，若为阴性，则适当延迟显像。

【正常胃肠道显像图】

如图 9－7 所示。

【检查表现】

腹部大血管、肝、脾、肾和膀胱显影，其他部位基本不显影或仅有少量放射性本底影，胃、十二指肠、空回肠及结肠无显像剂浓聚(见图 9－7)。

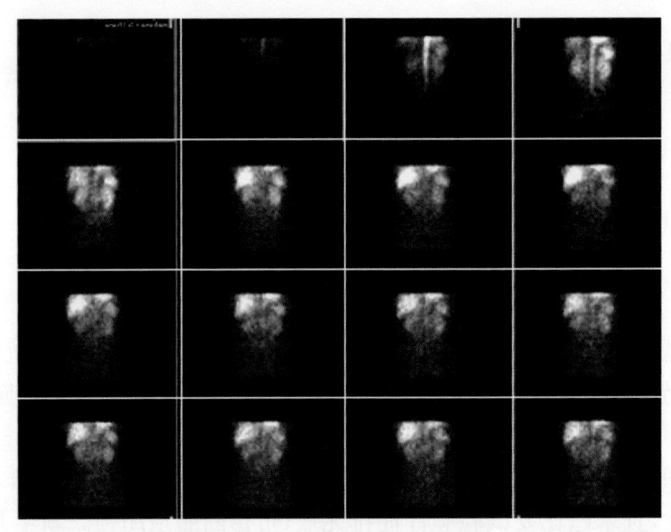

图 9-7 正常胃肠道显像图

【诊断意见】

正常胃肠道影像。

【讨论】

静脉注射^{99m}Tc-RBC后，腹部只有大血管和血床丰富的脏器显影，胃肠壁含血量较低，故基本不显影。当胃肠壁因各种原因出现活动性出血病灶时，^{99m}Tc-RBC从血管破裂处外逸进入胃肠道，形成异常放射性浓聚影像，据此可对消化道出血作出诊断和大致定位。

9.3.2 异常胃肠道显像典型病例

病例66 小肠出血

【病史和检查目的】

患者，男性，57岁。反复黑便5年，每年约3～4次，量中，成形，神志清，无恶心、呕吐、发热、面色苍白，以往无肝硬化史，多次检查胃镜、纤维肠镜均未见明显病变。Hb 8 g/L, RBC 2.5×10^{12}/L。

【胃肠道显像图】

如图9-8所示。

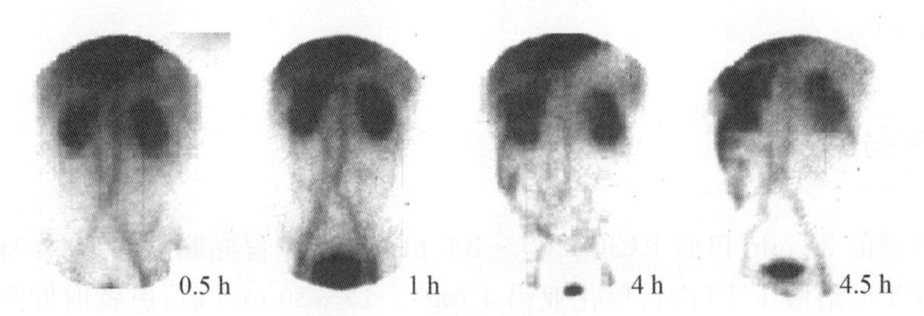

图 9-8 胃肠道显像图

【检查表现】

注药后第4 h回盲部见放射性显像剂浓聚，延迟30 min后见回盲部及升结肠肠腔呈条索状显影。

【诊断意见】

小肠出血。

【随访结果】

DSA造影：左侧前组小肠动脉血管畸形伴出血。

【讨论】

诊断要点：胃肠道任何部位有活动性出血即可见到相应部位出现异常放射性浓集，且随时间延长放射性异常分布增加，并沿肠蠕动方向延伸。由于出血部位肠蠕动增加，放射性浓聚灶可以迅速向远端移动，因此要准确定位出血点，必须多次短间隔采集。

【注意事项】

(1) 如检查当天出血已停止，则不宜做此检查。

(2) 若怀疑有慢性和间歇性出血，则应在36 h内多次显像，以捕捉出血时机，提高阳性检出率，并有利于动态分析出血灶的部位。

(3) 因上消化道出血的定位常受上腹部肝、脾、肾等富血管床器官和大血管的影响，而不如下消化道灵敏。所以临床上以下消化道出血定位占优势。

(4) ^{99m}Tc-硫胶体或植酸钠显像只适用于急性活动性胃肠出血，而不适用于间歇性出血的延迟显像及胆道出血显像。

(5) 怀疑出血点与大血管或脏器重叠时，可加作侧位显像或SPECT/CT显像。

【相关知识点】

胃肠道内出血的速率＞0.1 ml/min时，显像于出血部位可见到放射性异常浓聚，诊断准确性可达85%。胃肠道出血从显像所见特点可分为：

(1) 大量出血：因出血速度快，故注射显像后1～5 min即可见到出血部位放射性浓聚团块形成并迅速扩大，出血随肠蠕动很快注满远端肠腔，出现明显的肠管影。

(2) 中等量出血：一般出血部位可见明确的放射性浓聚点，随时间延长不断变大，随肠蠕动不断拉长变形，进而远端肠内放射性随之增高。

(3) 小量出血：因出血量小，仅可见一小浓聚点时隐时现，一般看不到远端肠管放射性增高，出血量极小或间歇性出血时则需延迟至6～24 h以提高检出率。

【相关影像学方法比较】

内窥镜检查(包括胃镜、结肠镜和直肠镜)是消化道出血诊断的首选方法，基本上可以满足上消化道、结肠和直肠出血的寻找、定位并确定病因。但是，它们不适合小肠出血和下消化道的间歇性出血。血管造影对大多数消化道出血患者能够提供准确的定位诊断，但其具有创伤性，且价格昂贵，同时也不适合大量、间歇性出血以及静脉出血的诊断。相比之下，放射性核素胃肠道出血显像检查不但价廉、方便、无创性，并且可以弥补以上检查方法的不足之处。

9.4 十二指肠-胃反流显像

9.4.1 正常影像

【检查方法】

受检者应禁食禁烟4～12 h，检查前20～30 min口服过氯酸钾400 mg封闭甲状腺和胃黏膜对高锝酸盐($^{99m}TcO_4^-$)的摄取和分泌，受检者平卧于探头下或坐位面向探头，视野包括肝区及上腹部 。自肘静脉注射^{99m}Tc-EHIDA 3～5 mCi (111～185 MBq)，5～10 min后开始显像，每隔5～10 min采集1帧，每帧采集100 s(计数应达到300～500 k以上)。至30 min时或胆囊放射性计数达最大时，嘱受检者口服牛奶300 ml或油煎鸡蛋两个，以加速胆汁的排泄，采集至口服脂肪餐后60 min止。采集最后一帧时可口服小量的$^{99m}TcO_4^-$作为胃区定位指示剂或SPECT/CT融合定位。

【正常显像图】

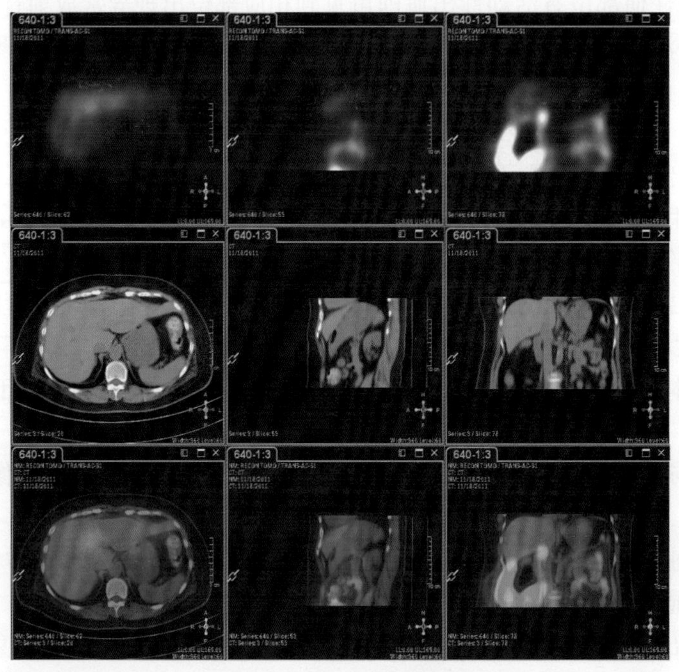

图 9-9 正常显像图

【检查表现】

正常人十二指肠清楚显影，位于左上腹与肝门水平相当的十二指肠空肠曲显影亦较明显。在十二指肠空肠肠曲以上的部位为正常胃区，正常时，胃区无显像剂聚集(肝左叶尖端附近)，口服脂肪餐后胃内仍无显像剂出现(见图 9-9)。

【诊断意见】

未见十二指肠-胃反流。

【讨论】

静脉注射肝胆显像剂后，能迅速地被肝多角细胞摄取，分泌后经胆道系统排至十二指肠。正常时，由于幽门括约肌的控制，已排入肠腔的显像剂不能进入胃内。如有十二指肠-胃反流时，显像剂将随十二指肠液进入胃内，通过体外 γ 照相可见到胃区出现显像剂分布，甚至全胃显影，借此即可诊断十二指肠-胃反流。

9.4.2 异常十二指肠-胃反流典型病例

病例 67 十二指肠-胃反流

【病史和检查目的】

患者，男性，36 岁。因“反复胸前区疼痛，再发 1 天”就诊。胃镜提示幽门管炎性狭窄、胃腔内见胆汁滞留，诊断胆汁反流性胃炎。

【十二指肠-胃反流显像图】

如图 9-10 所示

【检查表现】

静脉注射 ^{99m}Tc-EHIDA 555 MBq 后 25 min 肠内见放射性，在肝左叶外侧有一放射性浓聚区。同机 CT 定位于胃内，提示胆汁反流入胃。

【诊断意见】

十二指肠-胃反流。

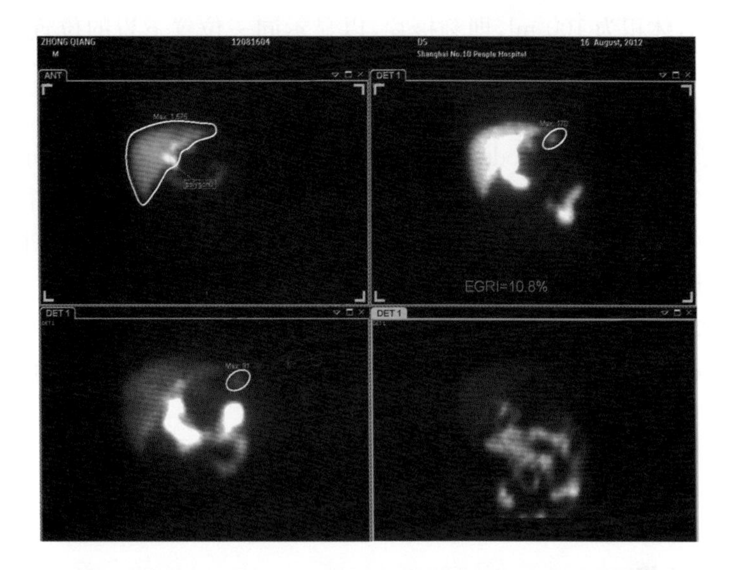

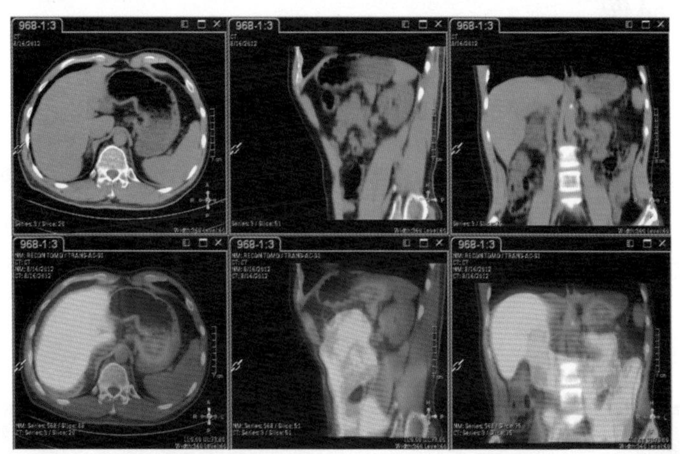

图 9-10 十二指肠-胃反流显像图

【随访结果】

幽门狭窄，胆汁反流性胃炎。

【讨论】

1）诊断要点

在静注^{99m}Tc-EHIDA后各时相的平片与口服^{99m}Tc-DTPA平片相比较，在胃部如有放射性聚积，则可诊断为胆汁反流入胃。胃位置因人各异，一般在肝左叶附近，所以在两片对比时，最好肝影、肝管影、胆总管影相重叠，观察胃区有无放射性来加以诊断，或通过SPECT/CT融合显像进行精确定位。

2）临床表现

胆汁反流性胃炎常见于胃大部切除、胃空肠吻合术后，以及幽门功能失常和慢性胆道疾病等。常表现为腹部饱胀不适，中上腹持续烧灼感，也可表现为胸骨后痛，餐后可加重。可伴有嗳气、反酸、恶心、呕吐、肠鸣、排便不畅、食欲减退以及消瘦等现象。严重者还会出现胃出血的情况，有的患者大便呈现黑色，有的是呕血。

【注意事项】

应注意显像前受检者空腹，静注^{99m}Tc-EHIDA 555～740 MBq(15～20 mCi)，注药后5 min、10 min、30 min各摄平面片，在此期间(15～30 min)胆囊或胆总管显影，即嘱患者服脂餐，使其胆囊收缩，胆汁排出，脂餐后20～30 min再摄平面片一张。摄片后在同一体位给受试者口服18～37 MBq(0.5～

1.0 mCi) ^{99m}Tc－DTPA，体积为100 ml，即刻摄片，以显示同一位置下胃的位置。推荐行SPECT/CT进行定位。

【相关知识点】

临床通常根据胆汁反流指数（duodenogastric reflux index，EGRI）进行分度：当EGRI＜5%、5%～10%、＞10%时分别为Ⅰ°、Ⅱ°、Ⅲ°反流。如根据影响分级（仅适用于未行胃切除术患者）可分为三度：Ⅰ°为胃区一过性显像剂分布，部分正常人可有此表现，临床意义不大；Ⅱ°胃区明显显像剂分布，可滞留60 min，有明确临床意义；Ⅲ°显像剂可滞留60 min以上，胃影完整，提示重度反流。

【相关影像学方法比较】

（1）内镜：可直接观察反流，但具有侵入性，也不符合生理条件，因胃镜插入刺激可能导致假阳性或假阴性。

（2）核素消化道显像：无创、生理条件下直接显示反流及其程度，由于放射性测试灵敏度高，所以即使少量胆汁反流，也可检出。

9.5 胃食管反流显像

9.5.1 正常影像

【检查方法】

在300 ml酸性饮料中加入^{99m}Tc－SC成^{99m}Tc－DTPA。成人受检者空腹4 h以上，腹部缚压力腹带，腹部从0～13.3 kPa逐级加压，每加压一次显像一次。婴幼儿显像时可不加腹压，探头食管与贲门部以1帧/2 min的速度动态显像至1 h。用ROI技术可计算不同压力的胃食管反流指数（GERI）。

【正常显像图】

如图9－11所示。

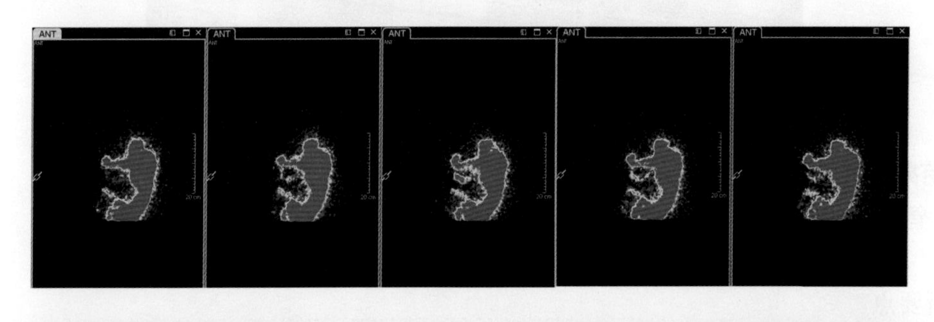

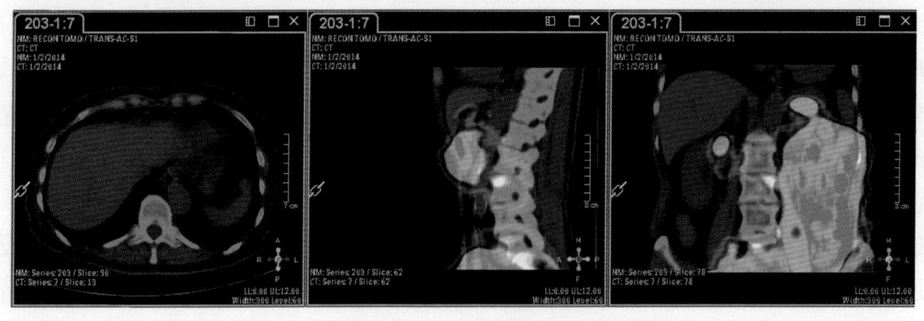

图9－11　正常显像图

【检查表现】

食管内无放射性，腹部加压0～13.3 kPa贲门及食管下段仍无放射性，GERI＜4%（见图9－11）。

【诊断意见】

未见胃食管反流影像。

【讨论】

口服不为食管和胃黏膜吸收的酸性显像剂后，上腹部加不同的压力，根据食管下段是否出现放射性及放射性与压力的关系判断有无胃-食管反流及反流的程度。

9.5.2 异常胃食管反流典型病例

病例68 胃食管反流

【病史和检查目的】

患儿，男性，3岁。反复肺部感染就诊，有时伴有发热、呕吐。胸片示间质性肺炎。

【胃食管反流显像图】

如图9-12所示。

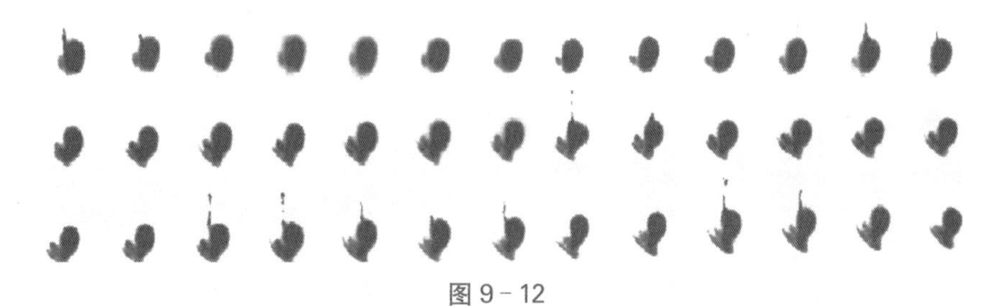

图9-12

【检查表现】

图像显示第1、12、22、31、35、38 min贲门上方食管内出现放射性浓聚，提示存在胃食管反流。

【诊断意见】

胃食管反流。

【讨论】

1）诊断要点

贲门上方食管内出现显像剂浓聚，稍高于本底为弱阳性；明显高于本底但显著低于胃影为阳性；稍低于或等于胃影为强阳性。反流指数为3%～4%时为可疑，＞4%提示反流存在。

2）临床表现

胃食管反流是由于食道远端功能障碍引起胃内容物反流进入食道。该症在婴儿期多见，发生率约1/500婴儿。常见临床表现是由于酸性胃内容反流到食道引起。据报道2/3患儿有呕吐，1/4表现有出血。19%患者伴有呼吸道症状，常表现为支气管哮喘、过敏性支气管炎、反复肺炎。部分胃食管反流患儿可自愈，但因可引起呼吸系疾病甚至可合并婴儿猝死，故治疗非常重要。

【注意事项】

显像前应先在观察食管部位有无显像剂残留，如有可再饮水直到食管显像剂消失。

【相关影像学方法比较】

检测胃食管反流的常用方法有pH值监测、食管测压、食管镜检、上消化道钡餐造影和放射性核素胃食管显像。食管pH值监测被认为是诊断胃食管反流的金标准，但该方法需在食管内置放电极，为非生理状态、不能直观地检出非酸性反流。上消化道钡餐造影和食管测压及镜检因敏感性低、辐射量大和为侵入性，故不适宜小儿应用。放射性核素胃食管显像是在生理状态下连续观察，结果直观，敏感性高，还可定量分析反流程度，同时在不增加辐射量情况下观察是否有肺吸入，故目前认为该方法可列为诊断小儿胃食管反流的首选方法，尤其适用于呼吸道疾病合并胃食管反流者。

9.6 唾液腺显像

9.6.1 正常影像

【检查方法】

检查前患者无需特殊准备，勿服用过氯酸钾。静态显像：静脉注射$^{99m}TcO_4^-$洗脱液 185～370 MBq（5～10 mCi）后，于 5、10、20、40 min 后分别行前位和左右侧位显像，每帧采集 5×10^5 计数，视野中应包括整个唾液腺和部分甲状腺，然后舌下含服维生素 C 300～500 mg 促使唾液腺分泌后，嘱患者漱口清洗口腔，并于清洗口腔前后分别显像。动态显像：取前后位，弹丸式静脉注射显像剂后，以 2 s/帧共采集 30 帧，以了解唾液腺的血流灌注情况，随后以 30 s/帧连续采集 40～60 min。保持体位不动，嘱患者舌下含服维生素 C 300～500 mg 继续采集 5 min，观察唾液腺分泌排泄情况。分别勾画出各睡液腺的 ROI，得出各自的时间-放射性曲线。

【正常唾液腺显像图】

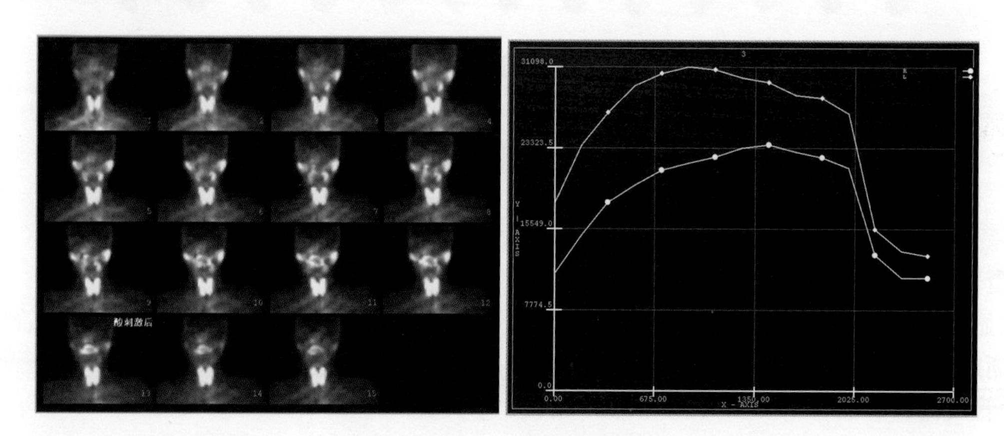

图 9－13 正常唾液腺显像图

【检查表现】

前位可见腮腺及颌下腺显影清晰，轮廓完整，放射性分布均匀，两侧大小、位置对称，口腔内放射性较多，侧位腮腺影像为上宽下窄的卵圆形，颌下腺为圆形，维生素 C 片刺激后显影消退迅速（见图 9－13）；分侧腮腺时间-放射性曲线有明显的摄取及排泄段。

【诊断意见】

正常唾液腺影像。

【讨论】

利用正常唾液腺间叶导管上皮细胞能摄取$^{99m}TcO_4^-$并排泌至口腔的功能，可行唾液腺显像。静脉注射$^{99m}TcO_4^-$后行前位及侧位静态和行动态显像，了解唾液腺摄取和分泌功能，口含维生素 C（刺激唾液腺分泌）后继续显像评估导管是否通畅。

9.6.2 异常唾液腺典型病例

病例 69 干燥综合征

【病史和检查目的】

患者，女性，55 岁。眼干、口干 1 年余。泪腺分泌试验测定：左侧 5 mm/min，右侧 3 mm/min（正常＞15 mm/min）。ENA（SS－A）和 ENA（SS－B）均阳性。

【唾液腺显像图】

如图 9－14 所示。

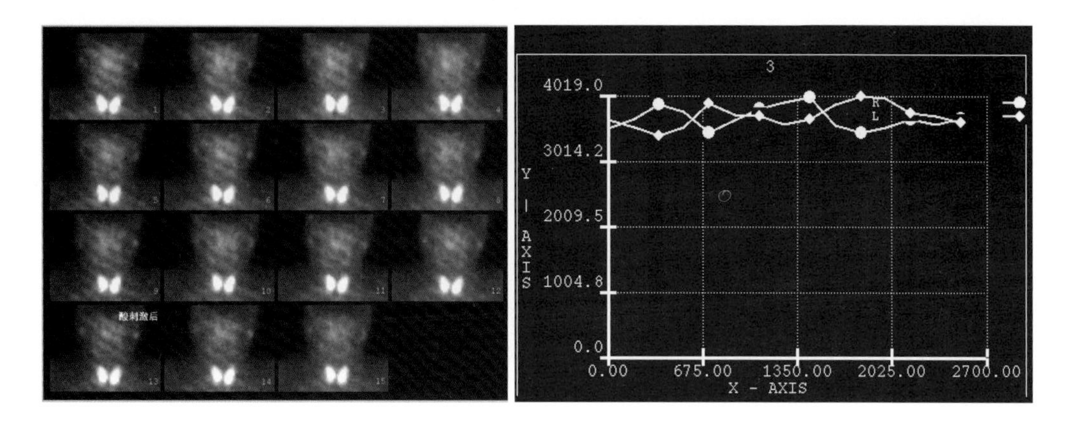

图 9-14 唾液腺显像图

【检查表现】

患者双侧腮腺显像模糊,维生素C刺激后显影消退不明显;分侧腮腺时间-放射性曲线呈低水平型(见图9-14)。

【诊断意见】

干燥综合征。

【随访结果】

唇腺活检:小叶间纤维脂肪组织增生伴淋巴细胞浸润,符合干燥综合征。

【讨论】

1)诊断要点

双侧腮腺显像模糊,双侧腮腺时间-放射性曲线呈低水平型,为典型的干燥综合征的表现。

2)临床表现

干燥综合征是一种以口眼干燥为特征的主要累及泪腺和大小唾液腺的全身免疫性疾病,90%多见于女性,分原发性和继发性,有时因症状轻或有其他疾病(肾脏、结缔组织疾病)等而未能加以重视。

【注意事项】

腮腺X线造影可影响唾液腺摄取高锝酸盐($^{99m}TcO_4^-$)的能力,故应在造影之前或在造影后数日再行唾液腺显像检查。

【相关知识点】

在干燥综合征患者中,由于腺体摄取和排泄功能受损程度的不同,其$^{99m}TcO_4^-$时间-放射性曲线可表现为各种异常曲线类型(低水平型、抛物线型、水平型和持续上升型等)。症状严重者,双侧腮腺均不显影,腮腺核素检查表现为双侧腺体平行性功能受累,为低水平型曲线,属重度弥漫性病变。腺体的摄取和排泄功能受损,其病理机制与腺体组织内淋巴细胞和浆细胞浸润、腺体萎缩变性和坏死、纤维组织增生和导管扩张等有关。

9.7 幽门螺杆菌检测

9.7.1 原理

幽门螺杆菌(HP)能产生活性较强的尿素酶,可分解尿素产生氨和CO_2,后者进入血液经肺排出体外。如果胃内有HP时,口服标记的尿素被分解,产生的标记的CO_2经肺呼出,检测其含量可以判断有无HP感染。常用的有^{14}C(^{13}C)-呼气试验。

受检者禁食4~12 h,并停用抗生素、铋剂及硫酸铝30天以上。

9.7.2 适应证

(1) 有胃部不适,怀疑有幽门螺杆菌感染者。

(2) 急慢性胃炎和胃、十二指肠溃疡患者。

(3) HP 根除治疗后疗效评价和复发诊断。

(4) HP 感染的流行病学调查与筛选手段。

9.7.3 临床应用

主要用于 HP 感染的诊断、治疗评价和复发,敏感性达 90%~97%,特异性为 89%~100%。其优点包括可以反映整个胃黏膜的 HP 感染情况,避免活检时的取样误差,是最适用的非侵入性检查方法;同时可在短期内多次重复检查,可作为 HP 疗效考核的“金标准”。

9.8 推荐阅读文献

[1] 安锐、黄钢. 核医学[M]. 北京:人民卫生出版社,2015.

[2] 黄钢. 核医学与分子影像临床操作规范[M]. 北京:人民卫生出版社,2014.

[3] 马寄晓,刘秀杰,何作祥,等. 实用临床核医学[M]. 北京:原子能出版社,2012.

[4] 吕中伟,王培军. 核医学[M]. 北京:科学出版社,2010.

(吕中伟)

第 10 章

神经系统

10.1　脑血流灌注显像

10.1.1　正常脑血流灌注显像

【检查方法】

静脉注射显像剂^{99m}Tc－ECD（^{99m}Tc－双半胱乙酯）或^{99m}Tc－HMPAO（^{99m}Tc－六甲基丙二胺肟）740～1 110 MBq（20～30 mCi），10～15 min 后开始显像，经计算机重建后，可得到横断面、矢状面和冠状面的三维断层影像。采用 NeuroGam 软件进行图像后处理，得到可视化大脑皮质、皮质下核团在不同断面的图像，并对其进行定量分析。

【脑部血流灌注显像图】

如图 10－1、图 10－2 所示。

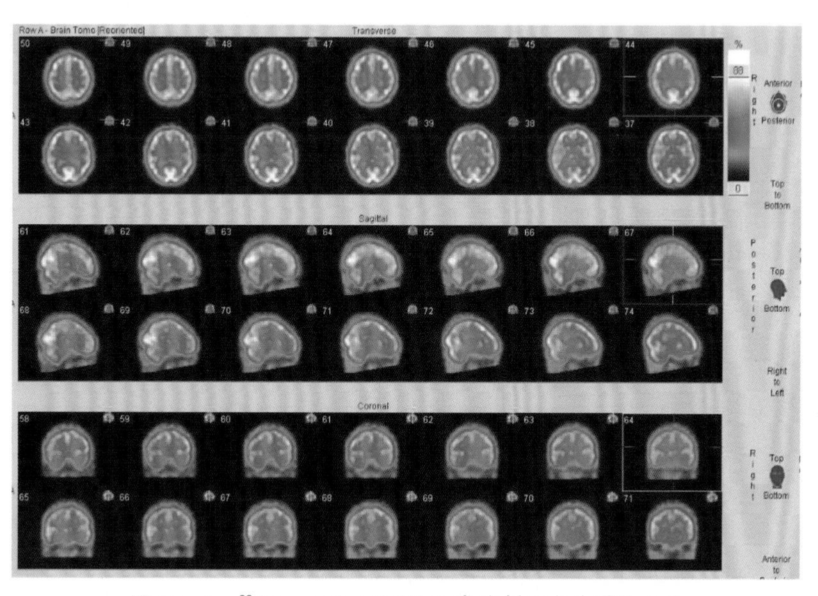

图 10－1　^{99m}Tc－ECD SPECT 正常脑断层血流灌注显像

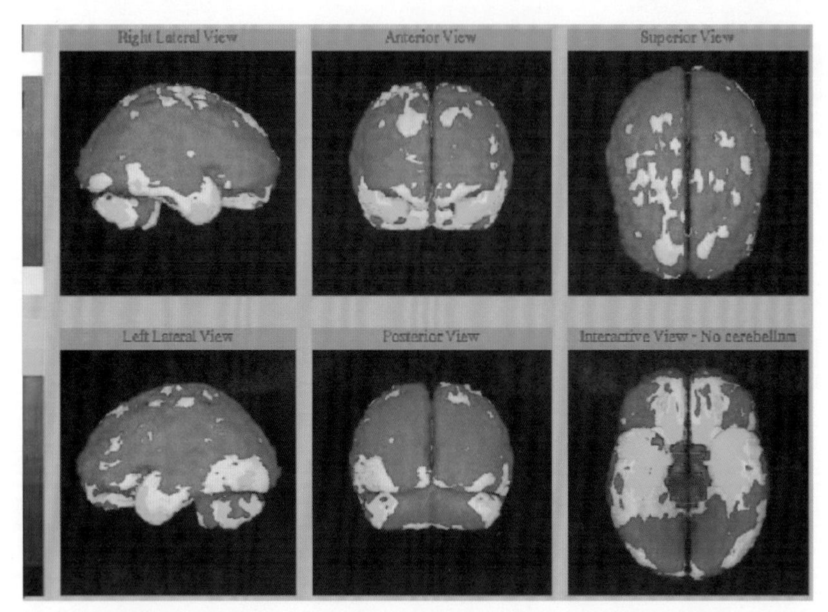

图 10-2 ^{99m}Tc-ECD SPECT 正常脑血流灌注 NeuroGam 图像

【检查表现】

大脑及小脑皮质、基底节、丘脑及脑干显像清晰，呈现放射性浓聚区，白质和脑室系统放射性明显低下，左右两侧基本对称。

【诊断意见】

正常脑血流灌注表现。

【讨论】

1）检查原理

分子量小、不带电荷且脂溶性的放射性示踪剂如^{99m}Tc-ECD、^{99m}Tc-HMPAO 等，静脉注射后能通过血脑屏障，进入脑细胞，随后在水解酶或脂解酶作用下转变为水溶型物质，它们不能反扩散出脑细胞，从而滞留在脑组织内。示踪剂放射性分布与局部脑血流量(rCBF)成正比，可反映脑血流灌注情况和局部脑功能状态。放射性较高的部位脑细胞功能与代谢活跃，局部脑血流量高，而放射性较低的部位则反之。

2）检查方法

检查前受检者安静休息，视力封闭。显像时检查者应取仰卧位，固定头部，应用低能高分辨准直器，进行图像采集。采集时尽量使探头贴近检查者脑部。检查室应调暗光线，保持安静。采集数据后经计算机重建出横断面、冠状面和矢状面三维图像。

10.1.2 异常脑部疾病典型病例

病例 70 脑梗死

【病史和检查目的】

患者，女性，61 岁。无明显诱因出现右侧肢体无力 2 月余，记忆力下降。MRI：左侧基底节、左侧额、颞、顶叶脑梗；左侧大脑中动脉狭窄，右侧椎动脉狭窄。既往高血压病史，药物治疗可。无糖尿病病史。

【检查方法】

患者视力封闭、安静休息。静脉注射显像剂^{99m}Tc-ECD (^{99m}Tc-双半胱乙酯)1 110(30 mCi)，15 min后开始显像，经过计算机重建，可得到横断面、矢状面和冠状面的三维断层影像，并采用

NeuroGam 软件对图像进行处理。

【脑血流灌注显像图及 NeuroGam 图像】

如图 10－3、图 10－4 所示。

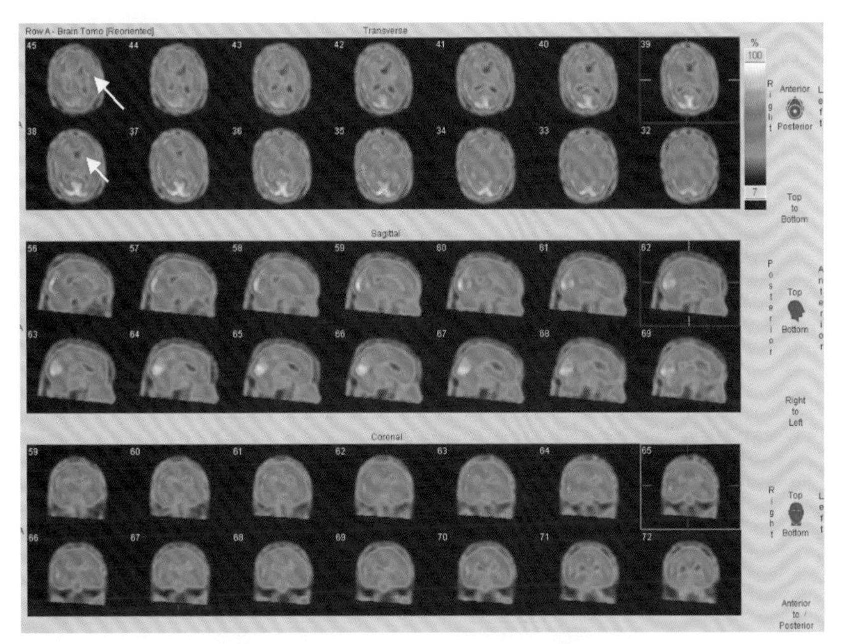

图 10－3 ^{99m}Tc－ECD SPECT 脑断层显像

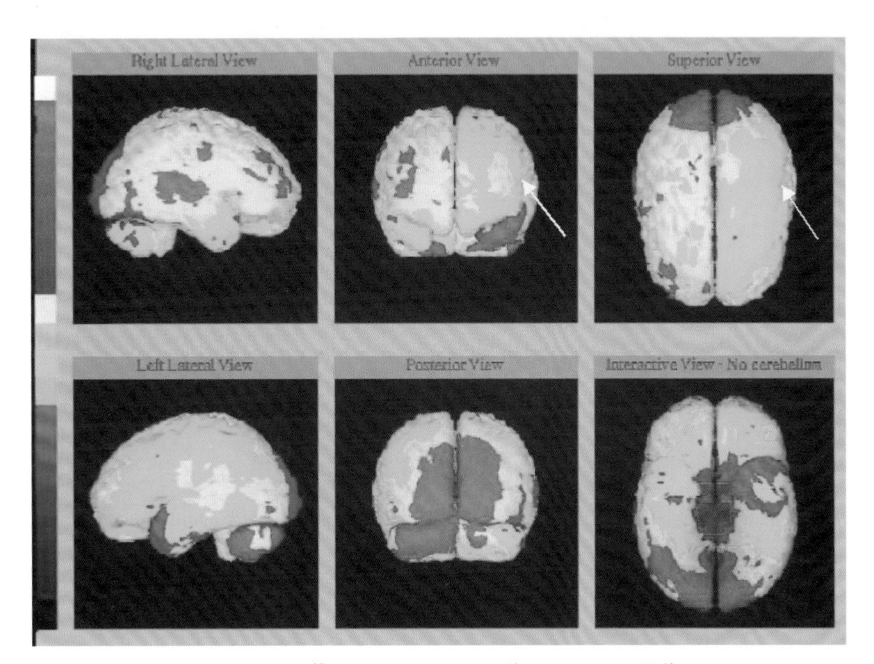

图 10－4 ^{99m}Tc－ECD SPECT 脑 NeuroGam 图像

【检查表现】

左侧额、顶、颞叶、左侧丘脑、左侧基底节、右侧小脑血流灌注减低，余各脑叶及脑干放射性分布基本均匀，未见明显异常。

【诊断意见】

(1) 左侧额、顶、颞叶、左侧丘脑、左侧基底节血流灌注减低。

（2）右侧小脑血流灌注减低，可符合交叉失联络表现。

【实验室检查】

无。

【随访结果】

受检者左侧 STA 搭桥术后 3 月，再次行脑血流灌注显像。脑血流灌注显像图像示：左侧部分额叶血流灌注缺损，左侧顶叶、颞叶、左侧基底节、左侧丘脑、右侧小脑血流灌注减低，与前片相比，左侧额叶、顶叶血流灌注明显好转（见图 10-5）。

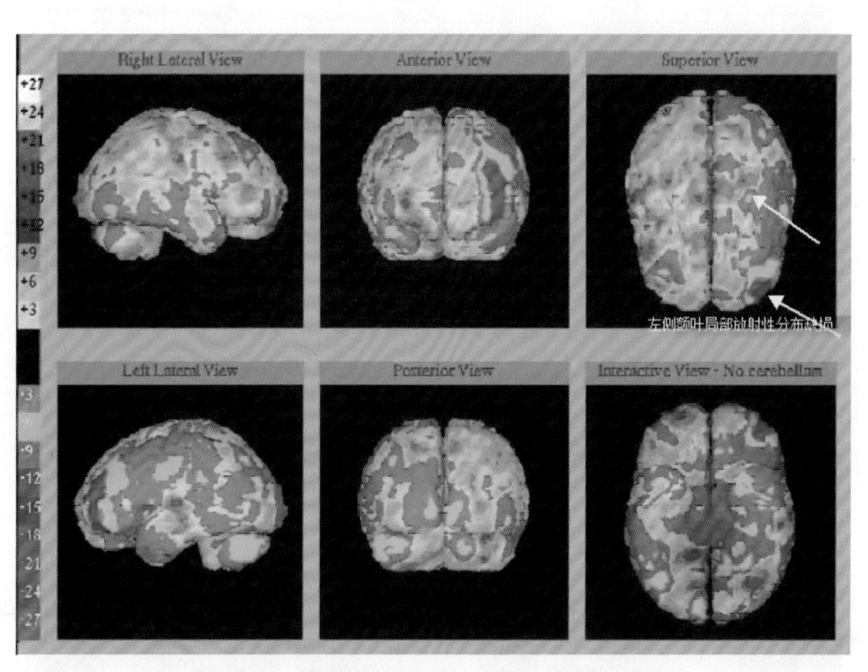

图 10-5 ^{99m}Tc-ECD SPECT 脑 NeuroGam 图像

【讨论】

1）诊断要点

患者老年女性，右侧肢体无力、记忆力下降。高危因素：高血压病史。MRI 提示左侧基底节、左侧额、颞、顶叶脑梗；左侧大脑中动脉狭窄，右侧椎动脉狭窄。^{99m}Tc-ECD 脑血流灌注显像提示左侧额、顶、颞叶、左侧丘脑、左侧基底节、右侧小脑血流灌注减低。

2）鉴别诊断

（1）脑出血：起病急，常有颅内压增高症状及不同程度的意识障碍。CT、MRI 可早期显示脑内出血情况。SPECT 脑血流灌注显像诊断价值不如 CT 及 MRI，主要表现为局部放射性减低或缺损。但对脑出血引起的功能性变化具有一定的诊断价值。

（2）颅内占位：某些硬膜下血肿、颅内肿瘤、脑脓肿等发病也较快，出现偏瘫等症状及体征，需与本病鉴别。可行头颅 CT 或 MRI 鉴别。

3）临床表现

中老年患者；多有脑血管病的相关危险因素病史；发病前可有 TIA；安静休息时发病较多，常在睡醒后出现症状；迅速出现局灶性神经功能缺失症状并持续 24 小时以上，症状可在数小时或数日内逐渐加重；多数患者意识清楚，但偏瘫、失语等神经系统局灶体征明显。

4）注意事项

由于 SPECT 本身空间分辨率的限制以及显像剂本身的限制，对腔隙性梗死灶诊断的敏感性明显不如 MRI。

【相关知识点】

脑梗死是指由于血管狭窄或闭塞引起血液供应缺乏而发生的局部脑组织缺血性坏死或软化。脑梗死发生后，所累及动脉分布区发生脑的低灌注，表现为放射性减低或缺损。

脑梗死发病早期(48 h 内)，脑血流灌注显像即可检出，灵敏度高于 CT、MRI。但随着现代医学影像新技术的发展，SPECT 灌注显像对脑梗死早期诊断价值略有降低，但在疗效观察和预后评估方面仍有一定临床价值。SPECT 可观察到恢复期过度灌注现象，表现为梗死区周围出现放射性增高区。还可有交叉失联络现象，表现为当一侧大脑皮质放射性分布降低或缺损时，对侧小脑或大脑放射性分布亦减低。

【相关影像学方法比较】

(1) CT：分辨率较高，组织结构发生变化时即可做出明确诊断，且准确率较高。但在功能研究方面仍有许多限制，对于某些尚未出现密度改变而有功能性变化的疾病，如脑梗死早期、原发性癫痫等，CT 往往是阴性的。

(2) MRI：有较高的对比度和灵敏性，可多方向断层成像。新的磁共振技术如磁共振波谱技术(MRS)、功能性磁共振(fMRI)都可反映功能性的变化。fMRI 空间-时间分辨率高，但信号强度极大的依赖于设备，低于 4T 的设备尚无法显示脑内小血管供应区域，且灵敏度不足。

病例 71 烟雾病

【病史和检查目的】

患者，女性，62 岁。8 个月前突发头晕，后出现头痛，至当地医院就诊，头部 CT：左侧基底节区血肿、脑室积血。后进一步行 DSA 检查提示左侧烟雾综合征，患者于当地医院治疗后逐渐恢复，遗留言语不利，右侧肢体肌力略下降，视力模糊、记忆力下降，余无特殊不适主诉。B 超：双侧颈动脉、右侧椎动脉狭窄(节段性显示)，双侧颈内静脉未见明显异常。左侧椎动脉显示不满意。MRI：右侧额叶、左侧基底节软化灶；右侧额叶偏急性小梗塞灶。

【方法】

同前。

【脑血流灌注显像图】

如图 10-6、图 10-7 所示。

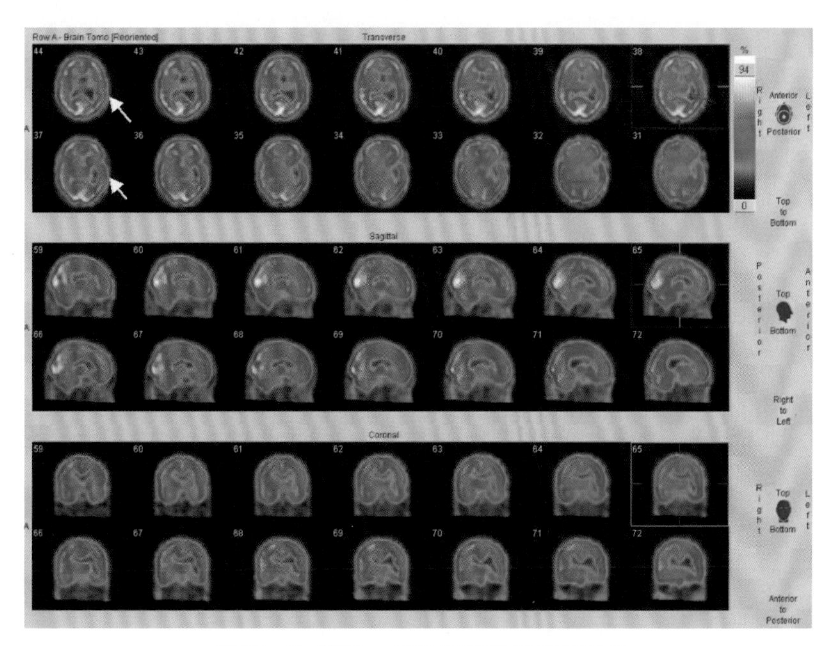

图 10-6 ^{99m}Tc-ECD SPECT 脑断层显像

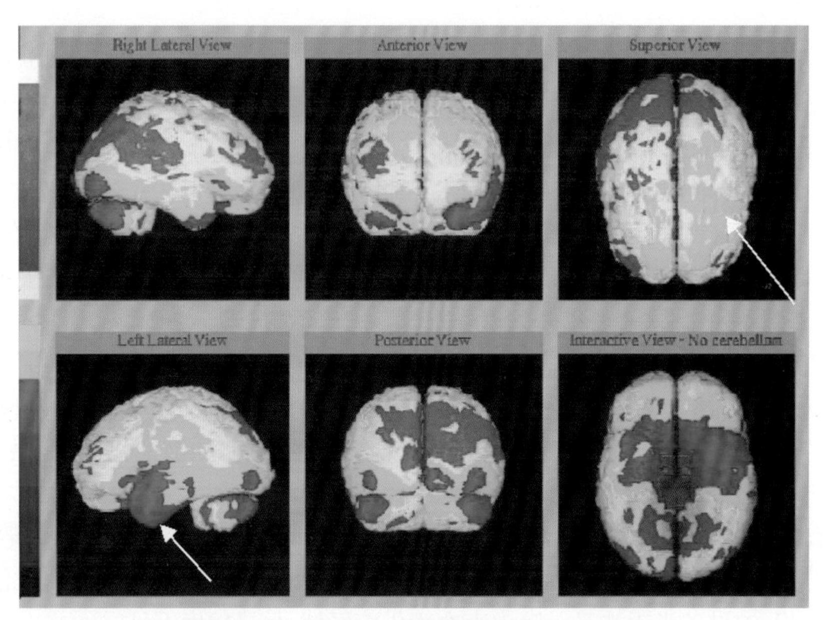

图 10-7 ^{99m}Tc-ECD SPECT 脑 NeuroGam 图像

【检查表现】

双侧额叶放射性分布减低(左侧略著),左侧顶、颞叶,左侧基底节,左侧丘脑,右侧小脑,放射性分布减低,余脑叶放射性分布基本均匀。脑干、左侧小脑未见明显放射性稀疏区。左侧侧脑室旁可见片状低密度影。如图 10-6、图 10-7 所示。

【诊断意见】

(1) 双侧额叶放射性分布减低(左侧略著),左侧顶、颞叶、左侧基底节、左侧丘脑血流灌注减低。

(2) 右侧小脑血流灌注减低,可符合交叉失联络表现。

【随访结果】

患者行左侧 STA-MCA 搭桥+EDMS 手术后,症状缓解,再次行脑血流灌注显像较术前明显好转(见图 10-8)。

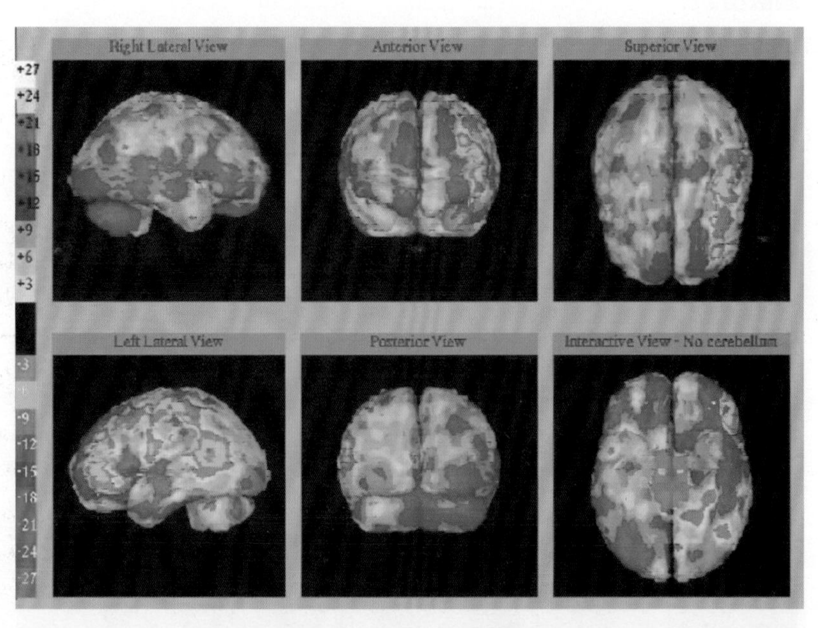

图 10-8 ^{99m}Tc-ECD SPECT 脑 NeuroGam 图像:左侧顶、颞叶局部血流灌注缺损。较前片相比明显好转

【讨论】

1）诊断要点

患者老年女性，有脑出血后遗症，CT、MRI 提示脑出血后表现，B 超提示血管狭窄，DSA 显示烟雾状血管改变。脑血流灌注显像符合烟雾病表现。

2）鉴别诊断

脑出血 起病急，常有颅内压增高症状及不同程度的意识障碍。CT、MRI 可早期显示脑内出血情况。SPECT 脑血流灌注显像诊断价值不如 CT 及 MRI，主要表现为局部放射性减低或缺损。但对脑出血引起的功能性变化具有一定的诊断价值。

3）临床表现

临床症状因年龄而异，青少年和儿童多以 TIA 和缺血性脑卒中为主要表现，出血较少见，儿童常表现为间歇性发作性轻微偏瘫、单侧肢体偏瘫、感觉障碍、发育迟缓等。成年人症状主要表现为脑出血或缺血性脑卒中，或两者都有。

原理同前。

4）注意事项

烟雾病病情复杂多变，主要有短暂性脑缺血发作（TIA）型、梗死型、癫痫型、出血型。需与短暂性脑缺血发作、脑梗死、癫痫发作、脑出血疾病进行鉴别。

【相关知识点】

烟雾病（moyamoya disease，MMD）是一种自发性的慢性脑血管疾病，主要病理特征为颈内动脉虹吸部及大脑前动脉、大脑中动脉起始部进行性狭窄或闭塞，颅底动脉形成细小密集似烟雾状吻合血管网的异常脑血管疾病。长期血流灌注降低导致 MMD 患者出现脑缺血症状，主要表现为运动性神经功能障碍、感觉异常、癫痫等，儿童患者可因脑供血不足而出现智力发育缓慢、短暂性脑缺血发作（TIA）、癫痫等并发症。新生的侧支循环血管破裂而出现颅内出血症状，严重时可导致患者死亡。

目前该病的确诊主要依靠脑血管造影（DSA）或磁共振血管成像（MRA）。SPECT/PET 脑血流灌注显像对早期病情判断、寻找外科指征、预后及疗效观察有重要意义。

【相关影像学方法比较】

1）数字减影血管造影（DSA）

DSA 是目前诊断 MMD 的“金标准”，可以动态显示颅内血管的部位和狭窄程度，对 ICA、ACA、MCA 等 MMD 病变血管及代偿侧支循环血管具有较高的空间分辨率。DSA 检查的缺点是具有创伤性。

2）磁共振成像（MRI）

MRI 可显示脑出血、缺血及梗死等改变。MRA 有助于检出无症状或轻微症状的 MMD 患者，可提供完整、可靠的血流动力学信息，也可显示血管成形术后颞浅动脉的血流状况。但 MRA 对低流速血管、微小动脉瘤及侧支循环显像不佳，血管狭窄的假阳性率高，可将颈内动脉末端狭窄处显示为闭塞血管。

3）计算机断层成像（CT）

CT 是医学影像学的重要检查手段之一，可显示明显的出血、梗死及脑萎缩改变，但对 MMD 诊断缺乏明显特异性。

4）经颅多普勒技术（TCD）

TCD 可对脑血流进行动态观察，通过检测血流速度、频谱及血管搏动指数的改变，用以推断血管状态是否正常。用于诊断 MMD 早期 Willis 环主干血管狭窄、确定血管狭窄或闭塞的程度和范围、判断有无侧支循环产生的盗血现象。多普勒超声可探测到异常血流和动力学改变，局限性在于声窗受限和盲区较多。

病例 72 癫痫

【病史和检查目的】

患者，女性，20 岁。出生 5～6 月高烧后出现手足抽搐半分钟，意识不清，多达 4～5 次/月。现左前额疼痛，言语表达能力欠佳，记忆力下降。服用妥泰 1 粒/天，奥卡西平 150 mg，3 粒/天。否认头部手术史，否认家族史。MRI(—)。

【方法】

同前。

【脑血流灌注显像图】

如图 10－9、图 10－10 所示。

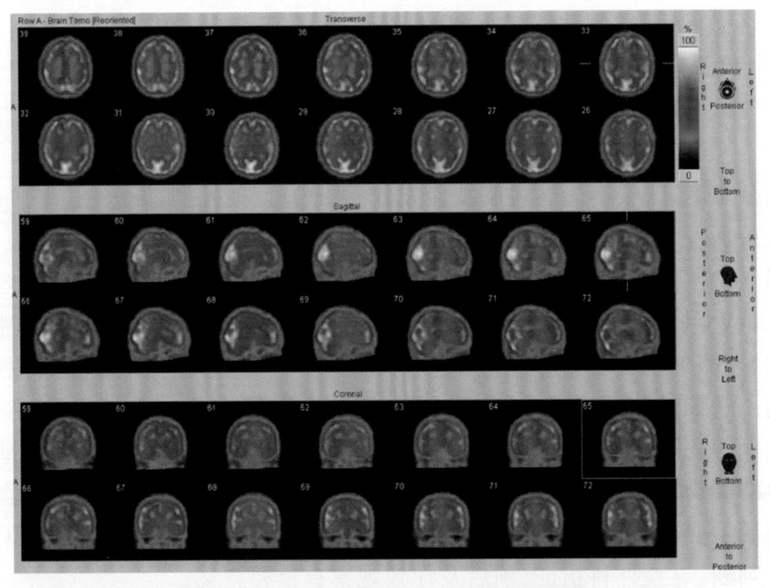

图 10－9 ^{99m}Tc－ECD SPECT 脑断层显像

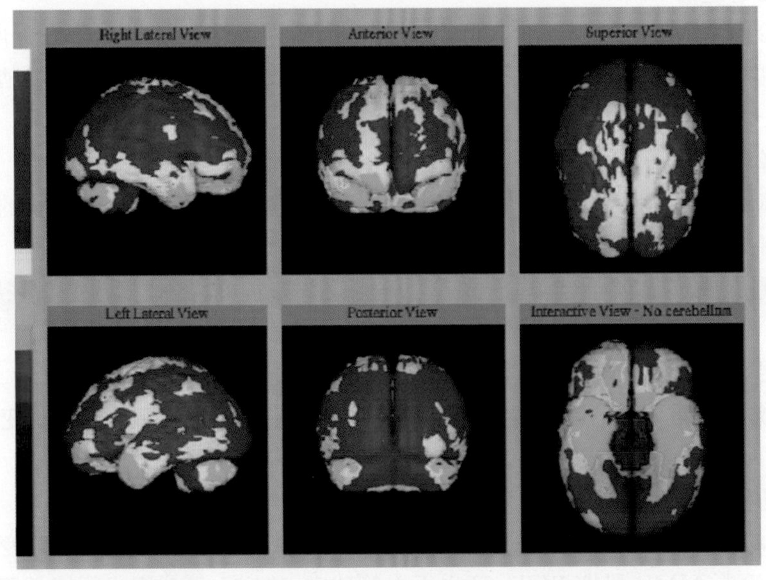

图 10－10 ^{99m}Tc－ECD SPECT 脑 NeuroGam 图像

【检查所见】

双侧额叶局部放射性分布轻度减低，双侧基底节、双侧丘脑、双侧小脑放射性分布基本对称。

【诊断意见】

双侧额叶局部血流灌注轻度减低。

【随访结果】

无。

【讨论】

1）诊断要点

患者青年女性，癫痫发作病史。

2）鉴别诊断

晕厥：为脑缺血缺氧所致的意识瞬间丧失和跌倒。多有明显诱因，跌倒时较缓慢。晕厥的意识障碍很少超过 15 s，以意识迅速恢复并完全清醒为特点，不伴发作后意识模糊。

假性癫痫发作：是由心理障碍而非脑电紊乱引起的脑部功能异常。

短暂性脑缺血发作（TIA）：多见于老年人，多有动脉硬化、高血压、糖尿病等病史。临床多为缺失症状（感觉丧失、肢体瘫痪），肢体抽动不规则，持续 15 min 至数小时，脑电图无痫样放电。

3）临床表现

癫痫可见于各个年龄段。儿童癫痫发病率较成人高，随着年龄的增长，癫痫发病率有所降低。进入老年期（65 岁以后）由于脑血管病、老年痴呆和神经系统退行性病变增多，癫痫发病率又见上升。

癫痫灶在间歇期存在神经元的代谢功能低下或局部血流灌注不足，导致其惊厥阈值下降，在受到某些诱发因素的影响时，神经元发生超同步异常放电，使氧耗量和血流量增加，尤其是在癫痫持续状态下，其氧耗量可增加 0.5～2.5 倍，脑血流量增加 9 倍。所以癫痫发作期脑 SPECT 影像表现为放射性增高灶，发作间期呈放射性减低灶。

4）注意事项

脑血流灌注显像对发作期病灶诊断的灵敏度和特异性很高，但是其影像改变是非特异性的，应密切结合临床其他检查结果，相互印证，或者分别进行发作期和发作间期两个不同时期的核素显像，以明确诊断及准确定位。

【相关知识点】

癫痫是是由多种原因引起的脑部神经元过度放电，以短暂的脑功能异常为主要特征。临床一般根据发作时的临床表现及脑电图改变来确诊。

【相关影像学方法比较】

（1）脑电图（EEG）：诊断癫痫发作和癫痫的最重要的手段，能记录到发作或发作间期痫样放电，并且有助于癫痫发作和癫痫的分类，阳性率 50%。但在部分正常人中偶尔也可以记录到癫痫样放电。

（2）CT、MRI：可确定脑结构异常或病变，对癫痫诊断和分型有帮助，但不能诊断那些不伴有形态学改变的病灶。

病例 73 阿尔茨海默病

【病史和检查目的】

患者，女性，85 岁。阿尔茨海默病（轻中度，额叶型）。头晕，行走不能，右手麻木半年，近事记忆力下降。高血压（3 级，极高危），药物控制可。TCD：椎基底动脉血流速度高且弹性差。MRI：海马轻度萎缩，脑萎缩，双侧放射冠多发脑梗。

【方法】

同前。

【脑血流管组显像图】

如图 10－11、图 10－12 所示。

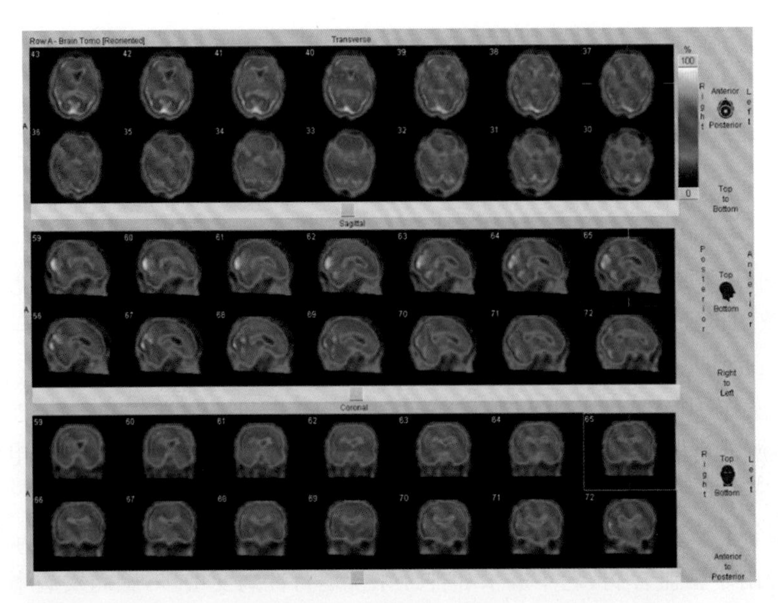

图 10－11　^{99m}Tc－ECD SPECT 脑断层显像：双侧额叶放射性分布减低，左侧稍甚。双侧颞、顶叶、左侧丘脑放射性分布轻度减低

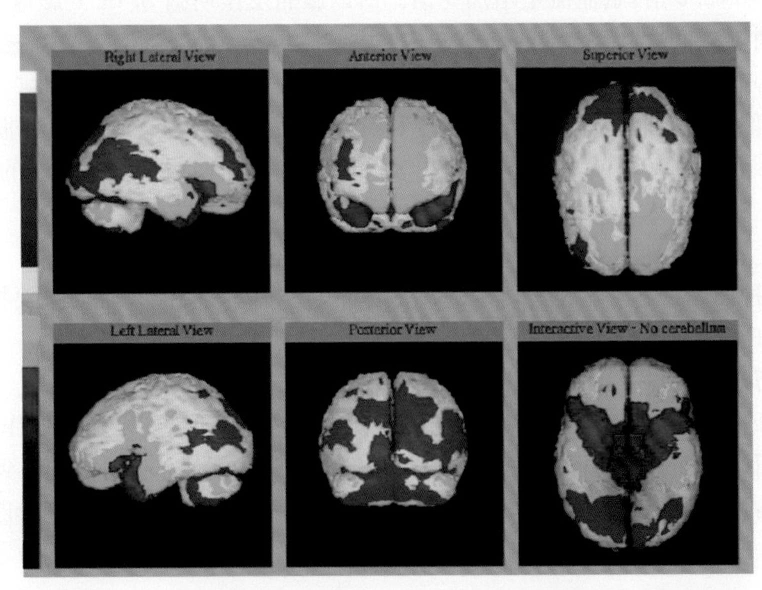

图 10－12　^{99m}Tc－ECD SPECT 脑 NeuroGam 图像：双侧额叶放射性分布减低，左侧稍甚。双侧颞、顶叶、左侧丘脑放射性分布轻度减低

【检查表现】

双侧额叶放射性分布减低(左侧为著)，左侧丘脑局部放射性分布减低，双侧颞枕叶放射性分布轻度减低，余脑叶放射性分布基本均匀。脑干、小脑放射性分布未见明显放射性分布稀疏区。断层显像示：脑沟、脑裂略增宽。

【诊断意见】

(1) 双侧额叶血流灌注减低(左侧为甚)。

(2) 双侧颞、顶叶、左侧丘脑血流灌注轻度减低。

(3) 老年脑表现。

【随访结果】

无。

【讨论】

1) 诊断要点

老年女性,头晕,行走不能,右手麻木半年,近事记忆力下降。高血压(3 级,极高危),药物控制可。TCD:椎基底动脉血流速度高且弹性差。MRI:海马轻度萎缩,脑萎缩,双侧放射冠多发脑梗。

2) 鉴别诊断

多发性脑梗死痴呆:多发脑梗死是并发痴呆的原因。通常 MRI 交易证实多发性脑梗死灶的存在。脑血流灌注显像可以发现脑内散在、多出、不规则分布的灌注缺损区,可存在灰质和白质区内,典型图像与 AD 较易区分开来。

混合性痴呆:同时有多发性脑梗和 AD 的痴呆,较难区分,需从临床、各种影像学检查综合分析考虑。

3) 临床表现

该病起病缓慢或隐匿,患者及家人常说不清何时起病。多见于 70 岁以上(男性平均 73 岁,女性为 75 岁)老人,少数患者在躯体疾病、骨折或精神受到刺激后症状迅速明朗化。女性较男性多(女∶男比例为 3∶1)。主要表现为认知功能下降、精神症状和行为障碍、日常生活能力的逐渐下降。

阿尔茨海默病包括早老性痴呆和老年性痴呆,病理上改变主要有神经元纤维、老年斑及脂褐质积聚等。早期呈两侧颞顶叶对称性减低,部分患者可呈不对称减低,随着病情进展累及部位增多。

4) 注意事项

脑血流灌注显像对 AD 病程有较好的评估价值,主要用于 AD 的早期诊断,但需结合临床表现、CT、MRI 及精神量表的评定使诊断的准确性进一步提高。

【相关知识点】

Alzheimer 病(AD),又名早老性痴呆,是一种弥漫性大脑萎缩性退行性疾病,病情发展缓慢,以痴呆、渐进性的记忆减退、言语困难和认知障碍为主要表现。Alzheimer 病的病理改变以大脑弥散性萎缩和神经细胞变性为主。Alzheimer 病脑血流灌注显像的典型表现是双侧颞顶叶放射性对称性明显减低,一般不累及基底核和小脑。而多发性脑梗死性痴呆(MD)表现为大脑皮质多发性散在分布的放射性减低区,常常累及基底核与小脑。因此,脑血流灌注显像还可用来鉴别诊断 Alzheimer 病和多发性脑梗死性痴呆。

【相关影像学方法比较】

(1) CT:主要表现为脑结构异常,皮质萎缩,脑沟增宽,脑室扩大,但对 AD 诊断的灵敏度和特异性较低,主要用于评估脑萎缩程度,排除其他原因引起的痴呆,如血管性痴呆、颅内肿块、脑积水等。

(2) MRI:主要用于早期诊断 AD,预测其进展和疗效评估。主要表现为皮髓质分界消失,海马回及海马旁回、双顶叶、脑岛叶等萎缩,颞叶角回体积增加,鼻内侧皮层体积减小等。

病例 74　抑郁症

【病史和检查目的】

患者,女性,42 岁。10 年前因家庭变故后出现情绪低落,睡眠不良,服用西酞普兰治疗,人际关系良好,无家族史。PHQ-9:26分、GAD-7:17分。

【方法】

同前。

【脑血流灌注显像图】

如图10-13、图10-14所示。

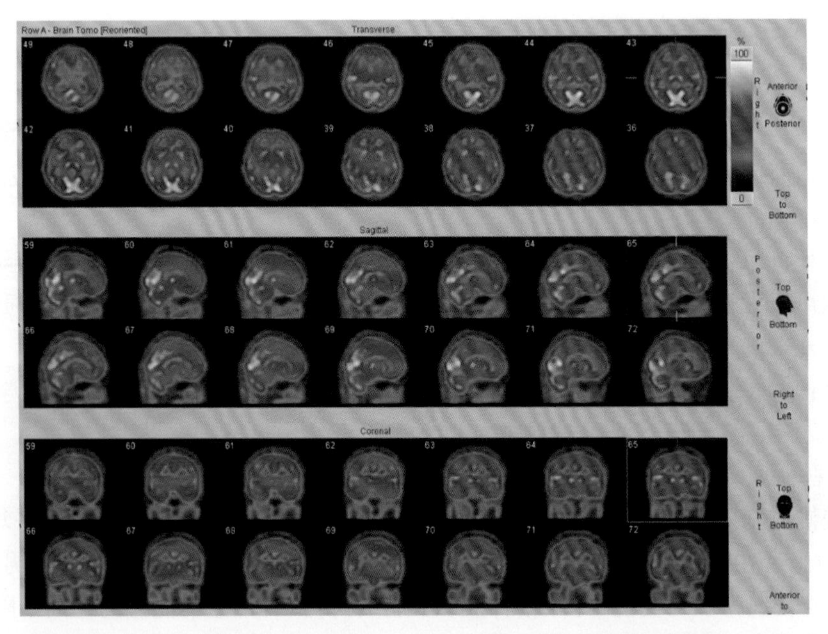

图10-13 ^{99m}Tc-ECD SPECT 脑断层显像:双侧额、顶叶、左侧颞叶放射性分布减低,左侧略甚

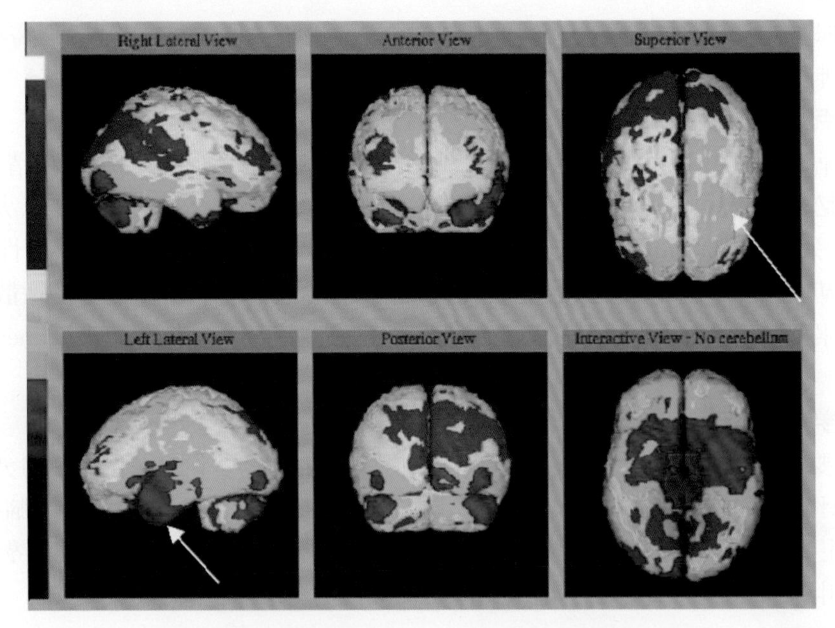

图10-14 ^{99m}Tc-ECD SPECT 脑 NeuroGam 图像:双侧额叶、左侧顶叶、左侧颞叶、左侧基底节、左侧丘脑、右侧小脑放射性分布减低

【检查表现】

双侧额、顶叶、左侧颞叶放射性分布减低，左侧略甚，余脑叶放射性分布基本均匀。脑干、小脑未见明显放射性稀疏区。

【诊断意见】

双侧额、顶叶、左侧颞叶血流灌注减低(左侧略甚)。

【讨论】

1) 诊断要点

患者中年女性，持续出现情绪低落，睡眠不良。PHQ－9：26分。GAD－7：17分。

2) 临床表现

抑郁症可以表现为单次或反复多次的抑郁发作，主要表现为心境低落、思维迟缓、意识活动减退、认知功能障碍及睡眠障碍、食欲减退等躯体症状，发展严重可有自杀倾向。

【相关知识点】

抑郁症又称抑郁障碍，以显著而持久的心境低落为主要临床特征，是心境障碍的主要类型。抑郁症常见症状有情绪低落、注意力不集中、记忆力减退及思维阻滞等。该病有自杀倾向，自杀死亡率占总自杀死亡率的15%～18%。抑郁症患者脑血流灌注显像均显示不同程度的局部脑血流灌注降低，最常见的表现是额叶和颞叶局部脑血流量降低，也可表现为前额叶和边缘系统局部脑血流量降低，主要与注意力不集中、情绪低落等有关。

【相关影像学方法比较】

(1) 磁共振成像(MRI)：MRI特别是DTI和BOLD技术在微结构和功能变化层面解释抑郁症患者存在的脑组织异常，并对治疗效果起到评估作用。

(2) 计算机断层成像(CT)：CT是医学影像学的重要检查手段之一，主要显示明显的出血、梗死及脑萎缩改变，但对抑郁症诊断缺乏明显特异性。

10.1.3 锥体外系疾病

帕金森病(PD)是由于黑质-纹状体神经元变性脱失，导致多巴胺含量减少，临床表现为震颤、全身强硬、运动减少和姿势性反射障碍等。

脑血流灌注显像可见基底节前部和皮层内局部放射性减低，两侧基底节的血流灌注可不对称，常可出现脑小动脉硬化、大脑皮质萎缩和小脑功能减退等变化。

10.1.4 偏头痛

偏头痛是发作性神经-血管功能障碍如局部血管紧张度增加、动脉功能性狭窄及血管痉挛引起的头痛。

发病时脑血流灌注显像可见局部放射性增强，而CT和MRI多为阴性。临床症状消失后，局部脑血流量又可恢复正常。

10.1.5 其他精神疾病

(1) 精神分裂症：临床上表现为感知、思维、情感、行为等多方面的障碍和精神活动的不协调。脑血流灌注显像最常见的表现是额叶局部血流灌注减低，也可有其他部位如颞叶、基底节的灌注减低。

(2) 强迫症：强迫症是一种以强迫观念和强迫动作为特征的精神疾病。强迫症患者的脑血流灌注显像可见双侧基底节局部脑血流量下降。

10.1.6 脑功能研究

脑血流量与脑的功能活动之间存在着密切关系，因此，应用脑血流灌注显像与各种生理刺激实验可研究人脑对不同生理刺激的反应与解剖学结构的关系。

10.2 脑代谢显像

10.2.1 脑葡萄糖代谢显像

【检查方法】

静脉注射^{18}F - FDG 185～370 MBq (5～10 mCi)后 45～60 min,进行 PET 或 SPECT/PET 显像。

【正常^{18}F - FDG 显像图】

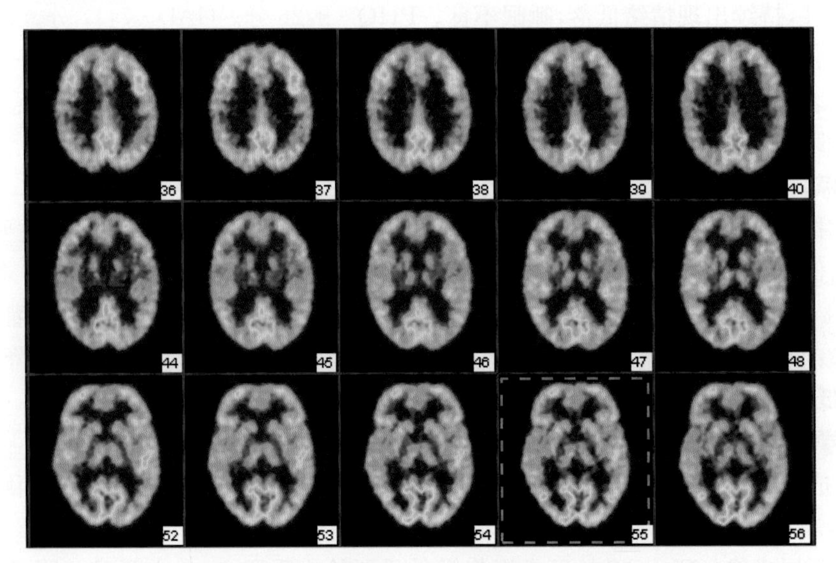

图 10 - 15 正常^{18}F - FDG 葡萄糖代谢显像

【检查表现】

脑皮质呈明显的放射性集聚,以枕叶、颞上回皮质和尾状核头部、壳核放射性最高,小脑较低,左右两侧对称。

【诊断意见】

正常^{18}F - FDG 葡萄糖代谢血流灌注图像。

【讨论】

1) 检查原理

脑组织需要消耗大量能量,葡萄糖几乎是脑组织的唯一能源物质。^{18}F - FDG 是葡萄糖类似物,具有与葡萄糖相同的细胞转运及己糖激酶磷酸化过程,在磷酸化转化为^{18}F - FDG - 6 - P 不再参与葡萄糖的进一步代谢而滞留在脑细胞内,在体外通过正电子符合探测成像,可得到反映局部脑组织对葡萄糖利用和脑功能的图像。

2) 检查方法

注射显像剂前至少应禁食 4 h 以上,静脉注射^{18}F - FDG 185～370 MBq (5～10 mCi)后 45～60 min,进行 PET 或 SPECT/PET 显像。

3) 异常影像

可以表现为:局部放射性增高或减低,大脑皮质摄取减低、脑室扩大、脑外形失常、中线移位、失联络等征象。

10.2.2 脑氧代谢显像

吸入$^{15}O_2$ 后即刻行脑 PET 显像,可得到脑氧代谢率(cerebral metabolic rate of oxygen, $CMRO_2$)、氧摄取分数(oxygen extraction fraction, OEF)等反映脑组织氧利用的参数。

10.2.3 脑蛋白质代谢显像

脑蛋白质代谢显像主要反映脑内DNA代谢合成的情况，临床最常用的显像剂是^{11}C－MET（^{11}C－甲基－L－蛋氨酸），该显像剂易穿透血脑屏障而进入脑组织，通过PET显像可获得显像剂在脑内分布的断层影像，利用生理数学模型即可获得脑内氨基酸摄取和蛋白质合成的功能及代谢参数。

10.2.4 脑受体显像

放射性核素标记的神经递质或配体如多巴胺（DA）、多巴胺转运体（DAT）、乙酰胆碱受体、苯二氮䓬受体、5－羟色胺受体、阿片受体等引入人体后，能选择性地与靶器官组织细胞的受体相结合，通过PET或SPECT显像，显示受体的特定结合位点及其分布、密度、亲和力和功能。

10.3 比较影像学

神经系统的疾病多而复杂，从目前辅助诊断技术来看，以MRI、CT为主要手段，但PET和SPECT在某些疾病方面仍有其优势。本节就CT、MR、DSA与放射性核素脑显像在神经系统的临床应用作一比较。

10.3.1 CT

分辨率较高，组织结构发生变化时即可做出明确诊断，且准确率较高。但在功能研究方面仍有许多限制，对于某些尚未出现密度改变而有功能性变化的疾病如脑梗死早期、原发性癫痫等，CT往往是阴性的。

10.3.2 MRI

有较高的对比度和灵敏性，可多方向断层成像。新的磁共振技术如磁共振波谱技术（MRS）、功能性磁共振（fMRI）都可反映功能性的变化。fMRI空间-时间分辨率高，但信号强度极大的依赖于设备，低于4T的设备尚无法显示脑内小血管供应区域，且灵敏度不足。

10.3.3 DSA

脑血管造影是脑血管病诊断的金标准，但是属于有创检查。

10.3.4 功能性脑显像

包括PET和SPECT，共有的缺点在于光子量低，造成分辨率受限制，但随着PET/CT、SPECT/CT的迅速发展，会很大程度上解决这个问题。放射性核素脑显像属于无创检查，灵敏度高，并在某些疾病上具有很大优势。

10.4 推荐阅读文献

[1] 张永学，黄钢. 核医学（全国高等医学院校八年制统编教材）[M]. 北京：人民卫生出版社，2010.

[2] 黄钢. 核医学与分子影像临床操作规范[M]. 北京：人民卫生出版社，2014.

[3] 黄钢. 影像核医学，全国高等医学院校五年制影像专业统编教材，[M]. 北京：人民卫生出版社，2010.

[4] 黄钢. 分子影像与核医学临床病例解析[M]. 上海：上海科学技术出版社，2010.

（刘兴党）

第11章 血液和淋巴系统

11.1 正常骨髓显像

【显像方法】

受检者无需特殊准备。显像前排空膀胱。静脉注射^{99m}Tc-硫胶体或^{99m}Tc-植酸钠185 MBq～555 MBq（5 mCi～15 mCi），0.5～2 h后行全身和局部显像。显像设备为低能高分辨准直器的SPECT（或γ照相机）。

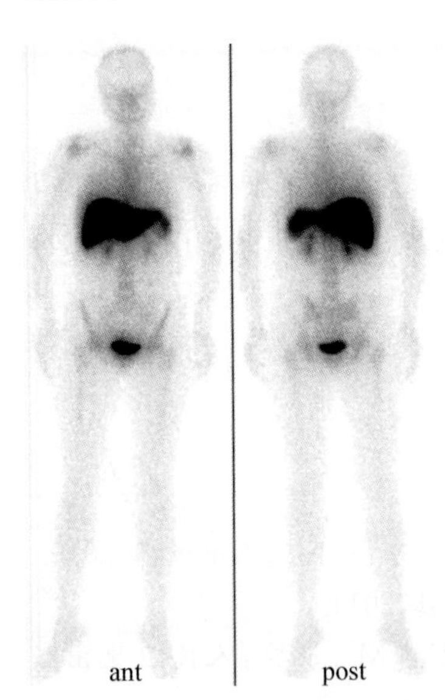

图11-1 ^{99m}Tc-硫胶体正常骨髓显像

【正常图像】

【图像表现】

放射性胶体骨髓显像见中心骨髓（脊柱、肋骨、胸骨、骨盆和颅骨）显影，外周骨髓（肱骨和股骨近心端1/3）显影。肝脾显影明显，致下胸椎和上腰椎骨髓不能清晰显示（见图11-1）。

【诊断意见】

正常骨髓显像。

【讨论】

1）骨髓显像的原理

骨髓显像（bone marrow imaging）的原理依其显像剂的不同而不同。最常用的显像剂有两类：一类是放射性胶体，如^{99m}Tc-硫胶体和^{99m}Tc-植酸钠，其原理是骨髓间质中的单核巨噬细胞能吞噬和清除放射性胶体物质而使骨髓显像。正常人注入的放射性胶体物质85%～90%由肝清除，10%～15%被脾脏和骨髓摄取而使其显影，从而显示骨髓内单核巨噬细胞的功能与分布。由于骨髓单核巨噬细胞的功能与骨髓的造血活性在正常情况及在大部分病理情况下是相平行一致的，因此，可通过单核巨噬细胞显像来间接观察红骨髓的分布情况及其功能状态。另一类是放射性铁，如^{59}Fe，因为铁是红细胞生成过程中合成血红蛋白的主要元素，在红细胞生成过程中，放射性铁离子可渗入红细胞，使骨髓显像，从而反映红细胞生成细胞的功能与分布。骨髓显像不仅能直接显示全身红骨髓的分布，而且能从不同的生理功能角度，观察研究一种细胞的分布状态，从而间接观察另一种有功能细胞的分布情况，了解全身造血骨髓的活性、分布及功能变化，是研究骨髓功能和诊治造血系统疾病重要的辅助手段。常用骨髓显像剂的特点如表11-1所示。

表11-1 常用骨髓显像剂的特点

显像剂	用途	成人用量/MBq	显像时间/h	肝脾显像剂浓集
^{52}Fe-枸橼酸	显示红细胞系	3.7～7.4	4 h～24 h	－
^{111}In-WBC	显示粒细胞系	18.5	18 h～24 h	＋＋
^{99m}Tc-WBC	显示粒细胞系	18.5	18 h～24 h	＋＋
^{99m}Tc-硫胶体	显示单核细胞系	185～555	0.5 h～2 h	＋＋＋＋
^{99m}Tc-植酸钠	显示单核细胞系	185～555	0.5 h～2 h	＋＋＋＋
^{99m}Tc-NSAb	显示粒细胞系	296	3 h～4 h	＋

2）骨髓显像的异常影像

(1) 中心骨髓和外周骨髓显影不良或不显影，提示全身骨髓量普遍减低或全身骨髓功能严重受抑制。

(2) 中心骨髓显影不良伴肱骨和股骨远心端骨髓显影，提示中心骨髓受抑制，外周骨髓代偿性增生。

(3) 骨髓显影不良伴骨髓以外的部位显像剂明显增加(如肝脾显著增大)，提示有髓外代偿性造血。

(4) 骨髓局部显像剂浓集增高或减低，提示局部骨髓功能增加或减低。

全身骨髓活性水平分级标准及其骨髓活性如表11-2所示。

表11-2 骨髓活性水平分级及其临床意义

分级	骨髓显影情况	骨髓活性
0级	骨髓未显影，与本底相似	严重抑制
1级	骨髓隐约显影，略高于与本底，轮廓不清	轻到中度抑制
2级	骨髓明显显影，轮廓基本清楚	正常
3级	骨髓清晰显影，轮廓清楚	高于正常
4级	骨髓显影十分清晰，髓腔结构清晰可见	明显增高

3）临床评价

(1) 选择骨髓穿刺的最佳部位：骨髓穿刺是诊断多种血液疾病的主要方法，能做出确切病理诊断。临床上常见骨髓穿刺病理结果与临床不符，是因为穿刺取材部位不当。骨髓显像可显示全身活性骨髓的分布部位及总量，指导穿刺定位，提高穿刺的成功率，也可弥补穿刺检查的不足，对解释穿刺结果有实用价值，提高血液病诊断的准确性。

(2) 骨髓局限性疾病的定位诊断：①骨髓栓塞：骨髓栓塞多见于镰状细胞贫血，临床表现为局部骨关节疼痛、肿胀。骨髓显像表现为局部放射性缺损，缺损周围有放射性增高，偶伴外周骨髓代偿性增生影像。放射性标记白细胞骨髓显像可鉴别诊断镰状细胞贫血与骨髓炎。②多发性骨髓瘤：多发性骨髓瘤是浆细胞异常增生的恶性肿瘤，骨髓显像表现为中心骨髓多处放射性缺损区，可伴外周骨髓扩张影像，与转移性骨肿瘤单纯缺损影像不同，但比骨显像的诊断灵敏度高。

(3) 血液疾病：①再生障碍性贫血的诊断和疗效判断：再生障碍性贫血(简称再障)是由多种原因引起的骨髓造血功能衰竭，全血细胞减少。骨髓显像见全身骨髓广泛抑制，全身骨髓活性减低伴不均匀及灶状显影是再障较特异的影像表现。全身骨髓显影不良，显影骨髓总量减少，有助于临床不典型再障的诊断。随病情严重程度不同，骨髓显像表现为0～1级。中心骨髓活性增强及分布扩张是骨髓异常综合征与再障相鉴别的重要依据。中心骨髓显影基本正常，活性水平2级，为再障预后良好的影像表现。②白血病：白血病是造血细胞的恶性肿瘤，骨髓显像多表现为中心骨髓明显受抑制，而外周骨髓分布扩张。中心骨髓放射性减低，四肢对称性放射性浓聚，膝关节放射性明显增强。慢性白血病常伴肝脾肿大且放射性增强(见图14-3)。中心骨髓活性受抑制程度与病情相平行。外周骨髓扩张显影是外周黄骨髓重新活化并转化为白血病性骨髓的结果。外周扩张的病变骨髓对化疗敏感性低于中心骨髓，容易残留白血病病灶，易复发、预后差。

(4) 恶性肿瘤骨髓转移：骨髓是肿瘤骨转移的初始部位，90%骨转移发生在造血骨髓。成人乳腺癌、肺癌、前列腺癌和儿童神经细胞瘤、尤文肉瘤主要发生骨髓转移。国外文献报道在多种肿瘤的转移诊断中^{99m}Tc-NSAb骨髓显像优于骨显像，乳腺癌、肺癌、膀胱癌、肾癌骨髓显像比骨显像发现更多转移病灶，且更早发现病灶。骨髓显像见肿瘤转移灶多呈放射性缺损。^{99m}Tc-NSAb骨髓显像因为肝脾放射性重叠干扰小，比^{99m}Tc-硫胶体骨髓显像发现更多转移灶。

骨髓结构复杂，多系统疾病可累及骨髓，骨髓穿刺细胞学检查是特异性病因诊断方法，但该法有创、穿刺范围局限易漏诊。骨髓显像能显示全身骨髓的分布和骨髓造血功能的变化，可克服细胞学检查取材的局限性，是研究骨髓功能、诊断造血系统疾病的辅助手段。早期的骨髓显像剂器官特异性差和/或骨髓辐射剂量大，20世纪80年代以前骨髓显像未能在临床普及应用，随着^{99m}Tc-NSAb等较理想的特异性骨髓显像剂的临床应用，国外特别在欧洲骨髓显像已大量应用于临床。MRI能显示骨髓脂肪变、纤维化、细胞增生等病变，全身骨髓MRI检查的价格限制了它在全身骨髓功能检查方面的应用，因此骨髓显像在观察全身骨髓方面仍具有优势，骨髓显像是目前唯一能提供全身骨髓分布的检查方法。

11.2 淋巴显像

11.2.1 正常淋巴显像

【显像方法】

根据全身淋巴循环的解剖生理规律，选择各部位淋巴回流起点的皮下、组织间隙或黏膜下注射。每点注射显像剂37～74 MBq (1～2 mCi)，注射后约20 min显像。注射淋巴显像剂时，应注意无回血再注射，防止显像剂进入血循环。要显示双侧对称分布的淋巴时，要两侧同时注射，并且是两侧的注射体积、注射剂量相同，以利两侧对比分析。常用的淋巴显影区域及相应注射部位如表11-3所示。

表11-3 常用淋巴显像注射部位

显影区域	注射部位	注射深度
颈淋巴	双耳后乳突	0.5～1 cm
腋淋巴	双手Ⅰ Ⅱ指蹼	0.5～1 cm
胸骨旁淋巴	剑突下1～2 cm中线旁3～4 cm	2～4 cm
腹股沟髂淋巴	双足Ⅰ Ⅱ趾蹼	0.5～1 cm
盆内淋巴	肛周3，9点	2～4 cm
病灶引流区淋巴	病灶周围	0.5～1 cm

淋巴显像可用动态、延迟或全身显像方式，全身显像一般双侧对称双足Ⅰ、Ⅱ趾蹼间同时、同量、同速注射显像剂后，以20～30 cm/min的速度自下而上进行显像。观察淋巴回流需动态显像，一般采集方

法为注射后开始 1～3 min/帧，共采集 20～30 帧；所需延迟显像部位在动态显像后进行。一般仰卧前位显像。为提高淋巴显像检出率可多体位显像、三维采集显示；前位观察腋淋巴显像时手臂保持 90°，侧位显像时手臂保持 135°～180°；保持患者暖和，按摩注射部位，以促进淋巴回流；避免检查部位放射性污染。淋巴显像具有较高特异性，除淋巴系统外，肝脾、膀胱可轻度显影，其他组织一般不显影。

【^{99m}Tc－DX 正常全身淋巴图像】

【图像表现】

正常淋巴显像具有以下共同特点：①淋巴结链影像清晰，左右两侧基本对称；②淋巴结链影像连贯，无断裂影像；③淋巴结呈圆形或卵圆形，显像剂分布均匀，淋巴管显影细淡（见图 11－2）。不同部位淋巴系统分布特点不同，且正常解剖变异较大。

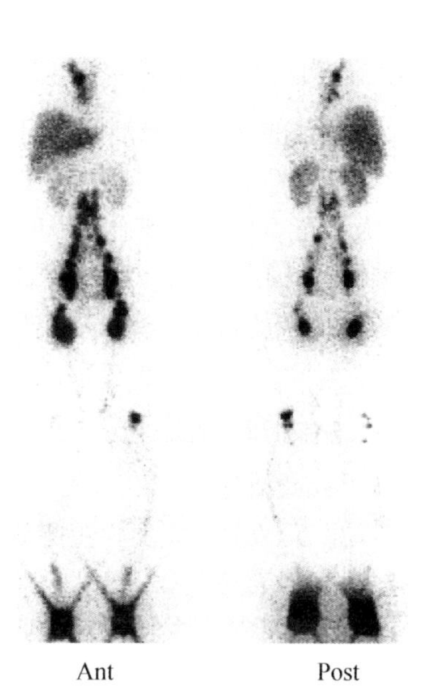

图 11－2　^{99m}Tc－DX 正常全身淋巴显像

（1）颈淋巴：前位见注射点下方的耳后淋巴结，下接内侧颈浅和颈深两组淋巴链，每组 2～7 个淋巴结，两侧基本对称；侧位见耳后淋巴结下两条“人”字形淋巴链，前支为颈浅淋巴链，后支为颈深淋巴链。

（2）腋及锁骨下淋巴：前位见两侧淋巴结群对称性从腋下向上延伸到颈根部，呈“八”字形分布。

（3）胸骨旁淋巴：胸骨两侧 3～5 cm 处可见淋巴结上下排列成串，每侧约 3～7 个，约 20％正常人两侧淋巴结间有交通支存在。注射技术正确者可见 1～2 个膈淋巴结。部分人可见位于胸骨中线的剑突淋巴结显影。

（4）腹股沟髂淋巴：前位见自上而下依次排列着腹股沟浅深淋巴结、髂外、髂总及腹主动脉旁淋巴结，两侧向中线交汇，呈倒“Y”字形。两侧淋巴结基本对称连贯，正常人乳糜池及胸内淋巴基本不显影。部分人左、右腰干间有交通支。肝脾、肾、膀胱可轻度显影。

（5）盆内淋巴：前位可见骶前、髂内外淋巴结显影，后位可见 1～2 个闭孔淋巴结或直肠旁淋巴结显影。但因盆内毛细淋巴管少，显像剂吸收差，故显影淋巴结数目较少，清晰度较差。

【讨论】

淋巴系统具有吞噬、输送和清除外来物质的功能，组织间隙 20～50 nm 的大分子物质不能直接渗入毛细血管内，但可迅速进入毛细淋巴管通过淋巴液回流。淋巴显像依赖于正常淋巴回流，皮下、组织间隙或黏膜下注射淋巴显像剂后，经毛细淋巴管吸收向心性引流至淋巴结，部分显像剂被淋巴结窦内皮细胞摄取滞留，部分进入下站淋巴结，经接连输送进入血循环，最后被肝脾单核细胞系统清除，获得淋巴结及淋巴循环的动态影像，从而，了解淋巴管和淋巴结的分布与功能状态，并根据患者的临床表现，判断淋巴影像有无异常，得出淋巴系统是否受累的诊断。一些疾病影响淋巴结吞噬细胞的功能，局部淋巴结摄取显像剂减少；淋巴结有阻塞，淋巴引流受阻，阻塞远端显像剂浓集增加，可有侧支循环影像。常用淋巴显像剂及其特点如表 11－4 所示。

表 11－4　常用淋巴显像剂及其特点

分类	显像剂	推荐用量/MBq	主要特点
胶体类	^{99m}Tc－硫化锑	37～74	局部清除慢
	^{99m}Tc－微胶体	37～74	纯 γ 射线
蛋白类	^{99m}Tc－HSA	74～222	移行快

（续表）

分类	显像剂	推荐用量/MBq	主要特点
	^{131}I－McAb	18.5～37	有 β^- 射线
高分子聚合物类	^{99m}Tc－脂质体	37～74	不被肝摄取
	^{99m}Tc－DX	74～222	移行快

理想的淋巴显像剂应满足注射部位滞留少、清除快、淋巴结的摄取率高，在淋巴结的滞留时间较长，半衰期合适等特点。最合适的淋巴显像剂胶体颗粒大小为 20～50 nm。颗粒太大注射部位滞留多，颗粒太小可直接被毛细血管吸收，且很快流过淋巴结、淋巴管，血本底高，淋巴显影差。临床上最常用^{99m}Tc－硫化锑和^{99m}Tc－DX。^{99m}Tc－硫化锑胶体颗粒大小难于控制。高分子聚合物^{99m}Tc－DX 具制备简单、淋巴结的摄取率高、清除速度快、对淋巴引流观察清楚、均相热力学稳定等优点，故最常用。

病例 75　乳糜胸

【简要病史】

患者，女性，29 岁。左侧胸闷、气促 2 个月。X 线检查提示左侧胸腔积液。

【显像方法】

双趾间皮下注射^{99m}Tc－DX 各 10 mCi，动态采集，1 帧/2 s，直至胸导管显影。

【显示图像】

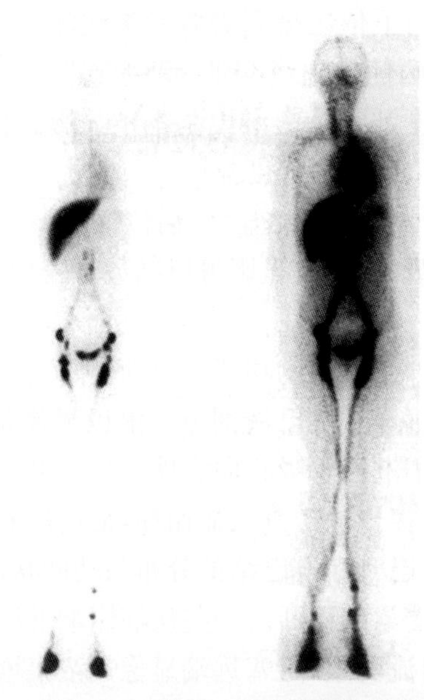

图 11－3　^{99m}Tc－DX 乳糜胸显像

（引用朱承谟主编《核医学影像与实践》p252～253）

【图像表现】

两下肢淋巴管通畅，腹股沟淋巴结可见，髂外、髂总和腹主动脉旁淋巴结显影，排列成到 Y 型。肝、心、肾显影，左侧胸腔放射性较右侧胸腔明显增加。

【诊断意见】

乳糜胸。

【讨论】

1）淋巴水肿

肢体淋巴水肿是最常见的良性淋巴疾病。原发性为先天性淋巴畸形或发育不良，淋巴显像表现为水肿肢体淋巴管不显影。继发性可为丝虫病、感染、手术或创伤、肿瘤、放射等引起。淋巴显像能鉴别静脉性水肿和淋巴性水肿。淋巴水肿行淋巴显像可见水肿肢体弥漫性放射性浓集、水肿肢体淋巴结及淋巴管显像剂浓集或水肿肢体淋巴侧支形成。

2）乳糜瘘

乳糜瘘是乳糜出现在不应有乳糜的区域，常为创伤、肿瘤、丝虫病、原发性淋巴系统发育不良等的并发症，临床常见的有乳糜胸、乳糜腹、乳糜尿等。淋巴显像可见显像剂漏出部位，胸腔、腹腔或输尿管膀胱见大量显像剂浓聚。

在临床上用于淋巴系统疾病诊断的方法主要是 X 线淋巴造影、CT、MRI、超声和淋巴显像。X 线淋巴造影是评估淋巴系统形态学变化的最好方法之一，但该法有创、不宜重复、非生理性、有并发症，不能了解淋巴功能及淋巴回流的动力学改变；CT、MRI、超声是结构检查，可检测淋巴结肿大，但不能显示其淋巴回流及淋巴功能。与 X 线淋巴造影、CT、超声、MRI 相比，淋巴显像是一种简单、安全、无创性的淋巴功能显像，易重复检查，可显示病变淋巴结分布与走向、淋巴管功能及淋巴回流的通畅性。临床上了解淋巴功能及淋巴回流的动力学改变，目前，尚无其他方法可以取代核素淋巴显像。

病例 76　前哨淋巴结显像

【简要病史】

患者，女性，35 岁。右侧乳腺癌诊断 7 天。

【显像方法】

瘤体四周皮下注射 ^{99m}Tc－SC 37 MBq (1 mCi)，注射后 60 min 行局部显像。探头配置低能通用型平行孔准直器，预置计数 300 k。

【图像显示】

如图 11－4 所示。

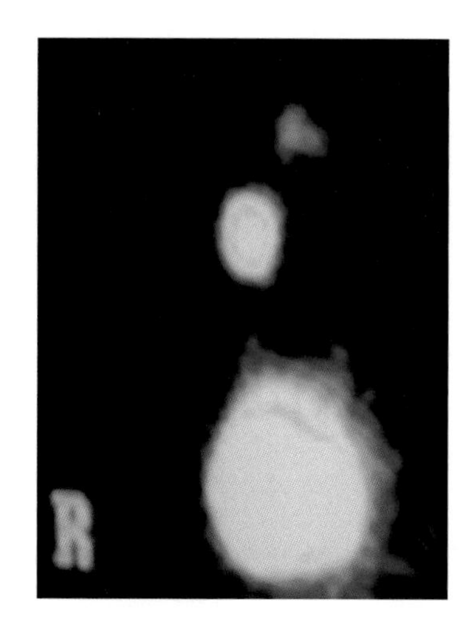

图 11－4　^{99m}Tc－SC 前哨淋巴结显像

（江西省肿瘤医院核医学科陈志军教授提供）

【图像表现】

在注射点上方胸大肌外侧缘处可见 2 个异常浓聚灶。

【诊断意见】

乳腺上方胸大肌外侧缘处显示前哨淋巴结。

【讨论】

1）前哨淋巴结显像

肿瘤前哨淋巴结（sentinel lymph node，SLN）的概念由 Cabanas RM 于 1977 年首先提出，系指肿瘤淋巴引流区域中的第一站淋巴结。在一般情况下，当肿瘤发生淋巴结转移时，其第一站引流淋巴结即最早出现转移。

目前，乳腺癌外科治疗的观念已从传统的包括腋窝淋巴清扫的根治手术，向对早期患者缩小创伤范围、保留乳房、避免腋窝淋巴结清扫的趋向转变。因而，术前关于腋窝淋巴结肿瘤转移情况的了解，对于选择手术方式至关重要。根据术中 SLN 探测结果活检进行快速病理学检查，可准确反映腋窝淋巴结的肿瘤转移状况，指导治疗。

2）恶性肿瘤淋巴系统转移的诊断

恶性肿瘤常通过淋巴系统发生远处转移，皮肤、口腔、呼吸道、消化道、生殖系和腺体发生的上皮癌多由或首先经由淋巴转移。肿瘤淋巴状态对肿瘤早期诊断、准确分期、治疗方案确定和预后估计都有重要价值。肿瘤侵犯淋巴结的早期表现无特异性，淋巴结可以表现为肿大、显像剂分布增高或缺损。肿瘤转移后期淋巴结破坏、正常结构被取代，表现为淋巴结缺如，淋巴链中断放射性缺损，最后可发展为淋巴阻塞，出现侧支反流影像。淋巴显像能判断肿瘤的淋巴引流途径、局部及远处淋巴结受累情况。在乳腺癌、宫颈癌等肿瘤病例，淋巴显像可准确地显示肿瘤淋巴结转移位置、范围，有助于分期和制定治疗计划。乳腺癌淋巴显像异常者的复发率明显高于淋巴显像正常者。

3）恶性淋巴瘤的诊断

淋巴瘤常以实体瘤的形式生长于淋巴结、扁桃体等淋巴组织丰富的器官，组织病理学分为霍奇金病和非霍奇金淋巴瘤两大类。恶性淋巴瘤临床表现为无痛性淋巴结肿大。淋巴显像见一处或多处淋巴结明显增大，放射性增加或减少；中晚期则多呈明显显像剂异常减低甚至缺损。淋巴显像可明确淋巴瘤的分布范围，补充体检遗漏的病变，提高病检的准确性。

11.3 推荐阅读文献

[1] 黄钢.影像核医学(全国高等医学院校五年制影像专业统编教材)[M].北京:人民卫生出版社,2010.

[2] 赵军.分子影像与核医学临床病例解析[M].上海:上海科学技术出版社,2010.

[3] 张永学、黄钢.核医学(全国高等医学院校八年制统编教材)[M].北京:人民卫生出版社,2010.

[4] 黄钢.核医学与分子影像临床操作规范[M].北京:人民卫生出版社,2014.

[5] 王辉.核医学(供医学影像技术专业用)[M].北京:人民卫生出版社,2014.

[6] 裴著果.影像核医学(高等医药院校教材)[M].2版.北京:人民卫生出版社,1999.

[7] 朱承谟.核医学影像与实践[M].上海:上海科技教育出版社,2001.

（蔡金来）

第12章 核素治疗

12.1 核素治疗 Graves 病

12.1.1 Graves 病的诊断标准

前两项为必备条件，后三项为辅助条件：

(1) 甲亢。

(2) 甲状腺弥漫性肿大(少数患者无此表现)。

(3) 甲状腺相关性眼病(TAO)。

(4) 胫前黏液性水肿。

(5) TRAb、TPOAb、TGAb 阳性。

12.1.2 核素治疗 Graves 病的适应证

(1) Graves 甲亢患者。

(2) 对抗甲状腺药物过敏，或抗甲状腺药物疗效差，或用抗甲状腺药物治疗后多次复发，或手术后复发的青少年 Graves 甲亢患者。

(3) Graves 甲亢伴白细胞或血小板减少的患者。

(4) Graves 甲亢伴房颤的患者。

(5) Graves 甲亢合并桥本病摄^{131}I 率增高的患者。

12.1.3 核素治疗 Graves 病的禁忌证

(1) 妊娠和哺乳患者。

(2) 急性心肌梗死患者。

(3) 严重肾功能障碍的患者。

12.1.4 核素治疗 Graves 病的治疗方法

1) 患者的准备

(1) 按甲状腺摄^{131}I 率测定要求，禁用影响甲状腺摄^{131}I 功能的药物和食物。

(2) 进行常规体检，测定甲状腺摄^{131}I 率，查血清甲状腺激素、TSH、TGAb、TPOAb、TRAb，查血和尿常规，必要时行肝功及 ECG 检查。

(3) 通过甲状腺显像结合扪诊估计甲状腺重量，必要时可进行 B 超检查。

(4) 病情较重的患者，^{131}I 治疗前应采用综合措施进行准备性治疗。

(5) 向患者讲清^{131}I治疗的注意事项、疗效、可能出现的近期反应及远期并发症，患者应签署知情同意书。

2) ^{131}I剂量计算

以下为临床常用公式之一，^{131}I在甲状腺内的有效半衰期为5天左右，每克甲状腺组织常用的计划剂量为2.6～4.44 MBq (70～120μCi)。

$$\text{剂量(Bq 或 }\mu\text{Ci)} = \frac{\text{计划量(Bq 或 }\mu\text{Ci/g 甲状腺组织)} \times \text{甲状腺重量(g)}}{\text{甲状腺最高(或 24 h) 摄}^{131}\text{I 率(\%)}} \times 100$$

3) 剂量调整

(1) 应考虑增加剂量的因素：①甲状腺较大和质地较硬者；②年老、病程较长、长期抗甲状腺药物治疗效果不好者；③有效半衰期较短者。

(2) 应考虑减少剂量的因素：①病程短、年龄轻、甲状腺较小的患者；②未进行任何治疗或术后复发的患者；③前一次治疗后疗效明显，但未痊愈者；④有效半衰期较长者。

4) 给药方法

^{131}I剂量小于或等于555 MBq(15 mCi)采用一次口服法，如^{131}I剂量大于555 MBq(15 mCi)或有合并症的患者，可采用分次给药法，常首次给予总量的1/2～2/3，3～7天后补足总剂量。

5) 重复^{131}I治疗

^{131}I治疗6个月后尚未痊愈的患者根据病情需要可考虑进行再次^{131}I治疗。首次治疗疗效极差或无效的患者，3个月后可行第二次治疗并可适当增加^{131}I剂量。

6) 其他治疗

如甲亢合并周期性麻痹、心脏病、突眼等，应采取相应措施综合治疗处理。

7) 早期反应

部分病员服^{131}I后几天内出现乏力、食欲差、恶心、皮肤瘙痒、甲状腺肿胀等反应，无须特殊处理，多数可自行消失，或可进行对症处理。个别病情严重的患者或服^{131}I后并发感染的患者，应注意防止甲亢危象的发生，一旦出现，按内科治疗甲亢危象的方法处理。

8) 防止发生甲状腺功能减退

约有一半的Graves甲亢患者在缺乏治疗20～30年后变成甲状腺机能减退症，大多数是由于自身免疫导致甲状腺的破坏。早发甲低、晚发甲低和亚临床甲低，都应及时给予甲状腺激素制剂治疗，部分患者的甲状腺功能可能恢复，部分患者需长期甚至终生甲状腺激素替代治疗。

少数患者于^{131}I治疗后发生突眼或突眼加重，则应采取治疗突眼的相应措施。

9) ^{131}I治疗后的随访

一般情况下^{131}I治疗后每3个月复查一次，如病情需要则可于^{131}I治疗后每月随访一次，观察和检查的内容包括症状、体征、血清甲状腺激素、TSH、TGAb、TPOAb、TRAb、血常规。甲亢治愈后，随访间隔时间可延长。

12.1.5 注意事项

空腹口服^{131}I，服^{131}I后2 h方能进食，嘱病员注意休息，防止感染和避免精神刺激，不要挤压甲状腺，忌碘一个月，一周内避免与婴幼儿密切接触，^{131}I治疗后女性患者半年内不可怀孕，男性患者半年内应采取避孕措施。

12.1.6 病例分析

病例77 甲亢性心脏病

【病史】

患者，男性，29岁。夜间无明显诱因下突发心悸胸闷，呈持续性，静坐不能缓解，无畏寒发热、恶心呕吐，腹痛腹胀，腹泻便秘等不适。急诊查体神志尚清，BP 130 mmHg/90 mmHg，HR 120 次/min，律不齐；颈部可及肿大甲状腺。血常规示 WBC 10.4×10^9/L，心肌蛋白示 CK－MB 轻度增高(8.0 ng/ml)，血气分析、止凝血试验、肝肾功能、尿常规基本正常；心电图示房颤，心率为 124 次/min；B 超示肝胆胰脾肾均未见明显异常。急诊拟诊“房颤、甲亢”，予倍他乐克控制心率，并予营养支持治疗，心悸症状好转。随后于核医学科门诊就诊拟行^{131}I 治疗。追问病史，患者既往未查甲状腺功能和 B 超，无冠心病病史，近 1 月体重减轻 10 kg。

【体格检查】

神清，精神可，无明显突眼；颈部触诊甲状腺呈Ⅱ度肿大，质地较软，无压痛，听诊可闻及血管杂音；双手平举细颤(＋)；HR 100 次/min，律不齐；双下肢无明显水肿。

【辅助检查】

(1) 甲状腺功能：FT_3 11.27 pmol/L，FT_4 31.65 pmol/L，TSH 0.000 4 μIU/ml，TGAb 0.97 IU/ml，TRAb 38.54 IU/L，TPOAb 0.29 IU/ml。

(2) 吸碘－131 率：3 h 41.64%，6 h 58.75%，24 h 72.14%。

(3) 甲状腺扫描：双侧甲状腺弥漫性肿大伴放射性分布均匀增高，符合“甲亢”表现，甲状腺估重42 g。

(4) 甲状腺 B 超：双侧甲状腺弥漫性病变伴肿大，左叶大小为 2.8 cm × 2.9 cm × 6.0 cm，右叶大小为 2.9 cm × 3.0 cm × 5.8 cm，峡部厚 3.2 cm。

【治疗方案】

^{131}I 7 mCi 治疗甲亢。普萘洛尔控制心率，每天 3 次，每次 10 mg，口服，如有不适及时就诊。

【随访】

1 月后患者心悸症状明显好转，心电图仍示房颤，心率 94 次/min；3 月后和 6 月后心电图均正常。随访甲状腺功能结果如表 12－1 所示。

表 12－1 随访甲状腺功能结果

时间\甲状腺功能	FT_3/pmol/L	FT_4/pmol/L	TSH/μIU/ml
1 月	9.44	28.05	0.015
3 月	6.94	21.38	0.20
6 月	5.27	18.04	0.35
12 月	4.91	18.65	0.35

【讨论】

1) 甲亢性心脏病诊断标准

(1) 甲亢诊断明确。

(2) 有下列心脏病征中的一项或多项：严重心率失常，如房颤、房扑、频发房早、频发室早、Ⅱ～Ⅲ度房室传导阻滞、心力衰竭、心脏扩大、心绞痛或心肌梗死。

(3) 除其他已知原因的心脏病外，如高血压性心脏病、冠心病、风湿性心脏病等。

(4) 甲亢症状控制后，心脏病好转或明显改善。

2) 鉴别诊断

(1) 甲亢合并原发性心血管疾病：老年甲亢患者常合并有冠心病、高血压等心血管系统疾病，年轻患者心脏疾病以风湿性心瓣膜病多见，确诊时无甲亢表现，甲状腺功能正常，于心脏科正规治疗可控制和缓解症状。甲亢发作时因循环负荷增加可使心脏病复发或加重病情。

(2) 其他原因继发心血管疾病：如结缔组织疾病、神经肌肉系统疾病、其他内分泌代谢病(嗜铬细胞瘤、糖原累积症、淀粉样变性、电解质平衡失调等)、营养性疾病、肿瘤等。这些疾病多在甲亢发生前已确诊，需仔细询问相关病史。如既往无相关疾病史，甲亢治疗后心脏病未缓解甚至加重，需嘱患者于相关科室就诊排除上述疾病。

3) 诊疗思路

(1) 排除原发性和其他继发性心血管疾病，确诊甲亢性心脏病。

(2) 因患者为甲亢伴甲亢性心脏病，^{131}I 治疗较内分泌治疗风险小，可减轻甲亢对心脏带来的负担，尽快恢复心功能，故推荐^{131}I 治疗。

(3) 除甲亢常规随访项目外，还应随访心电图评估房颤缓解情况，并嘱患者治疗后如有胸闷、心悸不适加重应立即就诊，必要时可住院观察。因^{131}I 破坏甲状腺滤泡使血中甲状腺激素水平短时增高，服药后 1～2 周内可能使症状一过性加重。

4) 相关知识点

甲亢性心脏病是甲亢的严重并发症之一，发生率 5%～10%，多发于中老年甲亢患者，男女之比约为 1∶3。甲亢性心脏病发病机制尚不明确，相关研究显示在过量甲状腺激素和其他因素共同作用下心肌代谢可发生改变，引起一系列心血管系统症状和体征。治疗关键在于控制甲亢症状，随着甲亢治愈，绝大多数甲亢性心脏病可以治愈或缓解。影响甲亢性心脏病疗效的因素可能有：①甲亢病程长。由于甲亢病程越长，心脏受到的损害越严重，恢复能力越差；②年龄大。随着年龄的增加，心脏顺应性和修复功能下降；③甲亢性心脏病类型。房颤合并室早、心力衰竭疗效较单纯性房颤差。在 2010 年甲亢治疗专家共识中，对于甲亢性心脏病患者提倡增大^{131}I 剂量，强调一次性有效治疗，尽快使甲状腺激素水平恢复正常，以减少心脏负荷。

病例 78　甲亢合并血细胞异常

【病史】

患者，女性，17 岁。2 月前受凉后发热，最高达 38.7℃，于当地医院口服阿司匹林、快克后体温恢复正常。随后出现腹泻，每日 3～4 次，呈水样便，1 周后自行缓解，随后 1 月间反复腹泻，每次症状相似，口服黄连素后腹泻程度减轻。期间时感乏力、怕热多汗、皮肤瘙痒、易饿多食、情绪波动大、易怒。1 月前于当地医院查甲状腺功能示：FT_3 30.62 pmol/L，FT_4 67.88 pmol/L，TSH 0.02 μIU/ml，TGAb 0.97 IU/ml，TRAb 21.98 IU/L，TPOAb 334 IU/ml。血常规示：WBC 5.2×10^9/L，$N_\#$ 3.23×10^9/L。肝肾功能基本正常，诊断为“甲状腺功能亢进症”，予赛治每天 30 mg 口服治疗，自觉乏力症状缓解。2 周前复查血常规示：WBC 2.6×10^9/L，$N_\#$ 0.51×10^9/L，N 19.7%。甲状腺功能示：FT_3 14.99 pmol/L，FT_4 49.25 pmol/L，TSH 0.04 μIU/ml。考虑药物性粒细胞缺乏，予停药并收入内分泌科病房，给予升白细胞、抗感染、营养支持药物治疗。1 周后复查血常规，WBC 5.5×10^9/L，$N_\#$ 1.50×10^9/L，N 42.2%。口服利可君、鲨甘醇，并注射 G-CSF 升白细胞，中性粒细胞计数上升至 9.4×10^9/L。请核医学科会诊，拟行^{131}I 治疗。追问病史，患者 2 月来食欲明显增加，夜眠差，体重减轻 2 kg。

【体格检查】

体温 37.2℃，BP 110 mmHg/70 mmHg。神清，精神可，眼球略突出；颈部触诊甲状腺呈Ⅱ度肿大，质软，无压痛，听诊可闻及血管杂音；双手平举细颤(+)；HR 98 次/min，律齐，各瓣膜区未及杂音；双下肢无明显水肿。

【辅助检查】

(1) 甲状腺功能：FT_3 23.52 pmol/L，FT_4 54.72 pmol/L，TSH 0.02 uIU/ml。

(2) 吸^{131}I 率：3 h 54.12%，6 h 65.50%，24 h 61.09%。

(3) 甲状腺扫描：双侧甲状腺弥漫性肿大伴放射性均匀性增高，符合“甲亢”表现；甲状腺估重40 g。

(4) 甲状腺B超：双侧甲状腺弥漫性病变伴肿大，左叶大小为2.3 cm×2.5 cm×5.7 cm，右叶大小为2.6 cm×2.5 cm×4.9 cm，峡部厚2.8 cm。

【治疗方案】

(1) ^{131}I 7 mCi治疗。

(2) 口服利可君、鲨甘醇升白治疗，并注意复查血常规。

(3) 普萘洛尔控制心率，每天3次，每次5 mg，口服，如有不适及时就诊。

【随访】

^{131}I治疗后患者无明显不适，1月后复查血常规示白细胞、中性粒细胞均在正常范围，予停药，2月后复查血常规无明显异常。随访甲状腺功能结果如表12-2所示。

表12-2 随访甲状腺功能结果

时间\甲状腺功能	FT_3/pmol/L	FT_4/pmol/L	TSH/μIU/ml
1月	10.44	21.67	0.15
3月	4.91	10.80	1.78
6月	2.05	6.79	5.84

【讨论】

1) 甲亢合并白细胞减少的诊断

(1) 有甲亢症状、体征，甲状腺功能提示甲亢。

(2) 同时伴有WBC<4×10^9/L，$N_{\#}$<1.5×10^9/L，为甲亢伴粒细胞减少。

(3) 同时伴有$N_{\#}$<0.5×10^9/L，为甲亢伴粒细胞缺乏。

2) 鉴别诊断

(1) 抗甲状腺药物引起白细胞减少：白细胞减低是抗甲状腺药物的主要不良反应之一，多数发生在使用较大剂量抗甲状腺药物治疗的3～8周，并可在患者的外周血和骨髓粒细胞中发现中毒颗粒。其中以甲基硫氧嘧啶最多见，甲巯咪唑次之。突发粒细胞缺乏主要是由于对抗甲状腺药物过敏引起，常伴咽痛、发热、乏力、关节酸痛等表现。

(2) 血液系统疾病：血液系统疾病是血细胞减少的常见原因之一，包括白血病、再生障碍性贫血等疾病，通过骨穿可明确诊断。

(3) 其他原因引起骨髓功能受损：免疫反应、营养缺乏、恶性肿瘤骨髓浸润、感染、脾功能亢进、放射损伤等造成骨髓功能受损，骨髓合成、释放血细胞减少，导致外周血细胞减少。

3) ^{131}I治疗甲亢合并白细胞下降的要求

白细胞计数不低于3.0×10^9/L可直接使用^{131}I治疗；当低于上述条件时，应采用适当升白细胞措施或血液科会诊后，再使用^{131}I治疗较为安全；部分白细胞始终不能稳定在3.0×10^9/L以上，而甲亢症状明显者，可在血白细胞升至较高水平时给予^{131}I，同时使用升白细胞药物，严密观察血白细胞变化，及时进行对症处理。

4) 诊疗思路

(1) 判断粒细胞缺乏和甲亢本身或抗甲状腺药物相关性。

(2) 告知患者对药物致白细胞减少，即使用升白细胞药白细胞恢复正常后换用另一种抗甲状腺药物，大部分白细胞会再次减少，^{131}I治疗是最佳选择。

(3) ^{131}I 治疗同时应积极给予升白细胞药物治疗，必要时给予激素和抗感染治疗。

(4) 除甲亢常规随访项目外，还应随访血常规监测白细胞和粒细胞水平。必要时可每周复查血常规。病情稳定后升白细胞药物可减量。

【相关知识点】

有研究认为甲亢治疗方案按有无服用抗甲状腺药物和白细胞下降程度进行个体化治疗，其中三种情况建议用^{131}I 治疗：

(1) 初诊甲亢未用抗甲状腺药物，白细胞总数明显下降(WBC＜3×10^9/L)，甚至出现粒细胞缺乏症(WBC＜0.5×10^9/L)，待白细胞恢复正常后可采用^{131}I 治疗。

(2) 初诊甲亢已用抗甲状腺药物，白细胞总数轻度下降(3×10^9～4×10^9/L)，没有明显感染症状，继续小剂量用抗甲状腺药物，同时予升白细胞药物、小剂量泼尼松治疗，如白细胞未能回升，应选用^{131}I 治疗。

(3) 初诊甲亢已用抗甲状腺药物，白细胞总数明显下降(WBC＜3×10^9/L)，应立即停药，并予升白、激素、抗感染、支持治疗，待白细胞恢复正常后采用^{131}I 治疗。

病例 79 甲亢合并肝功能异常

【病史】

患者，女性，28 岁。1 年前因甲亢服用甲巯咪唑治疗，因皮肤过敏停药，后口服中药治疗，效果差。1 月前外院服用铁皮枫斗及维生素后出现尿色加深伴皮肤轻度黄染。于当地医院检查发现肝功能和甲状腺功能异常，考虑甲亢引起肝损，予丙基硫氧嘧啶治疗。10 余天后皮肤巩膜黄染加重，伴右膝关节肿胀。查肝功能：ALT 178 IU/L，AST 122 IU/L，TB 270.2 μmol/L，DB 182.3 μmol/L，ALB 28 g/L。甲状腺功能：FT_3 5.26 pmol/L，FT_4 34.39 pmol/L，TSH 0.002 9 μIU/ml，TGAb 722.14 IU/ml，TPOAb＞1 000 IU/ml。尿常规：尿胆原(+)，胆红素(++)。肿瘤标志物：AFP 178.35 ng/ml。余血常规、肾功能、电解质、肝炎病毒均未见明显异常。遂收住感染科病房，予保肝、降酶、退黄，输白蛋白对症支持治疗，同时给予甲强龙激素治疗，后改为口服强的松片，逐渐减量。1 周后复查肝功能明显好转：ALT 84 IU/L，AST 43 IU/L，TB 98.3 μmol/L，DB 49.5 μmol/L，ALB 33 g/L。拟出院后行^{131}I 治疗。追问病史，患者自发病来偶感心慌、恶心呕吐，自觉毛发稀疏，体重无明显改变。

【体格检查】

体温 36.7℃，BP 120 mmHg/80 mmHg。神清，精神可，无明显突眼；颈部触诊甲状腺呈Ⅲ度肿大，右侧较左侧大，质韧，无压痛，听诊可闻及血管杂音；双手平举细颤(+)；HR 86 次/min，律齐，各瓣膜区未及杂音；双下肢无明显水肿。

【辅助检查】

(1) 甲状腺功能：FT_3 7.78 pmol/L，FT_4 39.45 pmol/L，TSH 0.000 5 μIU/ml。

(2) 吸^{131}I 率：3 h 35.89%，6 h 53.26%，24 h 61.44%。

(3) 甲状腺扫描：双侧甲状腺弥漫性肿大，放射性分布增高，符合“甲亢”表现。

(4) 甲状腺 B 超：双侧甲状腺弥漫性肿大伴多发结节，左叶大小为 3.2 cm×3.3 cm×6.0 cm，右叶大小为 3.7 cm×3.8 cm×6.8 cm，峡部厚 3.4 cm。

【治疗方案】

^{131}I 治疗：患者为甲亢合并肝损，病程较长，且甲状腺内伴多发结节，剂量宜偏大，给予^{131}I 剂量为 12 mCi。继续保肝、退黄对症治疗，注意复查肝功能。

【随访】

3 月后复查肝功能基本正常，随访甲状腺功能结果如表 12-3 所示。

表 12-3　随访甲状腺功能结果

时间\甲状腺功能	FT_3/pmol/L	FT_4/pmol/L	TSH/μIU/ml
1 月	5.78	29.69	0.16
3 月	2.56	10.01	3.79
6 月	1.79	7.26	5.74

【讨论】

1）甲亢性肝损害诊断要点

诊断甲亢性肝损害目前无统一的标准，临床认为甲亢患者如出现转氨酶升高、肝肿大及黄疸等任何一种情况即可诊断，但须排除其他导致肝功能异常的原因。肝功能损伤继发于甲亢者，异常指标主要表现在 ALT、AST、直接胆红素和间接胆红素的值高于正常范围。其中 ALT 和 AST 反映肝细胞损伤程度，胆红素反映肝分泌和排泄功能。

2）鉴别诊断

（1）药物性肝损害：甲巯咪唑引起的肝损害主要表现在胆汁淤积性黄疸，多发生在使用后两周，且主要表现为胆红素明显升高，肝酶为轻中度升高；丙基硫氧嘧啶引起的肝损害较甲巯咪唑重，致严重肝损害病死率近 1/4，故应尽早识别和治疗。该类患者停药后肝功能多在 10 周左右改善。

（2）病毒性肝炎：病毒性肝炎是由多种肝炎病毒引起的以肝脏病变为主的一种传染病。部分患者可有黄疸发热和肝大伴有肝功能损害。有些患者可慢性化，甚至发展成肝硬化，少数可发展为肝癌。实验室检查包括测抗原、抗体、病毒 DNA 复制等可明确诊断。

（3）其他肝脏疾病：包括自身免疫性肝病、代谢障碍性肝病、血吸虫性肝硬化、先天性肝脏疾病和肝占位等均可引起肝功能异常，需通过询问病史和相关辅助检查加以鉴别。

3）诊疗思路

（1）及时有效地控制甲亢，同时辅以保肝治疗。^{131}I 是甲亢伴肝损害首选治疗方案，即使肝损害严重者，在加强保肝、拮抗应急、抑制免疫的同时，仍可以考虑用^{131}I 治疗。

（2）因心功能异常亦可出现肝淤血和肝细胞坏死，故对合并心功能异常者，应积极改善心功能，可予以 β 受体阻滞剂治疗。

【相关知识点】

由于甲亢本身和抗甲状腺药物不良反应双重影响可能加重肝损害程度，故抗甲状腺药物对甲亢合并肝损害的患者不作为首选治疗方案。一般认为甲亢合并肝功能异常是可逆的，甲状腺激素水平恢复正常或明显减低，肝功能也可逐渐恢复正常，少数严重肝损害可因长期未经治疗或治疗无效而出现重症黄疸甚至肝硬化，需进行肝移植。多项研究显示，^{131}I 治疗剂量不会引起肝脏辐射损伤，而^{131}I 联合保肝药物治疗肝功能指标下降明显优于单纯^{131}I 治疗。

病例 80　甲亢相关性眼病

【病史】

患者，男性，30 岁。4 月前自觉眼痛、畏光，无畏寒发热、恶心呕吐等不适，未予重视。1 周前发现眼球突出，颈部肿大，心悸，遂于内分泌科就诊。查甲状腺功能：FT_3＞46.08 pmol/L，FT_4 47.57 pmol/L，TSH 0.0019 μIU/ml，TGAb 45.82 IU/ml，TRAb 30.05 IU/L，TPOAb 280.95 IU/ml。心电图：窦速。血常规、肝肾功能、电解质均正常范围。诊断为“甲亢”，随后来核医学科就诊。

【体格检查】

BP 120 mmHg/80 mmHg。神清，精神可。双眼球中度突出；颈部触诊甲状腺呈Ⅰ度肿大，质软，无压痛，听诊可闻及血管杂音；双手平举细颤(+)；HR 110 次/min，律齐，各瓣膜区未及杂音；双下肢无明显水肿。

【辅助检查】

(1) 吸^{131}I 率：3 h 45.8%，6 h 64.7%，24 h 70.9%。

(2) 甲状腺扫描：双侧甲状腺弥漫性肿大伴放射性均匀性增高，符合“甲亢”表现；甲状腺估重 35 g。

(3) 甲状腺 B 超：双侧甲状腺弥漫性肿大，左叶大小为 2.6 cm × 2.7 cm × 4.7 cm，右叶大小为 2.7 cm× 2.7 cm × 5.1 cm，峡部厚 2.5 cm。

【治疗方案】

(1) ^{131}I 5 mCi 治疗。

(2) 予普萘洛尔控制心率，每天 3 次，每次 10 mg，口服，如有不适及时就诊。

【随访】

患者 3 月后自觉眼痛畏光症状略好转，1 年后已基本无明显不适，眼球回复。随访甲状腺功能结果如表 12-4 所示。

表 12-4　随访甲状腺功能结果

时间\甲状腺功能	FT_3/pmol/L	FT_4/pmol/L	TSH/μIU/ml	TRAb/IU/L	TPOAb/IU/ml
1月	45.79	47.00	0.002	53.75	170.54
3月	19.86	23.92	0.16	29.36	105.62
6月	5.67	10.78	1.87	10.83	98.88
12月	5.89	10.94	2.06	10.42	100.07

【讨论】

1) 诊断要点

(1) 单纯性突眼：轻度突眼(突眼度不超过 18 mm)，上睑挛缩，睑裂增宽，Stellwag 征(瞬目减少、炯炯发亮)，von Graefe 征(双眼向下看时，由于上眼睑不能随眼球下落，出现白色巩膜)，Joffroy 征(眼球向上看时，前额皮肤不能皱起)，Mobius 征(双眼看近物时，眼球辐辏不良)阳性。当甲亢缓解之后通常会改善或消失。

(2) 浸润性突眼：眼球突出度超过 18 mm，眼睑肿胀，结膜充血水肿，眼球活动受限；严重者眼球固定，眼睑闭合不全，角膜外露形成角膜溃疡、全眼炎，甚至失明。少数患者仅有单侧突眼。该类患者可能有高糖高脂饮食或吸烟不良嗜好，需仔细询问。这类突眼症状即使在甲亢缓解之后仍会持续存在，去除相关影响因素后会好转。

(3) 甲状腺相关眼病分级标准：美国甲状腺学会(ATA)提出的 Graves 病眼部改变的分级标准如表 12-5 所示。眼征达到 4 级(包括 4 级)以上者称为 Graves 眼病(Graves ophthalmopathy, GO)，又称甲状腺相关眼病(thyroid-associated ophthalmopathy, TAO)。2006 年欧洲 GO 研究组(EUGOGO)提出 GO 病情严重度评估标准(见表 12-6)。国际上还提出了判断 GO 活动的评分方法，即以下 7 项表现各为 1 分：①自发性球后疼痛；②眼球运动时疼痛；③眼睑红斑；④结膜充血；⑤结膜水肿；⑥肉阜肿胀；⑦眼睑水肿。临床活动性评分(CAS)积分达到 3 分判断为疾病活动，积分越多，活动度越高。

表 12－5　Graves 病眼征的分级标准(美国甲状腺学会,ATA)

级别	眼部表现
0	无症状和体征
1	无症状,体征有上睑挛缩、Stellwag 征、von Graefe 征等
2	有症状和体征,软组织受累
3	突眼 > 18 mm
4	眼外肌受累
5	角膜受累
6	视力丧失(视神经受累)

表 12－6　GO 病情严重程度评估标准(欧洲 GO 研究组,2006 年)

级别	突眼度/mm	复视	视神经受累
轻度	19～20	间歇性发生	视神经诱发电位或其他检测异常,视力 > 9/10
中度	21～23	非持续性存在	视力 8/10～5/10
重度	> 23	持续性存在	视力 < 5/10

注:间歇性复视:在劳累或行走时发生;非持续性复视:眨眼时发生;持续性复视:阅读时发生。严重 GO:至少 1 重重度表现,或 2 种中度,或 1 种中度 2 种轻度表现。

2) 影像学表现

主要表现为眼外肌肌腹增粗呈梭形,而近眼球侧的眼外肌肌腱部分并无受累增粗的改变。该病为双侧受累。眼部 CT 和 MRI 可以排除其他原因所致突眼,测量突眼程度和评估眼外肌受累情况,有助于对比病情的变化和评估治疗有效性。

3) 鉴别诊断

(1) 眼眶海绵状血管瘤:是眼眶内最常见的良性血管源性肿瘤,好发于中年人。多位于肌锥内,少数可位于肌锥外。临床表现为渐进性突眼、眼球运动障碍、视力轻度受损等改变。肿瘤通常为单侧发病,行 MR 检查可鉴别。

(2) 眼部其他疾病:包括眼眶和眼球各种良恶性肿瘤,需结合病史和影像学检查结果。

4) 诊疗思路

(1) 详细询问生活习惯(饮食、工作、情绪变化、嗜好,尤其是吸烟史)。

(2) 需告知患者各种甲亢以及甲状腺相关眼病的治疗方法,同位素治疗优势和风险(眼征可能加重;甲减),针对眼征可能的后续治疗方案;建议患者先于眼科就诊,评估 GO 的严重程度以及是否处于活动期,非活动期的 GO 患者不需要使用糖皮质激素治疗;轻度活动性 GO(尤其是吸烟患者)选择同时使用糖皮质激素治疗;

(3) 随访甲状腺功能指标时应关注甲状腺相关抗体变化情况评估患者眼征预后;激素治疗通常约 3 周,如无明显好转则逐渐减量,并嘱患者于眼科尝试免疫抑制、抗氧化剂等其他治疗方案。

【相关知识点】

甲状腺相关眼病可以单独存在(称为甲状腺功能正常型 Graves 眼病,euthyroid Graves ophthalmopathy, EGO),也可以与甲亢合并存在(TAO)。其发病机制与自身免疫功能异常有关,但至今尚未完全明了。甲状腺相关眼病分为两类,一类为单纯性突眼,病因与甲状腺毒症所致的交感神经兴奋性增高有关,与过高的甲状腺激素水平相关,当甲亢缓解之后眼征通常会改善或消失。另一类为浸润性突眼,病因可能是眼眶周围组织自身免疫性炎症反应。患者发病可能与应激、食用过多饱和脂肪酸、糖或碘饮食、吸烟等损伤免疫功能有关，这类突眼症状即使在甲亢缓解之后仍会持续存在，去除相关影响因素后会好转。

Graves 甲亢合并单纯性突眼及处于稳定期的中、重度浸润性突眼，以治疗甲亢，减少体内甲状腺激素水平为主，可直接采用^{131}I 治疗。按《^{131}I 治疗格雷夫斯甲亢指南(2013 年)》中的建议，甲亢伴非活动性 GO 患者选择^{131}I 治疗时，不需要同时使用糖皮质激素；轻度活动性 GO(尤其是吸烟患者)选择^{131}I 治疗时，推荐同时使用糖皮质激素；甲亢伴中度、重度活动性 GO 或威胁视力的活动性 GO 患者，建议选用 ATD 或手术治疗；^{131}I 治疗后定期监测，及时应用左旋甲状腺素防止或纠正临床甲减或亚临床甲减，可有效防止突眼加重。此外，在激素联合^{131}I 治疗期间宜辅以指导患者饮食和生活习惯，尤其告知患者戒烟。不伴有突眼的甲亢患者，^{131}I 治疗后诱发甲状腺相关眼病的概率极小。

病例 81 甲亢伴周期性麻痹

【病史】

患者，男性，26 岁。发作性四肢瘫痪伴乏力、多汗、心悸、眼部肿胀不适半年余。患者半年前某日晨起发现双下肢无力，不能活动，无感觉和意识障碍，持续约 20 h 后自行好转，次日就诊于当地医院，经检查后(具体不详)诊为“甲亢”。给予口服他巴唑及氯化钾缓释片治疗，症状控制后遂自行停药。此后每遇劳累后，上述情况反复发作，每次持续 1～4 h 后自行缓解，并逐渐出现乏力、多汗、心悸、手抖等。近一月来双下肢无力出现频繁，每周约 2 次。来院途中在车上发作，双下肢瘫痪 1 h，家属背入病房。患者既往体健，无家族史。

【体格检查】

神志清，精神一般，发育正常，营养中等，四肢可自主活动，扶持下可行走。体温 36.7℃，P 93 次/min，R 19 次/min，BP 120 mmHg/75 mmHg。轻度突眼，甲状腺弥漫性Ⅱ°肿大，质软，无结节，无触痛。心律齐无杂音。

【辅助检查】

(1) 实验室检查：甲状腺功能 FT_3 11.26 pmol/L，FT_4 26.79 pmol/L，TSH 0.003 mIU/L，TRAb 8.40，TPOAb 153.49；血钾 1.9 mmol/L；血常规正常；肝功能中 ALT 61 IU/L，其余正常。

(2) 胸片及心电图均未见异常。

(3) 甲状腺 B 超：双侧甲状腺弥漫性病变。

(4) 甲状腺显像：双侧甲状腺弥漫性病变，甲状腺估重 54 g。

(5) 甲状腺摄^{131}I 率：3 h 41.89%，6 h 71.22%，24 h 67.52%。

【诊断】

甲状腺功能亢进并发周麻，弥漫性甲状腺肿Ⅱ°。

【治疗及随访】

入院当日补钾 10 g，第二日四肢活动完全恢复，复查血钾 4.79 mmol/L，病情平稳后出院。出院当日来核医学科口服^{131}I 治疗，治疗剂量 8 mCi。口服^{131}I 治疗后为预防周麻发作，每日口服 10%氯化钾 30 ml，一周后停用。1 月后复查 FT_3 2.19 pmol/L，FT_4 8.24 pmol/L，TSH 15.36 mIU/L，出现一过性甲减，未予治疗。3 月后复查 FT_3 3.90 pmol/L，FT_4 12.71 pmol/L，TSH 2.92 mIU/L；TRAb 2.46 IU/L，TPOAb 220.93；血常规及肝功能均正常。无甲亢、甲减症状及周麻发作，甲状腺未及肿大，HR 77 次/min，突眼较治疗前未见明显变化。

【讨论】

1) 诊断要点

(1) 临床表现：甲亢症状；反复发作的肌无力，短时间内可自行缓解。

实验室检查：甲状腺激素变化同甲亢；低钾血症，有时血钾可表现为正常或高钾血症。

(2) 影像检查：甲亢改变。

2) 鉴别诊断

(1) 家族性周麻：与甲亢性周麻极为相似。甲亢性周麻一般无家族史；家族性周麻无甲状腺激素水平变化；乙酰唑胺对甲亢周麻无效，而可以阻止家族性周麻发作。

(2) 其他原因引起的低钾血症：内分泌疾病，如原发性醛固酮增多症；排钾过多，如长期服用排钾利尿药及长期禁食等，详细询问病史有助于鉴别。

3) 临床表现

主要表现为甲亢基础上反复发作的肌无力，主要累及双侧上下肢，以双侧下肢为重。发作期间主要的生化异常为低钾血症。

4) 治疗

甲亢治疗；补钾治疗。

【相关知识点】

甲状腺功能亢进并发周麻是甲亢的一种特殊类型，主要见于亚洲年轻男性患者，发病与肌细胞钠/钾 ATP 酶活性升高、血清钾向细胞内急性转移有关。甲亢患者常在饱餐、疲劳、精神紧张、高糖饮食、寒冷、饮酒、运动后及服用某些药物后发作。常常以低钾性周麻为突出表现或最早期症状，给钾后周麻可缓解，故容易误诊为神经系统疾患而延误根治。周麻随着甲亢的缓解而缓解，随着甲亢的复发而复发。甲亢周期性麻痹诊断明确后，及时补钾症状可得到及时控制。轻中度者采用口服补钾，重度采用静脉补钾，并根据肌力恢复情况、血钾水平以及心电图检查情况等调整剂量。虽然本病发病率低，但可严重损伤患者的劳动及生活能力，严重者可造成死亡，及早诊断治疗至关重要。鉴于本病的上述特点，相当一部分病人不宜手术治疗，药物治疗效果也较差，且容易复发，^{131}I 是适合多数患者的理想治疗方法，具有一次服药治愈率高、简便、安全、复发率低等优点。

12.2　碘-131(^{131}I)治疗分化型甲状腺癌及其转移

甲状腺癌是内分泌系统最为常见的恶性肿瘤，其中超过 90% 为分化型甲状腺癌(differentiated thyroid cancer, DTC)。近 30 年来，甲状腺癌的发病率呈逐年增高趋势，现已成为发病率增长速度最快的恶性肿瘤之一。

12.2.1　碘-131(^{131}I)治疗分化型甲状腺癌概述

12.2.1.1　分化型甲状腺癌治疗总原则

分化型甲状腺癌及其转移灶的最佳及经典治疗方法为：甲状腺手术+^{131}I+口服甲状腺激素抑制治疗。对于需要进一步行^{131}I 治疗的患者而言，甲状腺全切的目的在于切除原发病灶、绝大部分正常甲状腺组织及颈部转移性淋巴结，以利于后续^{131}I 清除残留甲状腺及治疗远处转移灶。

12.2.1.2　分化型甲状腺癌的 TNM 分期

甲状腺癌的分期方法有多种，如 TNM、AMES、AGES、MACIS、EORTC、NTCTCS 等。最常用的是美国 AJCC 的 TNM 分期法，目前已是 7.0 版。DTC 的 TNM 分期与年龄密切相关，年龄小于 45 岁者，只有Ⅰ期和Ⅱ期；年龄大于 45 岁者，可有Ⅰ期、Ⅱ期、Ⅲ期和Ⅳ期。Ⅳ期又可分为ⅣA 期至ⅣC 期。

12.2.1.3　分化型甲状腺癌的危险性分级

DTC 按复发的危险程度可以分为低危患者、中危患者、高危患者，如表 12-7 所示。

表 12-7 分化型甲状腺癌的危险性分级

低危 (同时具备以下条件)	中危 (具备以下任意一项)	高危 (具备以下任意一项)
1. 无局部或远处转移 2. 所有肉眼可见的肿瘤均已被切除 3. 肿瘤未侵犯周围组织或器官 4. 没有高侵袭性的病理表现(如高细胞、岛状细胞癌、柱状细胞癌,Hurthle 细胞癌、滤泡状甲状腺癌等) 5. 无血管侵袭 6. 无甲状腺床以外的^{131}I摄取灶	1. 镜下发现肿瘤侵犯甲状腺周围软组织 2. 颈部淋巴结转移或甲状腺清除后,甲状腺以外出现^{131}I摄取病灶 3. 有侵袭性的病理表现(如高细胞、岛状细胞癌、柱状细胞癌,Hurthle 细胞癌、滤泡状甲状腺癌等) 4. 肿瘤侵入血管	1. 肉眼可见肿瘤侵入甲状腺周围组织 2. 肿瘤切除不完整、有明显残留病灶 3. 伴远处转移

12.2.2 碘-131(^{131}I)治疗

12.2.2.1 碘-131(^{131}I)治疗的基本原理与优势

^{131}I与稳定性碘一样,能被甲状腺滤泡细胞选择性摄取。当口服^{131}I后,术后残留的甲状腺组织通过滤泡细胞上表达的 NIS 摄取^{131}I。一次口服治疗剂量而吸收的^{131}I对甲状腺的持续照射作用时间可达30~50 d。^{131}I在衰变过程中释放β射线,具有较强的电离辐射能力,其在生物组织中的平均射程约为0.8 mm,进入甲状腺后其能量几乎全部被甲状腺组织吸收,致使甲状腺滤泡细胞变性和坏死,以此达到彻底摧毁残留甲状腺的目的。

DTC 由于病理分化相对良好,大部分 DTC 及其转移病灶同样具有摄取碘的功能,并受 TSH 的调节,属于功能性甲状腺组织。虽然其摄碘能力不如正常甲状腺组织强,但在去除正常甲状腺组织后,以及高水平的 TSH 刺激下,甲状腺癌转移灶仍能摄取足够的^{131}I,借助^{131}I发射的β射线的持续照射,以此达到有效地破坏转移病灶的治疗目的。

^{131}I治疗是绝大部分 DTC 患者手术后的首选治疗方法,能有效降低 DTC 术后的复发与转移。^{131}I治疗为内照射治疗,其显著的优势在于:^{131}I被残留甲状腺或转移病灶选择性摄取后,将对病灶产生持续不间断的照射,直到^{131}I经衰变而逐步完全消失为止,^{131}I治疗后,病灶一般会受到至少 4~6 W,甚至更长时间的^{131}I持续照射,因此病灶受到的吸收剂量非常大。此外,由于^{131}I一般只被 DTC 转移灶摄取,具有很好的靶向性,因此,^{131}I对正常组织的照射十分轻微。^{131}I治疗 DTC 及其转移灶的以上优势,是体外放射治疗无法比拟的。

12.2.2.2 碘-131(^{131}I)治疗的定义与分类

碘-131 治疗分化型甲状腺癌包括"清甲"治疗、辅助治疗及"清灶"治疗。

(1) "清甲"治疗:"清甲"即清除残留甲状腺组织。DTC 术后还需进一步^{131}I清除残留甲状腺,其意义在于:①残留甲状腺清除后,血中甲状腺球蛋白(Tg)便成为监测 DTC 复发和转移的灵敏肿瘤标志物;②残留甲状腺清除后,甲状腺组织对^{131}I的竞争摄取被消除,有利于提高转移灶对^{131}I摄取,从而提高^{131}I全身扫描(WBS)发现转移灶的灵敏度,也有利于治疗转移灶。

(2) 辅助治疗:摧毁手术后可能残留的微小癌组织以及有可能存在的但未经证实的转移性病灶,以降低复发率,提高无病生存率。

(3) 清灶治疗:治疗高危患者的持续性疾病,包括证实存在的局部及远处转移性病灶,以增加生存时间。

12.2.2.3 指南推荐的^{131}I治疗适应证

1) DTC 术后"清甲"治疗

(1) 低危 DTC 患者,不常规推荐行^{131}I"清甲"治疗。

(2) 中危DTC患者术后应考虑行^{131}I“清甲”治疗。

(3) 高危DTC患者术后常规推荐行^{131}I“清甲”治疗。

2) ^{131}I治疗DTC的适应证

可简单归纳为：

(1) DTC术后需清除残留甲状腺组织者。

(2) DTC术后伴癌组织残留和局部浸润者。

(3) DTC伴颈部淋巴结转移术后。

(4) DTC伴肺、骨骼等远处转移者。

3) ^{131}I治疗DTC的禁忌证

包括有：

(1) 严重肝肾功能低下或伴有其他系统严重疾病者。

(2) 血白细胞低下者。

(3) 转移灶不摄取^{131}I者。

(4) 多次^{131}I治疗后无效者。

12.2.2.4　^{131}I治疗前准备

(1) 外科手术：一般应行甲状腺全切或近全切除术。但为了保护甲状旁腺组织，甲状腺实际上是做不到完全切除的，只能是肉眼下“全切除”。这也是为什么甲状腺全部切除后，还需要^{131}I治疗清除残留甲状腺癌的原因。

(2) 使TSH升高：^{131}I治疗前，应使血清TSH升高，一般要求达30 μIU/ml以上，但残留甲状腺较多时，可能无法达到30 μIU/ml。方法：^{131}I治疗前停服左旋甲状腺素（$L-T_4$）3周。儿童青少年停服$L-T_4$ 2周左右即可。

(3) 低碘饮食：由于体内稳定性的碘可竞争性抑制^{131}I的摄取，因此，^{131}I治疗前患者应低碘饮食2周左右，以降低体内稳定性碘的水平。低碘饮食主要指禁食含碘丰富的食物，尤其是海产品，以及含碘的药物等。需要注意的是，由于CT造影剂含有大量稳定性碘，增强CT检查后一般应隔2月后再进行^{131}I治疗，以免影响转移灶对^{131}I的摄取。

12.2.2.5　^{131}I治疗前评估

(1) 术后颈部超声检查，评估甲状腺残留及颈部淋巴结情况。

(2) 验血甲状腺功能，评估TSH水平及TSH刺激后的Tg及TgAb水平。

(3) 验血电解质和PTH，评估有无缺钙及甲状旁腺功能情况。

(4) 胸部CT平扫，评估有无肺转移及病灶大小。

(5) 怀疑骨转移者，可行骨显像、CT或MRI检查，评估有无骨转移及转移的部位。

(6) 必要时FDG-PET/CT检查，评估病灶的葡萄糖代谢水平及预后。

(7) 肿瘤术后病理分型，评估肿瘤的分化程度。

(8) 肿瘤分子分型，如有无$BRAF^{V600E}$突变，评估预后。

(9) 血常规、肝肾功能相关辅助检查等。

(10) 有无其他伴随疾病，评估患者的一般情况等。

12.2.2.6　分化型甲状腺癌^{131}I治疗治疗剂量及给药方法

^{131}I治疗甲状腺癌一般采用经验给药法，一次性口服，服用前2 h应空腹，服用后2 h内不宜进食固体食物。甲状腺癌术后第一次^{131}I治疗，一般都以清除残留甲状腺组织为主要目的，通常给予^{131}I 30～100 mCi即可。对于残留甲状腺较多的患者，可以适当减少剂量。对于甲状腺基本全部切除，并伴有明确远端转移者，如肺、骨转移，第一次治疗可以适当增加^{131}I的剂量。

残留甲状腺清除后，即以治疗甲状腺癌转移灶为主要目的。DTC伴淋巴结转移和局部软组织转移者，每次一般予以 100～150 mCi 治疗。DTC 伴肺转移者，每次一般予以 150～200 mCi 治疗，DTC 伴骨转移者，每次一般予以 200 mCi 或 200～250 mCi 治疗，最大剂量一般不宜超过 250 mCi。此外，^{131}I 服用剂量还应考虑转移灶的摄碘能力，病灶的多少、大小等其他因素，对于病灶摄碘较差、转移灶数目多者，应适当增加^{131}I 的服用剂量。

12.2.2.7 碘-131 治疗后管理与评估

1) ^{131}I 治疗后隔离

患者服用^{131}I 后，应在专用核素治疗病房内隔离一周左右，以减少对他人及公众的辐射以及环境污染。^{131}I 口服后，未被甲状腺和转移灶摄取的^{131}I 绝大部分通过尿液排出体外，服用 48 h 后，80%以上的未被吸收的^{131}I 可通过尿液排出体外。

2) ^{131}I 治疗后全身扫描

患者口服^{131}I 后 3～7 d，进行全身^{131}I 扫描(^{131}I-WBS)，这是甲状腺癌^{131}I 治疗非常重要的，也是必不可少的一步。通过^{131}I-WBS，可以观察^{131}I 在体内的分布以及被残留甲状腺和转移灶摄取的情况。根据^{131}I-WBS 结果以及刺激性 Tg 水平，判断 DTC 患者疾病情况，并作出合理判断。由于小剂量^{131}I 诊断性扫描往往难以发现转移灶，且容易导致甲状腺顿抑(Stunning)发生，影响后续的^{131}I 治疗，因此，不主张在^{131}I 治疗前进行小剂量^{131}I 诊断性扫描，应以大剂量^{131}I 治疗后扫描为准。

近年来，随着 SPECT/CT 的普及，^{131}I-SPECT/CT 在诊断甲状腺癌及其转移灶方面的应用价值也逐渐体现出来。^{131}I-WBS 虽可判断^{131}I 的全身摄取分布情况，但难以对病灶进行解剖定位。^{131}I-SPECT/CT 图像融合技术整合^{131}I 功能显像及 CT 解剖影像于一体，对甲状腺癌转移灶能同时进行定性和定位诊断，在鉴别转移灶摄取与生理性摄取、残留甲状腺与颈部淋巴结转移、其他脏器转移的定性与定位诊断中具有重要临床价值。因此，当^{131}I-WBS 疑有不能确定的转移灶时，应在相应部位进一步进行^{131}I-SPECT/CT 扫描。

3) 碘-131 治疗的不良反应及其处理

^{131}I 治疗 DTC 的近期不良反应一般都较为轻微，大部分患者能够耐受。对于清除残留甲状腺者，尤其是甲状腺残留较多者，服用^{131}I 1～3 d 后可出现颈部肿胀、疼痛等症状，可予以糖皮质激素口服 3～5 d，少数严重者可予以地塞米松肌内注射，可迅速缓解症状。由于^{131}I 为口服经胃肠道吸收，因此胃肠道收到照射，部分患者服用^{131}I 后可出现胃肠道不适，恶性甚至呕吐等，这些症状只需对症处理即可，1～2 周后基本均可好转。少数患者唾液腺由于摄取^{131}I 而出现唾液腺肿痛，可咀嚼酸性食物，促进唾液分泌排泄，以减轻对唾液腺的照射。少数患者经多次^{131}I 治疗后，唾液腺功能可明显损伤，出现口干。成人肺转移经多次^{131}I 治疗后出现肺纤维化的发生非常罕见，青少年尤其是儿童弥漫性肺转移者，多次^{131}I 治疗后，需警惕肺纤维化的发生。^{131}I 治疗后可出现白细胞和血小板一过性降低，可予以升血细胞处理；全身广泛骨转移多次^{131}I 治疗后，容易出现血细胞下降，极少数患者可能出现骨髓抑制。

^{131}I 治疗的远期不良反应，如白血病等的发生，目前大部分研究认为其于自然发生率相似。目前虽没有^{131}I 治疗的最大累积活度限制，但是，这并不代表可以无限制地多次大剂量^{131}I 治疗。应在充分疗效评价的基础上，权衡^{131}I 治疗给患者带来的利益与^{131}I 治疗给患者带来的损害，包括停服甲状腺激素造成甲减给患者带来的损害的基础上，进行^{131}I 治疗。

4) 治疗后疗效评价

如果仅仅是清除术后残留甲状腺，通常在^{131}I 治疗后 6～12 月后进行疗效评价，停服甲状腺激素3 w 后，测量血 Tg 水平和进行^{131}I 扫描；如果 Tg 降至极低水平或者测不出，^{131}I 扫描提示颈部甲状腺床未见明显放射性摄取，则认为残留甲状腺清除成功。大部分患者仅需 1 次^{131}I 治疗即可完全清除残留甲状腺，少部分患者可能需要 2 次^{131}I 治疗才能将残留甲状腺完全清除。

对于 DTC 伴有局部或远处转移者，残留甲状腺清除后，转移灶的治疗更为重要。部分患者由于甲状腺残留较多或者甲状腺摄碘能力过强，可以竞争抑制转移灶摄取^{131}I，使得转移灶在清除残留甲状腺时(即术后第一次^{131}I 治疗)常常不摄取^{131}I,因此,对于这类患者,清除残留甲状腺时转移灶无法得到治疗,而只能在甲状腺被清除后的第二次^{131}I 治疗时,转移灶方可摄取^{131}I 而受到治疗。也有部分患者的转移灶可与残留甲状腺同时摄取^{131}I,因此,^{131}I 清除残留甲状腺时,可同时对转移灶取到治疗作用。

^{131}I 治疗远处转移灶的疗效评价需包括:①治疗后^{131}I 摄取的变化情况;②治疗前后局部的解剖影像(US、CT、MRI 等)的变化;③治疗前后血甲状腺球蛋白及其抗体水平的变化;④症状与体征的变化。如表 12-8 所示。

表 12-8　^{131}I 治疗后的动态疗效评估

反应良好	生化反应不完全	结构反应不完全	反应不确定
影像学(－)	影像学(－)	解剖或功能影像(＋)	影像学无特殊发现 甲状腺床^{131}I 微弱摄取
Tg＜0.2 ng/ml or sTg＜1.0 ng/ml	Tg＞1 ng/ml or sTg＞10 ng/ml or TgAb 升高	不管 Tg 和 TgAb 水平	Tg 可测出,但＜1.0 ng/ml sTg 可测出,但＜10 ng/ml or TgAb 稳定或下降

注:sTg 指 TSH 刺激性 Tg

5) ^{131}I 治疗后甲状腺激素替代抑制治疗

服用^{131}I 48 h 后,即可恢复服用甲状腺激素,以尽快降低 TSH 水平,缓解和改善患者甲状腺功能减退的症状。对于残留甲状腺较多的患者,由于^{131}I 治疗后,腺体破坏导致甲状腺激素释放入血中,可于服用^{131}I 后 1～2 周后再服用甲状腺激素。DTC 患者服用甲状腺激素的目的除了生理替代治疗以外,更为重要的作用是抑制 TSH 水平,以最大限度地减少 TSH 对肿瘤细胞的刺激,从而抑制肿瘤细胞的生长。因此,DTC 患者服用甲状腺激素的剂量较生理替代治疗要高一些,成人一般按 2.0 μg/kg 服用左旋甲状腺激素,儿童酌情增加剂量,老年人酌情减量。由于个体差异,应主要根据患者的血 TSH 水平调整左旋甲状腺素的服用剂量。TSH 的水平应权衡肿瘤复发转移的危险程度及抑制治疗的风险后决定,对于临床痊愈的患者,TSH 应控制在 0.3～2.0 μIU/ml。对于中危患者,TSH 应控制在 0.1～0.5 μIU/ml 之间。对于高危患者,TSH 应控制在 0.1 μIU/ml 以下。

12.3　难治性分化型甲状腺癌(RR-DTC)的诊治

12.3.1　难治性分化型甲状腺癌的定义及分类

难治性分化型甲状腺癌指病灶不具有摄碘功能或者逐渐失去摄碘功能使得^{131}I 治疗无效,或者病灶虽具有摄碘能力但^{131}I 治疗仍无效的分化型甲状腺癌,也称碘抵抗性分化型甲状腺癌。

难治性分化型甲状腺癌大致分为四类:①初始治疗时病灶无摄碘功能;②摄碘功能逐渐丧失;③有摄碘功能和无摄碘功能病灶并存;④病灶均有摄碘功能但疾病持续发展。

12.3.2　难治性分化型甲状腺癌的治疗

主要包括局部治疗和系统性治疗两类方法,应注意合理应用局部治疗和系统性治疗。局部治疗方法包括:外科手术与介入治疗,放射治疗,栓塞治疗,射频治疗等,对于局部病灶,应优先考虑采用局部治疗方法进行治疗。对于全身性病灶,如肺转移,可考虑系统性治疗,主要包括化疗和分子靶向治疗。目前认为化疗对难治性甲状腺癌无效,一般不推荐化疗。

目前针对难治性分化型甲状腺癌靶向治疗药物主要以两条信号转导通路(丝裂原活化蛋白激酶(MAPK)/细胞外信号调节蛋白激酶(ERK)和磷脂酰肌醇-3 激酶(PI3K)/蛋白激酶(AKt))中的分子如酪氨酸激酶受体 RET,丝氨酸/苏氨酸特异性激酶 BRAF, VEGFR, PI3K, mTOR 等作为靶点,开展了包括索拉非尼、司美替尼、舒尼替尼、凡得替尼、阿昔替尼等多项Ⅱ～Ⅲ期临床试验。美国 FDA 已批准索拉菲尼、乐伐替尼用于进展期难治性分化型甲状腺癌的治疗。虽然分子靶向药物的出现给难治性甲状腺癌的治疗带来了新的希望，但仍需注意以下几点：①仅对部分患者有效，部分缓解率<50%，患者出现完全缓解者极少；②难以获得长期缓解，易出现耐药；③相比^{131}I治疗不良反应发生率高，易影响患者生活质量；④超过50%的患者治疗期间需要停药或者延长治疗间隔；⑤停药后病情进展加速；⑥药物价格昂贵。

基于上述考虑，目前建议仅在常规治疗无效且处于进展状态的难治性甲状腺癌患者，可以考虑使用这类药物，同时需要核医学、肿瘤学、内科学多学科协作，及时处置药物不良反应并监测病情变化。

12.4 肿瘤骨转移核素治疗

骨转移瘤和恶性骨肿瘤的放射性核素治疗为一种姑息治疗，静脉注入治疗用亲骨性放射性药物后，在骨转移病灶或骨肿瘤部位出现较高的浓集。利用放射性药物发射的β射线对病灶进行照射，达到缓解疼痛、杀伤肿瘤细胞和提高生活质量的目的。

12.4.1 适应证

(1) 转移性骨肿瘤并伴有骨痛患者。

(2) 核素骨显像示骨转移性肿瘤病灶异常放射性浓聚。

(3) 恶性骨肿瘤因种种原因未能手术切除或手术后有残留癌肿，且骨显像证实有较高的放射性浓集的患者。

(4) 白细胞计数不低于$3.5\times10^9/L$，血小板不低于$80\times10^9/L$。

12.4.2 禁忌证

(1) 近期6周内进行过细胞毒素治疗的患者。

(2) 化疗和放疗后出现严重骨髓功能障碍者。

(3) 骨显像仅见溶骨性冷区，且呈空泡者。

(4) 严重肝肾功能损害者。

(5) 脊柱破坏伴病理性骨折和(或)截瘫的患者以及晚期和(或)已经历多次放疗、化疗疗效差者应慎重考虑后用药。

12.4.3 治疗方法

12.4.3.1 放射性药物

1) 氯化锶-89($^{89}SrCl_2$)

^{89}Sr是一种发射纯β射线的放射性核素，半衰期为50.6天，β射线最大能量为1.46 MeV，由加速器生产，价格较贵，是目前临床治疗骨肿瘤应用较多的一种放射性药物。

2) ^{153}Sm-EDTMP

^{153}Sm的半衰期为46.3 h，最大β射线能量为810 keV，同时伴有能量为103 keV的γ射线。在用于治疗的同时可进行显像，是目前临床广泛应用于骨肿瘤治疗的放射性药物之一。

除上述两种放射性药物外，其他一些放射性药物也可用于缓减骨肿瘤引起的疼痛。

12.4.3.2 患者准备

(1) 停用化疗或放疗至少6周。

(2) 治疗前应做的检查：测量身高和体重，骨显像，X射线检查，病理学、血常规检查，肝、肾功能检查，电解质和酶学检查。

(3) 测定病人对放射性药物的骨摄取率。

(4) 病人可在门诊或住院接受治疗。治疗前应详细记录，包括年龄、性别、体重、身高、诊断及书面同意书等。

12.4.3.3　用药方法

几种常用的放射性药物均采用静脉注射，如$^{89}Sr-SrCl_2$、$^{153}Sm-EDTMP$、$^{188}Re-HEDP$ 等。首先仔细观察药液颜色有无改变、包装有无破损，有无混浊或沉淀。使用前应仔细核对并记载药名、放射性活度、放射性比度、药液体积及生产日期与批号。注射时要求一次性全部进入血管，不宜漏出，最好使用三通管。

12.4.3.4　推荐用药剂量

最佳用药剂量最好针对病人具体情况制定个体化治疗剂量。考虑因素包括患者的临床表现、病情轻重、影像学检查、实验室检查、患者对放射性药物的摄取率及红骨髓吸收剂量等资料，计算出用药量。以下用量供参考。

^{89}Sr：每千克体重 1.48～2.22 MBq(40～60 μCi)，成人一般为每次 111～148 MBq(3～4 mCi)。

$^{153}Sm-EDTMP$：每千克体重 22.2～37 MBq(0.6～1 mCi)。

$^{188}Re-HEDP$：每千克体重 14.8～22.2 MBq(0.4～0.6 mCi)。

12.4.3.5　重复治疗指征

(1) 骨痛未完全消失或有复发。

(2) 第一次治疗反应好，效果明显，随访中血象变化不明显($WBC > 3.5 \times 10^9/L$，$PLT > 80 \times 10^9/L$)，可重复治疗。

(3) 重复治疗间隔时间根据放射性药物的半衰期、病情的发展和患者的身体状况而定。一般情况下，$^{153}Sm-EDTMP$、$^{188}Re-HEDP$ 宜间隔 1～4 周，$^{89}Sr-SrCl_2$ 间隔 3 月或更长时间。

12.4.3.6　用药后反应

(1) 大多数患者在用药后短期内无不良反应，部分患者可有以下症状和体征，可给予对症处理。①恶心、呕吐；②腹泻或便秘；③蛋白尿、血尿；④皮肤红斑或皮疹；⑤脱发；⑥发烧或寒颤；⑦过敏所致的支气管痉挛。

(2) 治疗后少数患者发生骨痛加重(闪烁现象)，约持续 2～5 天。

(3) 部分患者可能出现白细胞、血小板计数一过性下降，经对症处理后恢复，发生不可逆骨髓抑制极为罕见。

12.4.3.7　治疗后观察与随访

(1) 观察期间应密切注意和记录骨痛消失，开始缓解、缓解维持和复发的时间。

(2) 观察和记录食欲、睡眠和生活质量的变化，并和治疗前比较。

(3) 根据患者临床表现与治疗反应要定期进行血像检查、生化检查。

(4) 必要时进行 X 线检查和骨显像检查。

12.4.3.8　注意事项

(1) 治疗应在核医学科医师指导下进行，在有专门防护条件的活性室注射放射性药物。

(2) 治疗过程中，医务人员应按防护要求注意自身的安全防护，注意用药器皿的回收保管。

(3) 应告诉患者该方法为姑息治疗，止疼有效率约为 80%～90%。

(4) 应告诉患者该方法虽然有可能使病灶缩小或消失，但并不能完全治愈癌肿。

(5) 应告诉患者本治疗方法的优缺点，患者应签署知情同意书。

12.4.4　病例分析

病例 82　前列腺癌骨转移核素治疗

【病史】

患者，男性，57 岁。因复视 1 月入院，住院期间实验室检查提示 PSA 升高。PSA＞100.0 (＜4.0)ng/ml，f-PSA＞30.0 (＜0.934)ng/ml，游离/总前列腺特异性抗原 0.3(＞0.26)，B 超引导下穿刺活检，病理证实为前列腺癌。后经药物去势治疗后，PSA 3.931 ng/ml，f-PSA 0.439 ng/ml，游离/总前列腺特异性抗原 0.11，睾酮 0.15 ng/ml。近期出现腰背酸痛，需要服用止痛药治疗，骨痛逐渐加重，严重影响患者日常生活，行骨扫描检查提示多发骨转移，建议行核素治疗骨转移。

【体格检查】

神清，一般情况可。L_4、L_5 水平压痛，骨痛评分 4～5 分，卡氏评分 70 分。

【辅助检查】

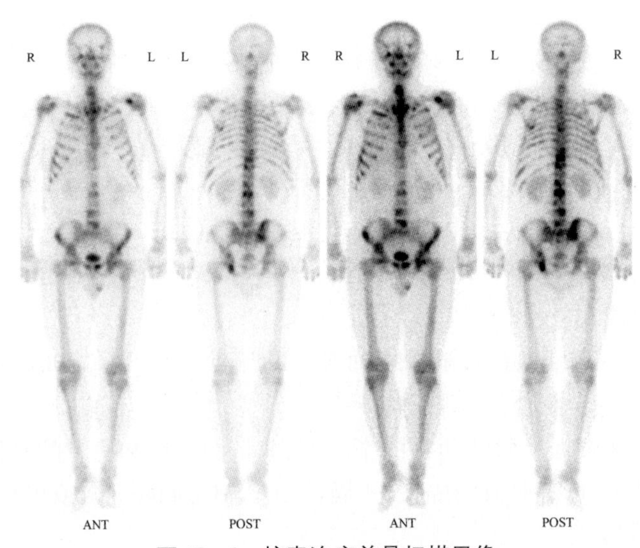

图 12-1 核素治疗前骨扫描显像

【骨扫描】

枕骨、肋骨、脊柱、骨盆及双侧股骨头见多发放射性浓聚灶；全身骨骼多发病变，考虑肿瘤转移(见图 12-1)。

【核素治疗前实验室检查】

PSA 3.93(参考值＜4.0)ng/ml，f-PSA 0.439(＜0.934)ng/ml，游离/总前列腺特异性抗原 0.11(＞0.26)，睾酮 0.15(1.75～7.81)ng/ml，WBC 6.3×10^9/L[$(3.97\sim9.15)\times10^9$/L]，N 66.5%(50.0%～70.0%)，LY 22.5%(20.0%～40.0%)，PLT 119×10^9/L[$(85\sim303)\times10^9$/L]，RBC 4.1×10^{12}/L[$(4.09\sim5.74)\times10^{12}$/L]，ALT 40 IU/L(10～64 IU/L)，AST 31 IU/L(8～40 IU/L)，AKP 215 IU/L(38～126 IU/L)，γ-GT 93 IU/L(7～64 IU/L)，TB 13.5 μmol/L(4.7～24 μmol/L)，DB 1.4 μmol/L(0～6.8 μmol/L)。

【核素治疗方法】

(1) 治疗方案：该患者经病理证实为前列腺癌，近期出现腰背酸痛，骨痛评分 2～3 分，核素骨显像示全身骨骼多处转移病灶，白细胞计数为 6.3×10^9/L，高于 3.5×10^9/L，PLT 119×10^9/L，高于 80×10^9/L，各项指标符合核素治疗适应证，无禁忌证，因此选择核素治疗。患者第一次治疗后骨痛缓解，9 个月后患者又出现骨痛症状，因此进行第 2 次治疗，并在此后 18、23、28、37 个月，又分别进行了 4 次 ^{89}Sr治疗，每次治疗后骨痛缓解，每次疗效维持 4～9 个月。

(2) 放射性药物选择：该患者选择常用药物$^{89}SrCl_2$进行治疗，^{89}Sr 是一种发射纯 β 射线的放射性核素，能量为 1.5 MeV，无 γ 射线。^{89}Sr 是钙同族的元素，代谢与钙相似。

(3) 治疗前准备：停用放疗及化疗至少 6 周，避免并发骨髓抑制。停用磷酸盐类药物 2 天，并给予支持治疗。治疗前应测量身高，体重，骨显像，X 射线，病理学检查，治疗前 7 天内血常规检查，肝、肾功能检查，电解质和酶学检查，8 周内骨显像示转移部位有放射性浓聚。

(4) 药物注射方式及药物剂量:选用^{89}Sr 进行骨转移骨痛治疗,采用静脉缓慢注射。该患者 74 kg,注射剂量为 148 MBq。

(5) 用药后反应:该患者在一周内出现疼痛加重现象,一周后疼痛逐渐减轻。治疗后少数患者发生骨痛加重(闪烁现象),持续 2～5 天。患者未出现白细胞、血小板计数下降等不良反应。

【疗效的评估和随访观察】

(1) 骨痛反应的评估:该病例经过第一次^{89}Sr 治疗后骨痛大部分缓解,符合Ⅱ级标准。第 1 次治疗后 9 个月患者又出现腰部疼痛,故行第 2 次治疗,治疗后骨痛大部分缓解,骨痛缓解Ⅱ级。以后每间隔 5 或 9 个月患者进行一次^{89}Sr 治疗,治疗后骨痛均有大部分缓解。

骨痛反应的评价标准:①Ⅰ级,所有部位的骨痛完全消失;②Ⅱ级,25%以上部位的骨痛消失或骨痛减轻,必要时服用少量的止痛药物;③Ⅲ级,骨痛减轻不明显或无任何改善。

(2) 疗效评价:该病例经过第 1 次^{89}Sr 治疗后骨扫描证实转移病灶减少 50%,放射性浓聚降低,该患者^{89}Sr 治疗疗效Ⅱ级有效。

疗效评价标准:①Ⅰ级为显效,X 射线检查或骨显像证实所有部位的转移灶出现钙化或消失;②Ⅱ级为有效,X 线检查证实转移灶上下径和横径乘积减少 50%或钙化大于 50%,或骨显像显示转移灶数目减少 50%;③Ⅲ级为好转,X 射线检查证实转移灶的两径乘积减少 25%或钙化大于 25%,或骨显像证实转移灶数目减少 25%以上;④Ⅳ级为无效,X 线检查证实转移灶的两径乘积减少或钙化小于 25%,或无变化,或骨显像显示转移灶数目减少不到 25%,或无变化。

(3) 治疗后骨扫描:脊柱放射性分布欠均匀,与核素治疗前骨扫描比较,全身骨骼病灶明显减少(见图 12 - 2)。

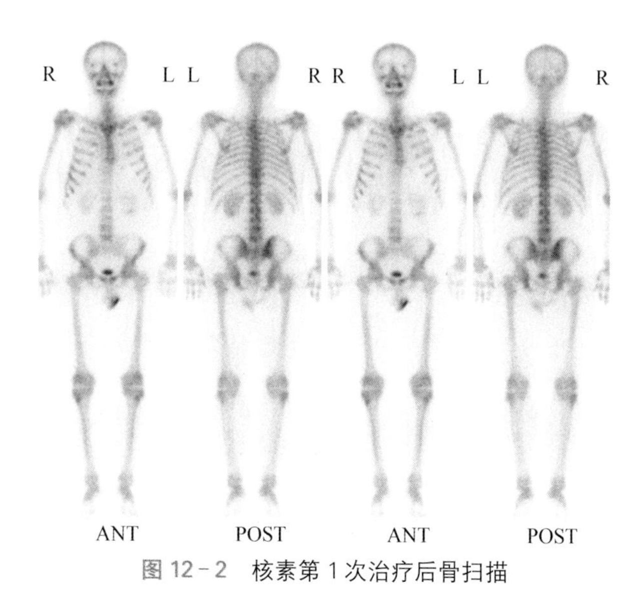

图 12 - 2　核素第 1 次治疗后骨扫描

(4) 核素治疗后实验室检查:PSA 0.512 ng/ml, f - PSA 0.058 ng/ml,游离/总前列腺特异性抗原 0.11,睾酮0.19 ng/ml, WBC 4.65 × 10^9/L, N 60.2%, LY 25.8%, PLT 120 × 10^9/L, RBC 4.15 × 10^{12}/L, ALT 38 IU/L, AST 31 IU/L, AKP 128 IU/L, γ - GT 76 IU/L, TB 20.5 μmol/L, BUN 8.0 μmol/L, Cr 93 μmol/L, UA 541 μmol/L。

【讨论】

骨骼是除肺和肝以外,恶性肿瘤最常见的转移部位。广泛性的骨转移,顽固性的骨痛,至少有 50%以上的患者的疼痛未获得有效控制,成为晚期肿瘤患者最常见和最难解决的问题,严重影响患者的生活质量和预后。放射性药物可以治疗骨转移癌和缓解骨转移引起的疼痛,临床研究证实放射性药物治疗在前列腺癌的疗效最佳,疼痛缓解维持时间平均为 6 个月。该患者病理证实为前列腺癌,伴发骨痛,第 1 次核素^{89}Sr 治疗后骨痛大部分缓解,骨扫描示大部分病灶好转,每次治疗后疗效维持 5~9 个月,出现疼痛症状后再次治疗,共进行 6 次^{89}Sr 治疗,疗效佳,且无明显的肝肾功能损害。

病例 83 胰腺癌骨转移

【病史】

患者,男性,60 岁。6 年曾因胰腺占位入我院行胰体尾切除+脾切除,术后病理示胰腺神经内分泌癌。近期出现右腰部、左上肋重度疼痛,用止痛药后疼痛不能缓解,严重影响日常生活,全身骨扫描检查提示多发骨转移。骨痛评分 4~5 分,卡氏评分 80 分。

【辅助检查】

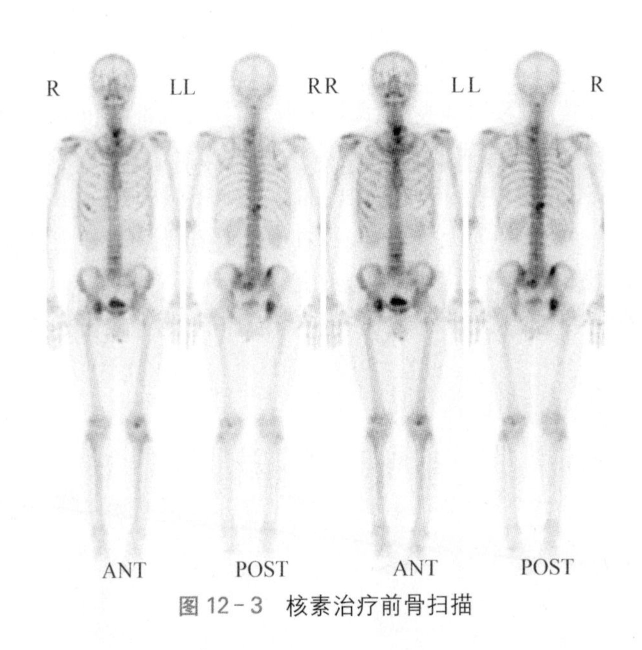

图 12-3 核素治疗前骨扫描

【核素治疗前骨扫描】

颈椎下段、胸椎上段、T_{11}、L_4、L_5,右侧第 6 前肋、骨盆多处见大小不等的异常放射性浓聚,多发性骨病变,考虑肿瘤骨转移(见图 12-3)。

【核素治疗前实验室检查】

WBC 4.99 × 10^9/L, N 44.6%, LY 45.5%, PLT 288 × 10^9/L, RBC 4.59 × 10^{12}/L, ALT 21 IU/L, AST 26 IU/L, AKP 117 IU/L, γ-GT 13 IU/L, TB 17.4 μmol/L, BUN 6.4 μmol/L, Cr 81 μmol/L, UA 345 μmol/L。

【核素治疗方案】

(1) 治疗方案:该患者经病理证实为胰腺癌,近期出现右腰部及左上肋疼痛,骨痛评分 3~4 分,核素骨显像示颈腰椎、肋骨、骨盆多处转移性病灶,肝肾功能正常,为缓解疼痛,拟行$^{89}SrCl_2$核素治疗。

(2) 药物注射方式及药物剂量:该患者 70 kg,注射剂量为 148 MBq。

(3) 用药后反应:该患者在用药后疼痛未见明显减轻,患者未出现白细胞、血小板计数下降等不良反应。

【疗效的评估和随访】

(1) 骨痛反应的评估:该病例经过第 1 次$^{89}SrCl_2$ 治疗后骨痛缓解,骨痛反应为Ⅱ级,骨痛减轻。患者在 7、12、16 个月后骨痛再次加重,故又分别进行了 3 次治疗,每次治疗后骨痛缓解,每次疗效维持时间为 4～7 个月。

（2）疗效评价：该病例经过第 1 次$^{89}SrCl_2$治疗后骨扫描显示转移病灶增多，治疗疗效欠佳。

（3）核素治疗后骨扫描：颈椎局部、胸椎上段、T_{11}、T_{12}、L_4、L_5，右侧第 2 侧肋、右侧第 6 前肋、左侧第 10 侧肋，骨盆及右侧股骨头多处见大小不等的异常放射性浓聚，多发性骨转移，与核素治疗前扫描结果相比病灶范围有所增大，数目有所增加（见图 12－4）。

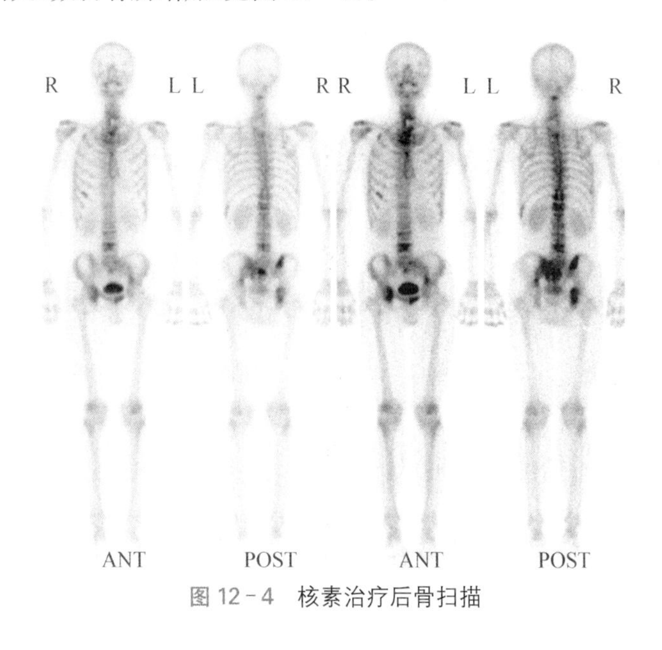

图 12－4 核素治疗后骨扫描

（4）核素治疗后实验室检查：WBC 6.14×10^9/L，RBC 4.18×10^{12}/L，PLT 249×10^9/L。

（5）重复治疗方案：患者初次治疗后骨痛缓解，全身骨显像显示转移病灶增多。核素治疗后 4～7 个月后腰痛症状再次加剧，因此该患者于首次治疗后 7、12、16 个月又进行了 3 次$^{89}SrCl_2$治疗。经过多次治疗后，患者骨痛症状缓解。最终患者因多脏器转移而死亡。

【讨论】

该患者 6 年前确诊胰腺神经内分泌癌，近期出现右腰部、左上肋重度疼痛，止痛药无法缓解疼痛，因此行核素治疗。核素治疗后患者疼痛症状有所缓解，核素治疗前后骨扫描显示病灶未见明显减少，并出现新发病灶。疗效维持 7 个月后又出现骨痛症状加重，故再次行核素治疗，每次治疗后疗效维持 4～7 个月。部分患者核素治疗后骨转移病灶没有减少，但患者疼痛症状明显改善，因此针对此类晚期肿瘤患者，$^{89}SrCl_2$治疗可以改善患者疼痛症状，减少患者痛苦，提高生存质量。

病例 84 乳腺癌骨转移核素治疗

【病史】

患者，女性，78 岁。2009 年 5 月因发现右侧乳腺肿块行肿块切除术，术后病理示浸润型乳腺癌，侵犯神经。于 2 周后再次行右侧乳腺癌根治术及右侧腋窝淋巴结清扫术，术后病理提示右侧腋窝淋巴结转移。术后予以常规化疗、内分泌治疗，每周复查血常规、肝肾功能，每三月复查乳腺及引流区淋巴结超声、腹腔脏器超声、血肿瘤标志物 CA 153 等，随访一年均无肿瘤复发证据。2011 年 9 月患者出现背痛、右侧坐骨及髋关节疼痛，于 2011 年 11 月 17 日来我院行^{99m}Tc－MDP 全身骨扫描检查提示肿瘤骨转移。临床考虑该患者乳腺癌复发全身多处骨转移，于是再次行化疗及内分泌治疗，但治疗期间患者骨痛仍无法缓解，严重影响患者睡眠及日常生活，需要依赖外用止痛服帖及口服止痛药片，且有增加止痛药使用剂量的趋势。患者日渐消瘦，近 1 月体重减轻 5 千克。于是临床医生建议患者于核医学科门诊行

$^{89}SrCl_2$肿瘤转移性骨痛核素治疗。

【体格检查】

神清，精神可，对答切题，一般情况良好。HR 75 次/min，律齐。右侧胸壁可见陈旧疤痕，右侧乳房全切术后改变；左侧乳房未及异常肿块。右侧腋窝淋巴结清扫术后改变，左侧腋窝未及明显肿大的淋巴结。双肺呼吸音清，叩诊无明显异常。腹部无殊，肠鸣音正常，未及异常肿块及移动性浊音。胸椎中段约 T_5 位置可及压痛，右侧髋关节部位可及压痛。骨痛评分 3～4 分，卡氏评分 70 分。

【辅助检查】

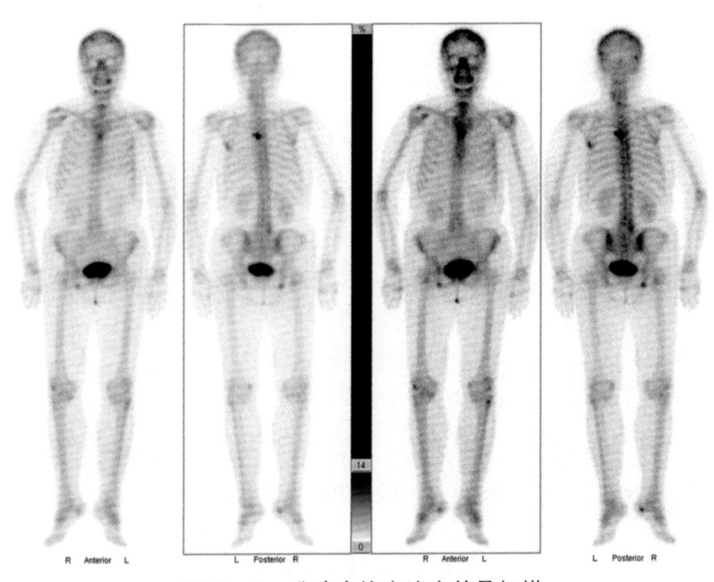

图 12－5　乳腺癌核素治疗前骨扫描

【骨扫描检查图像】

胸椎 T_5 及左侧第 5 后肋根部见异常放射性浓聚灶，右侧坐骨、右侧股骨颈见点状异常放射性浓聚灶，考虑肿瘤转移性病变。L_5 椎体右侧见放射性摄取增高，考虑 L_5 右侧关节突关节退行性变（见图 12－5）。

【CT 图像】

胸椎 T_5 及左侧第 5 后肋根部，右侧坐骨、右侧股骨颈多处呈混合型骨质病变，考虑肿瘤骨转移。L_5 椎体右侧关节突关节骨质增生。

【核素治疗前实验室检查】

(1) 血常规：WBC 5.2×10^9/L，N 60%，LY 25%，PLT 101×10^9/L，RBC 4.0×10^{12}/L。

(2) 肝肾功能：ALT 33 IU/L，AST 25 IU/L，AKP 145 IU/L，γ－GT 34 IU/L，TB 13.5 IU/L，DB 1.4 IU/L。

【治疗前准备】

(1) 根据临床诊疗及影像学结果，确诊患者为乳腺癌全身多发骨转移，并且骨转移病灶在全身骨显像图像上呈放射性浓聚的表现。

(2) 患者存在全身多处骨痛的症状，疼痛评估能达到Ⅲ级（根据国际公认的 VRS 法进行骨痛分级：Ⅰ级，无疼痛；Ⅱ级，轻度疼痛；Ⅲ级，中度疼痛；Ⅳ级，重度疼痛），并且疼痛部位与影像提示的骨转移病灶一致，迫切需要适当的治疗缓解骨痛，改善生活质量。

(3) 停用放疗及化疗至少 6 周，避免并发骨髓抑制。停用磷酸盐类药物 2 天，并给予支持治疗。

(4) 治疗前复查患者的血常规及肝肾功能，明确没有三系下降（WBC $> 3.5 \times 10^9$/L，PLT $> 80 \times$

10^9/L，RBC＞3.0×10^{12}/L）、肝肾功能异常的情况。

（5）根据影像学检查结果，明确患者近期无病理性骨折的风险。

【治疗方案】

（1）与患者说明 $^{89}SrCl_2$ 放射性药物治疗的适应证、目的及注意事项，征得患者同意，请患者签署知情同意书。

（2）注射前仔细检查药液颜色有无改变，包装有无破损、有无混浊或沉淀。使用前应仔细核对并记录药名、放射性活度，放射性比度、药液体积及生产日期与批号。注射时要求一次性全部进入血管，避免外漏。于患者静脉注射 $^{89}SrCl_2$ 放射性药物 4 mCi。

（3）注射后嘱咐患者在观察室休息半小时，无明显不适后离开医院。

（4）治疗当天嘱患者多饮水及排尿，与孕妇及婴幼儿保持适当距离。

【临床随访】

（1）患者静脉注射 $^{89}SrCl_2$ 放射性药物 1 周后疼痛逐渐好转，2 周后下降为Ⅱ级，无需口服止痛药，只需外用服帖即可有效止痛，睡眠及生活质量明显提高。半年后患者诉疼痛仍有反复，于是再次进行了 $^{89}SrCl_2$ 放射性药物骨痛治疗，疼痛再次缓解。

（2）治疗 1 周后复查血常规及肝肾功能，结果未见明显三系下降及肝肾功能异常。

（3）治疗一年后患者于 2012 年 12 月 13 日再次行 ^{99m}Tc－MDP 全身骨扫描评价全身骨骼情况（见图 12－6）。图像可见，患者原有的骨转移病灶，包括胸椎 T_5 及左侧第 5 后肋根部，右侧坐骨、右侧股骨颈这 3 处，病灶的放射性摄取较治疗前明显下降。这提示 $^{89}SrCl_2$ 放射性药物对乳腺癌骨转移引起的骨痛治疗有效。

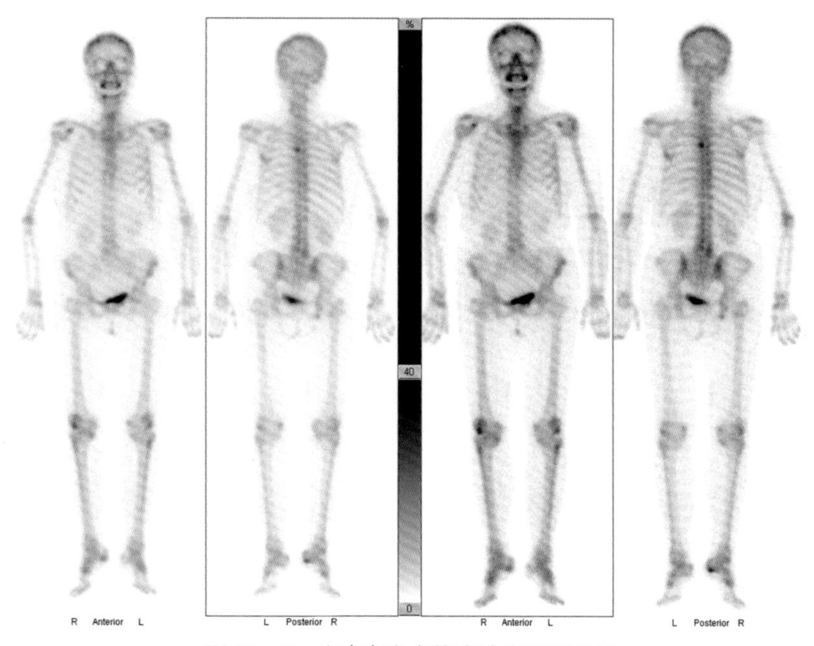

图 12－6　乳腺癌患者核素治疗后骨显像

【讨论】

乳腺癌是女性第一大恶性肿瘤，严重危害女性健康。骨骼是乳腺癌最常见的转移器官，其次是肺、肝。单发骨转移可以行手术、局部放疗治疗。对于发生全身多发骨转移的患者，则适合行化疗、内分泌治疗、靶向药物治疗等，但由于已属于肿瘤晚期，疗效一般不佳，往往伴发比较严重的骨转移性骨痛。患者虽然不会因为乳腺癌骨转移而失去生命，但骨转移引起的骨痛往往严重影响患者的睡眠、饮食等日常生活，降低其生活质量，长此以往患者的自身免疫能力进一步下降，自身消耗相对增加，更容易诱发感染或促进肿瘤细胞向全身其他脏器转移等,影响肿瘤患者预后。这不单单是针对乳腺癌,任何容易发生骨转移的恶性肿瘤患者都会遇到这样的问题。如果能在骨痛事件发生早期有效地抑制其发展,则能更好地提高肿瘤患者的生活质量,间接延长其生存期。

临床比较常用的治疗肿瘤骨转移性骨痛的放射性药物包括$^{89}SrCl_2$和^{153}Sm-EDTMP。$^{89}SrCl_2$半衰期比较长,注射后3个月,其在骨转移灶内的滞留量仍可达20%~88%,可持久地维持药效,一般注射一次后镇痛效果可维持3~6个月。对于止痛有效的患者,可重复使用。目前临床上应用非常广泛。临床研究证实其在前列腺癌和乳腺癌的疗效最佳,有效率分别为80%和89%,疼痛缓解维持时间平均为半年。$^{89}SrCl_2$治疗还可以缩小骨转移灶,延缓肿瘤进展,延长患者寿命,例如此例患者。研究发现,$^{89}SrCl_2$发射的射线能杀死肿瘤细胞,还能通过降低碱性磷酸酶和前列腺素(PSA),有减轻骨质溶解,修复骨质的作用。此外,$^{89}SrCl_2$治疗的不良反应报道较少,特别是不发生类似麻醉类止痛药易产生的依赖性和耐药性,无明显恶性、呕吐、腹泻、便秘等消化道反应,以及血尿、蛋白尿、皮疹或其他过敏反应,少部分患者会出现轻度白细胞、血小板降低,只需对症治疗即可恢复正常。

但是并不是所有的恶性肿瘤导致的骨转移都适合接受$^{89}SrCl_2$或^{153}Sm-EDTMP放射性核素治疗,并获得良好的治疗效果。对于那些以溶骨性反应为主的肿瘤骨转移患者,$^{89}SrCl_2$或^{153}Sm-EDTMP的治疗效果不佳,例如胃癌、肝癌、食道癌、肾癌及部分肺癌等。可以在决定行$^{89}SrCl_2$或^{153}Sm-EDTMP放射性核素治疗前进行^{99m}Tc-MDP全身骨扫描筛查适合接受治疗的患者。因为成骨性病变在骨扫描图像上呈现为放射性浓聚的"黑色"斑点,而溶骨性病变因其破骨的作用在骨扫描图像上呈现放射性稀疏,以此可以方便区分。

12.5 推荐阅读文献

[1] 中华医学会.临床技术操作规范.核医学分册[M].北京:人民军医出版社,2004.

[2] 张永学,黄钢.核医学(全国高等医学院校八年制统编教材)[M].北京:人民卫生出版社,2010.

[3] 张承刚.甲状腺疾病核素治疗学[M].北京:原子能出版社,2003.

[4] 王吉耀.内科学[M].北京:人民卫生出版社,2010.

[5] 张承刚,晋建华,胡光.放射性^{131}I治疗甲状腺机能亢进症并发周期性麻痹(附90例分析)[J].河北医药,1999,21(3):149-150.

[6] 王勤奋,张承刚,赵晓斌,等.1 003例Graves病^{131}I治疗临床分析[J].中华核医学杂志,2005,25:108-110.

[7] Klein I, Ojamaa K: Thyroid hormone and the cardiovascular system [J]. The New England journal of medicine, 2001,344(7):501-509.

[8] 邹大进,李娟.甲状腺功能亢进症伴粒细胞减少的诊断与处理[J].中国实用内科杂志,2006,26(9):645-646.

[9] Miyasaka Y, Yoshimura M, Tabata S, et al. Successful treatment of a patient with Graves' disease on hemodialysis complicated by antithyroid drug-induced granulocytopenia and angina pectoris [J]. Thyroid: official journal of the American Thyroid Association, 1997,7(4):621-624.

[10] 黄勤,邹大进,潘文舟.^{131}I治疗伴白细胞减少Graves病的临床观察[J].中华内分泌代谢杂志,2006,16:184-185.

[11] 施秉银.甲状腺功能亢进症伴抗甲状腺药物所致肝损伤的识别与处理[J].中国实用内科杂志,2006,26(9):654.

[12] 中华医学会核医学分会.^{131}I治疗格雷夫斯甲亢指南(2013版)[J].中华内分泌代谢杂志2013,29(6):448-459.

[13] 孙贞,朱烨,何铭珺,等.甲状腺自身抗体与甲状腺相关性眼病的关系[J].实用临床免疫学,2008,24:371-373.

[14] Edge SB, Byrd DR, Compton CC, et al. AJCC cancer staging manual (7th ed) [M]. New York, NY:Springer; 2010.

[15] Cooper DS, Doherty GM, Haugen BR, et al. Revised American Thyroid Association management guidelines for patients with thyroid nodules and differentiated thyroid cancer [J]. Thyroid, 2009 Nov, 19(11):1167-1214.

[16] Schlumberger M, Brose M, Elisei R et al. Definition and management of radioactive iodine-refractory differentiated thyroid cancer [J]. Lancet Diabetes Endocrinol, 2014 May, 2(5):356-358.

[17] Ferlay J, Shin HR, Bray F, et al. Estimates of worldwide burden of cancer in 2008: GLOBOCAN 2008 [J]. Int. J. Cancer, 2010,127(12):2893-2917.

[18] Campa JA, Payne R. The management of intractable bone pain: a clinician's perspective. [J]. Semin. Nucl. Med, 1992,22(1):3-10.

[19] 孙达,刘其昌,何刚强. $^{89}SrCl_2$ 治疗转移性骨肿瘤的临床应用初析[J].浙江肿瘤,1999,5(4):232-233.

(李　彪　罗金勇)

第13章
免疫检测分析

13.1 放射免疫分析的操作方法

(以胰岛素放射免疫分析为例)

【试剂组成】

胰岛素标准品(S1～S5)、125I-胰岛素、缓冲液、豚抗胰岛素抗体、驴抗豚免疫分离剂、胰岛素质控血清。

【测定步骤】

取圆底聚苯乙烯试管若干,用记号笔或特殊铅笔编号S0～S4和待测样品管等,然后用微量加样器按下表加样。

表13-1 胰岛素测定加样程序表 单位:μ

试剂	总T	NSB	S0	S1～S5	待测样品
缓冲液		200	100		
胰岛素标准品(S1～S5)				100	
质控或待测样品					100
豚抗胰岛素抗体			100	100	100
125I 胰岛素	100	100	100	100	100
混匀,37℃温育2 h					
驴抗豚免疫分离剂		500	500	500	500
充分摇匀,室温放置15 min,3 500转/min离心15 min,吸弃上清,测各沉淀管的放射性计数(cpm)。					

【数据处理】

计算机处理:由电脑自动处理得出结果。

手工作图:设S0管计数为B0,各标准管或样品管计数为B,非特异管计数为NSB,则百分结合率计算公式为:B/B0=(B−NSB)/(B0−NSB)×100%。以标准浓度为横坐标,以B/B0为纵坐标做出标准曲线。根据待测样本B/B0值在标准曲线上查出待测样本相应的浓度值。

【讨论】

检查原理:放射免疫分析是利用放射性核素标记抗原与非标记抗原(待测抗原或标准抗原),同时和限量特异性抗体进行竞争结合反应,通过测定放射性核素标记抗原与抗体复合物的放射性活度,经相应的数学函数关系推算待测抗原的含量。其基本原理是竞争抑制反应,由于放射性核素标记抗原和非标记抗原对特异性抗体具有相同的结合能力,所以当特异性抗体的量有限时,这种结合就出现相互竞争、彼此抑制的关系。

这种竞争关系可以用下列反应式表示:

$$\begin{array}{l} {}^{*}Ag + Ab \rightleftharpoons {}^{*}Ag - Ab + {}^{*}Ag \\ \qquad\quad + \\ \qquad\quad Ag \\ \qquad\quad \Updownarrow \\ \qquad\quad Ag - Ab + Ag \end{array}$$

式中,* Ag 代表标记抗原,Ab 代表抗体,Ag 代表非标记抗原,* Ag—Ab 代表标记抗原与抗体复合物,Ag—Ab 代表非标记抗原与抗体复合物,在特异性抗体量一定时,标记抗原和非标记抗原与 Ab 结合的量取决于两者的浓度比。由于* Ag 与 Ag 两者的免疫活性完全相同,对 Ab 具有同样的亲和力。当* Ag和 Ab 恒量,Ag 和* Ag 的总量大于 Ab 上的有效结合位点时,* Ag、Ag、Ab 三者混合,* Ag—Ab 结合量将随着 Ag 的增加而减少,表明 Ag 抑制了* Ag—Ab 的结合。反之,则相反。测定反应系统中* Ag—Ab或游离* Ag 的放射性活度,通过数据处理可求出待测 Ag 的量。

【注意事项】

放射免疫试剂中含有放射性物品,患者血清为潜在生物危害物品,需按操作相应危险物品操作规范进行。操作中需戴手套、防护镜等。将试剂盒从冰箱中取出,室温下放置 30 min 方可使用。

要准确加样,加试剂:先看瓶签,再摇匀,最后吸入。加血清要一份血清一个吸头,避免交叉污染。

温育时间要保证:按说明书中所要求的时间温育,可以延长,不能缩短。

分离剂加入:混匀静置时间,可以延长,不能缩短。保证抗原抗体复合物与第二抗体的充分结合。

注意观察做出标准曲线的好坏,是不是需要修改,剔除坏点。

13.2 全自动免疫检测分析仪基本操作

(以罗氏 Cobas e601 电化学发光检测为例)

【仪器简介】

罗氏 Cobas e601 型为全自动免疫分析仪(见图 13-1),由样本盘、试剂盘、温育反应盘、电化学检测系统、计算机控制系统组成。每小时 170 个测试,从样本放入到出第一个结果的时间是 9 min 或 18 min/27 min,根据测定项目而定。有 75 个标本的样本架可随意选择,用原始采血管直接上机,样本可连续装载而不影响仪器运转。急诊样本可随时插入进行测试。可放置 25 种不同的试剂,并带有内置式恒温系统,以利试剂保存。试剂稳定性良好,在 2~8℃可保存 12~18 个月,上机后的试剂可保存 8 周有效。带有全自动二维条形码识别系统。

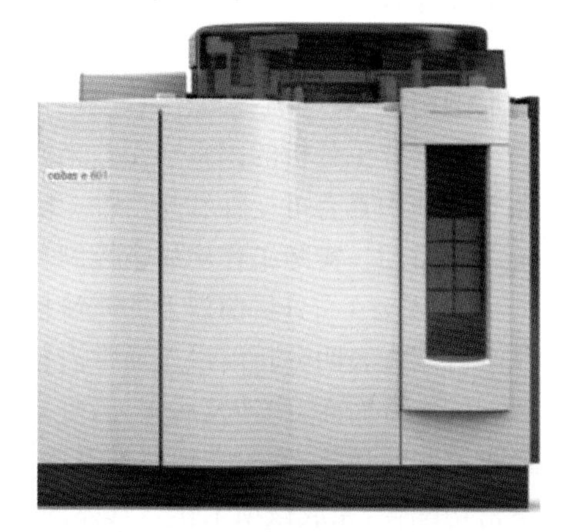

图 13-1 罗氏 Cobas e601 电化学发光检测仪

测定步骤:常规运行程序非常简单,包括选择试验、病人标本装载、验证启动条件、启动运行程序。

【检查原理】

化学发光是指物质在进行化学反应过程中伴随的一种光辐射现象。化学发光是一个多步骤的过程，其机制为某些化合物(发光剂或发光底物)可以利用一个化学反应产生的能量使其产物分子或反应中间态分子上升至电子激态。当此产物分子或中间态分子衰退至基态时，以发射光子的形式释放能量(即发光)。化学发光免疫分析(chemiluminescence immunoassay, CLIA)是在放射免疫分析技术原理的基础上，以化学发光剂为标记示踪信号(取代放射性核素标记、检测系统)建立起来的一种超微量非放射性标记免疫分析技术。该法以化学发光物质为示踪物，具有简便、快速、重复性好、无放射性污染的特点。电化学发光免疫测定(electrochemiluminescence immunoassay, ECLIA)，是一种在电极表面由电化学引发的特异性化学发光反应，包括了电化学和化学发光两个部分。分析中常用的方法是双抗体夹心法：反应中生物素标记的抗体与标本中抗原结合形成抗原-抗体复合物，再与三联吡啶钌或其衍生物N-羟基琥珀酰胺(NHS)酯标记的二抗结合形成生物素抗体-抗原-钌标记抗体复合物，加入亲和素化的顺磁性微粒后，形成亲和素微粒-生物素化抗体-抗原-钌标记抗体复合物及剩余游离抗体，游离的标记抗体在反应中被冲洗掉，而生物素-亲和素微粒双抗体夹心复合物留在检测反应池中，与碱性溶液中的三丙胺(TPA)反应，该反应中由于磁性微粒被电极板下的磁铁吸附而留在电极板表面，在加压的阳性电场条件下，复合物的吡啶钌与TPA发生氧化还原反应，在该反应中NHS与TPA两种电化学活性物质可同时失去电子发生氧化反应，由激发态回复到基态的过程中发射光子，这一过程中在电极表面的循环反应产生多个光子，使光信号增强。该光信号由仪器的光电倍增管接收传输到计算机系统，计算机系统将其在标准曲线上换算为标本中待测抗原的浓度单位，并报告结果。

【特点及优势】

ECLIA的优点是灵敏度高、测定速度快、线性范围宽、结果稳定、自动化程度高、剂保存期长、应用范围广等。

13.3 免疫分析的质量控制

13.3.1 质量控制的概念

质量控制就是使用合适的方法以检查、表示和消除来自检测质量体系的误差，或使之降低到某一允许水平并保持和改进它们的质量。

误差的来源：分为系统误差和随机误差。系统误差是由于操作者使用的试剂、仪器、校准物或操作方法上一个固定的缺陷而造成整批结果倾向性的偏差，影响结果的正确性，这种误差可以避免，应查明原因并加以纠正。随机误差是由于各个偶然因素造成同一样品多次测定的结果不一，但没有固定的倾向。尽管原因一般也容易查明，但往往难以控制而无法避免。只能通过严格操作规程，加强操作训练和增加测定次数以控制误差的程度。

影响放免分析的因素和误差来源：系统误差主要来自试剂和材料，抗原、标记抗原、抗血清、第二抗体等试剂均具有可变性和易变性。随机误差主要来自操作步骤的加样、分离和漂移。

13.3.2 实际工作中质量控制

13.3.2.1 分析前误差的质量控制

有调查表明分析前误差通常占整个实验误差的70%左右。由于分析前质量控制涉及医院和科室管理的方方面面，也涉及病人、医生、护士、检验人员及运送标本的护工，潜在因素多，是最易出现问题，最难控制的环节，实验室往往难以单方面把握，直接会影响到检验结果的准确性。所以需要临床和实验室密切配合，完成该项工作。具体内容包括：

【建立标本送检和接收制度】

(1) 标本采集后应尽快送检。

(2) 标本完整性和唯一性标识。

(3) 拒收不合格样本。

(4) 对暂不检测的特殊标本处理和超规定时间的样本,要随时登记和交班,及时对检验结果进行反馈,并对反馈信息进行分析,做到及时发现及时解决。

【采血时间的选择】

(1) 一般采血时间以早晨空腹为宜,需经常复检者应尽量固定每次采血时间。

(2) 具有昼夜节律性的激素应注明采血时间,如 Cortisol、ACTH、PRL、睾酮等。

(3) 女性激素如 E:FSH、LH、P 等应注意月经周期的变化。

(4) 呈脉冲分泌的垂体激素如 PRL、GH、ACTH 等可采用间隔 15 min 分三次抽血后分别检测。

【标本的分离与贮存】

(1) 一般标本采血后置室温下待血清自然析出后分离血清,室温较低时可放水浴箱孵育 30 min 后分离血清。

(2) 对温度较为敏感的待测物质如 ACTH、INS、C-P 等采集与保存应在低温条件下完成。

(3) 有些血样的采集需加入特殊抗凝剂。

(4) 对于普通标本,3 天内完成检测的置 4℃保存,否则冰冻保存。

(5) 标本可置冷水浴中复融,检测前注意充分混匀,应避免反复冻融。

【试剂的质量控制】

试剂应选择有资质的供应商,存储和运输应在产品规定的条件下进行。试剂应在有效期内使用。

【仪器的质量控制】

实验所使用的测量仪器及其他辅助仪器,包括水浴(培养)箱、洗板机、移液器、计时器以及微孔板等,均应按规定维护、定期校准。

对操作人员的要求:在建立完善的实验室管理制度基础上,工作人员应对本职工作有高度的责任心,并经过专业技术培训。应具备一定的基础理论知识和在实践中不断积累总结经验的能力。

13.3.2.2 分析过程中的质量控制

【室内质量控制】

由实验室工作人员采取一定的方法和步骤,连续评价本实验室工作的可靠性程度,旨在监测和控制本实验室工作的精密度,提高本室常规工作中批内、批间样本检验的一致性,以确定测定结果是否可靠、可否发出报告的一项工作。它的功能就是发现误差的产生及分析误差产生的原因,采取措施予以避免。具体方法为:①统计并观察剂量反应曲线的正常波动范围;②应用参考血清估计测定结果偏离。一般采用高、中、低三个浓度的质控血清,测定 20 批后测定平均值(靶值)和标准差(SD),采用 2SD 为限,超过 2SD 即为失控(实际应用中可能会有多个质控规则)。室内质控图如图 13-2 所示。

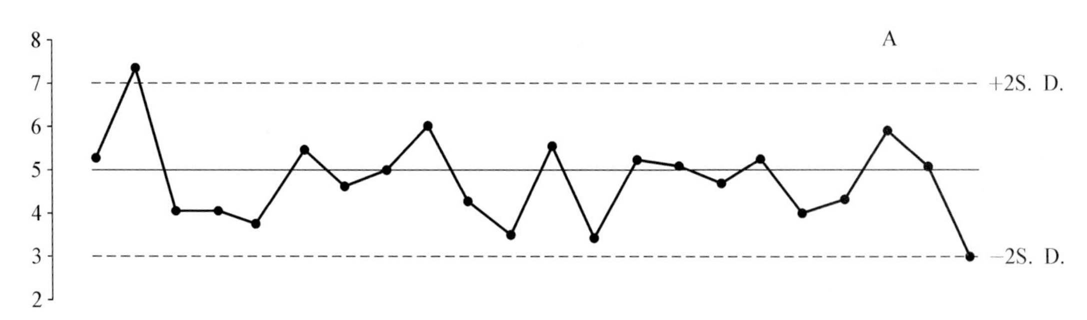

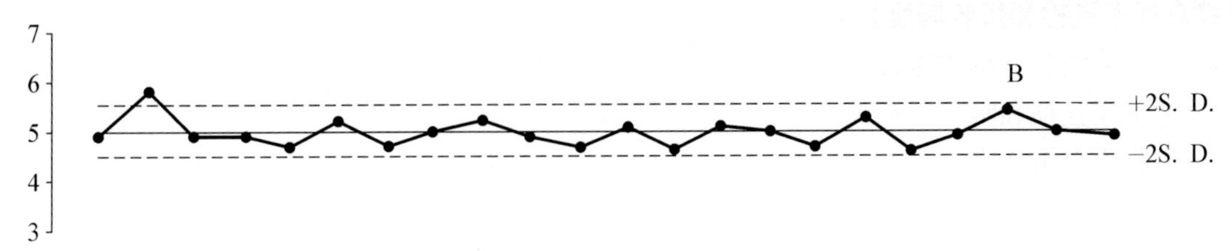

图 13-2 室内质控图

【室间质量评价】

为客观比较一实验室的测定结果与靶值的差异，由外单位机构客观地评价实验室的结果，发现误差并校正结果。其工作流程为：①接受质控品；②按规定的日期进行检测；③结果申报；④收到评价结果；⑤决定是否采取纠正措施；⑥评估采取措施的效果。

【分析后质量控制】

检测结束后应及时发出经过复核的检查报告，对检测结果进行解释。随时接受临床对检验结果的咨询，定期与临床沟通，发现问题及时查找原因并采取改进措施。

【讨论】

质量控制是实验室确保检测结果准确、可靠的重要措施。由于实验室环境，试剂的订购、运输、保存，检测样本的采集、运送、保存，仪器设备的状态和人员的操作水平等方方面面的因素均会影响到检测结果的准确性，所有实验室均会根据自身情况制定严格的操作和管理规范。轮转医师进入实验室工作应熟悉并严格遵守这些规范。

免疫检测分析是基于免疫活性进行测定的方法，不同分析体系，甚至同一厂家不同批号抗体进行的检测，结果可能会存在一定差异。因此，某一检验项目会出现不相同的参考值和参考范围。关于检测结果，有些是采用比较性分析，即测量系统中被测物的含量或活性，用单位体积内特定的效应单位 IU/mL 或 IU/L)表示。有些是采用分析性分析，即测量分析系统中某种物质的自身数量，用单位体积内物质的量 mol/L)或质量 ng/mL)表示。还有些检测，其测定结果既不能反映被测物在体内的生物活性，也不能确定物质的量，得到的仅仅是特定的分析系统对被测物的测量结果。

13.4 常用的免疫检测项目及临床意义

肿瘤标志物：肿瘤标志物是由肿瘤细胞直接产生或由非肿瘤细胞经肿瘤细胞诱导后而合成的物质。肿瘤标志物可大致分为：①肿瘤胚胎和肿瘤胎盘抗原，如 CEA、AFP、hCG；②碳水化合物分子，其抗原决定簇可被单克隆抗体识别，如 CA19-9、CA125、CA15-3；③分化和增生的抗原，如 NSE、PSA、β_2 微球蛋白；④异位产生的激素，如肺癌中的 ACTH、甲状腺癌中的降钙素；⑤异位产生的蛋白，如多发性骨髓瘤中的单克隆免疫球蛋白和本周蛋白。表 13-2 为常见肿瘤标志物及其提示的肿瘤种类。

表 13-2 常见肿瘤标志物与肿瘤的相关性

肿瘤标志物	提示的肿瘤
CEA	结肠直肠癌，乳腺癌
AFP	睾丸癌，肝细胞癌
CA 125	卵巢癌
CA 19-9	胰腺癌，胆管癌
CA 72-4	胃癌，卵巢癌

（续表）

肿瘤标志物	提示的肿瘤
CA 15-3	乳腺癌
PSA	前列腺癌
hCG	胚胎细胞癌，滋养层　肿瘤
NSE	小细胞肺癌，神经内　分泌系统肿瘤
SCC	鳞状细胞癌
CYFRA 21-1	非小细胞肺癌

13.4.1　AFP(甲胎蛋白)

人 AFP 是一种分子量为 70×10^3 的糖蛋白。在胎儿期，AFP 在胃肠道、肝、卵黄囊中合成，并释放入胎儿血或其他体液中。出生后，血中 AFP 浓度迅速下降，到出生 10 个月后达到 <15 μg/L 的正常成人水平。

【适应证】

(1) 肝细胞癌诊断与治疗随访。

(2) 胚胎细胞肿瘤(睾丸、卵巢、外生殖器肿瘤)诊断与治疗随访。

(3) 肝硬化患者向原发性肝细胞癌发展的监测。

(4) 胚胎细胞肿瘤高危险患者的监测。

【临床意义】

(1) 肝癌：由于目前小肝癌的检出率增高，诊断为肝癌的患者中仅有 60% 会有血清 AFP 浓度异常。肝癌较大的患者中，约 50% 的 AFP > 100 μg/L。在少见的肝细胞胚胎瘤中，AFP 可正常或升高。胆管细胞癌时 AFP 正常。

(2) AFP 测定对于危险人群(肝硬化、HBsAg 携带者)患原发性肝细胞癌的早期检测有价值。AFP 阳性的肝脏疾病患者发展为原发性肝细胞癌的比例较高，而且 5 年的预后较差。

(3) 胚胎细胞肿瘤：在睾丸、卵巢或外生殖腺的胚胎细胞肿瘤中含有类卵黄囊内胚胎层结构，可合成分泌 AFP，发生这些疾病时 AFP 可见升高。

(4) 其他肿瘤：从鉴别诊断的角度看，在非肝脏来源的胃肠肿瘤病例中，AFP 浓度很少升高。在非胃肠肿瘤中也很少发现 AFP 浓度升高。即使有升高，升高的 AFP 浓度主要位于 <500 μg/L 的范围内，仅发现约 4%AFP 浓度 >500 μg/L。

(5) 非恶性疾病：肝硬化患者 AFP 水平可升高，AFP 水平的升高可能维持一段时间，也可能只是短暂升高。10%～62% 的肝硬化患者 AFP 浓度升高；17% 在 15～100 μg/L 的范围内，20% <500 μg/L，仅有 1% >500 μg/L。在急性病毒性肝炎和慢性活动性肝炎的患者中也可观察到 AFP 浓度升高，此时 AFP 的升高是暂时的。

(6) 病程监测：随着肿瘤的生长速度增快，未经治疗的肿瘤(肝癌、胚胎细胞肿瘤)早期 AFP 浓度升高缓慢，随后呈指数上升。但在临近晚期的患者，AFP 的上升并不一定与肿瘤的生长相关。

(7) 治疗检测：在肿瘤完全切除的病例中，AFP 浓度可因肿瘤手术处理而发生短暂的术后升高，然后再下降到参考范围内(半衰期 <5 d)。放疗和化疗时，由于肿瘤细胞急性破坏和肿瘤溶解引起 AFP 释放，AFP 的浓度可出现短暂的升高。随后 AFP 浓度变化取决于肿瘤的组成。相同细胞组成的肿瘤(肝细胞癌)因普遍具有合成 AFP 的能力，血清中 AFP 浓度的下降反映了整个肿瘤的情况。在不同细胞群组成的肿瘤中(睾丸复合肿瘤)，AFP 浓度的下降仅反映产生标志物的细胞类型的应答。所以，对于混合性细胞肿瘤的监测要使用不同肿瘤标志物，如对睾丸肿瘤使用 AFP 和 hCG。

13.4.2 CA19-9

CA19-9的化学结构是一个单唾液酸神经节苷脂(糖脂)。它既无肿瘤特异性又无器官特异性，主要用于胰腺、肝胆和胃癌患者的早期诊断、治疗的监测和监测癌症的复发。

【临床适应证】

(1) 胰腺癌、肝癌、胆道癌或胃癌病人的诊断、筛查和病情监测。

(2) 结直肠癌(CEA之后的次选肿瘤标志物)和卵巢癌(CA125之后的次选肿瘤标志物)的诊断和病情监测。

【临床意义】

(1) 良性疾病:胆囊炎和阻塞性黄疸,胆石病,胆总管结石,胆石病,急性胆囊炎,中毒性肝炎,慢性活动性肝炎,肝硬化,原发性胆管硬化,肝细胞大面积坏死和囊性纤维化的部分病人可出现CA19-9异常升高。在慢性非活动性胰腺炎中只有<6%的病例有CA19-9升高,而急性胰腺炎和慢性胰腺炎的急性期有15%~20%病例升高,升高通常<100 IU/ml,但有时也高达500 IU/ml。鉴别胰腺癌与其他良性疾病时,建议以100 IU/ml为临界值筛检。

(2) 胰腺癌:在胰腺分泌性导管癌中,CA19-9的临床敏感度为70%~95%,特异性为72%~90%。

(3) 肝癌和胆管癌:CA19-9对肝细胞和胆管细胞癌的临床敏感度为22%~51%。为了鉴别良性或恶性胆管阻塞,界值选择为200 IU/ml(临床敏感度65%,特异性91%)比37 IU/ml(临床敏感度83%,特异性45%)更为适合。

(4) 胃癌:胃癌时CA19-9的临床敏感度为26%~60%,这与肿瘤的分期有关。CA19-9和CEA的联合应用使临床敏感度增加两倍。此外,CA19-9和CEA的联合测定还是判断外科手术预后的独立因素。

(5) 结直肠癌:CA19-9对结直肠癌的临床敏感度为18%~58%,与肿瘤的分期有关。

其他肿瘤:其他肿瘤时CA19-9的临床敏感度较低:肺癌为7%~42%,乳腺癌为10%,卵巢癌为15%~38%。

(6) 疾病监测:良性疾病,仅显示一过性上升或持续性低浓度,通常小于200 IU/ml。未经治疗的恶性疾病表现为逐步增高,可高达1 000 IU/ml。胰腺癌、肝胆癌、胃癌和结直肠癌时CA19-9值通常与外科治疗、化疗、放疗的临床病程有很好的相关性。

【注意事项】

(1) 检测方法:不同商品化试剂的CA19-9测定值之间的可比性较差,甚至使用相同的抗体和检测方法也是如此。

(2) 参考范围:最早描述的CA19-9测定,从大量健康人群中得到参考范围上限为37 IU/ml。女性的值稍高。与年龄或吸烟无关。在月经和妊娠期,15%的非妊娠妇女和10%的妊娠妇女CA19-9可分别轻度上升至70 IU/ml和120 IU/ml,这与妊娠的年龄无关。

健康人和Lewis-a/-b阴性(人群中3%~7%)的患者中测不到CA19-9,这可能是由于这些人缺乏一个能表达CA19-9表位的唾液酸转移酶和一个岩藻糖前导链。

(3) 干扰因素:假阳性值可能是由于患者经干细胞抽提或新鲜细胞治疗或经单克隆抗体(鼠)注射(如放免检测诊断或治疗)而引起的特异性或非特异性抗体结合引起的干扰。

13.4.3 CA125

CA125被认为是女性生殖道上皮表面的一个正常成分。CA125检测的主要用途是协助诊断卵巢癌,估计疗效和监测病程;还可作为CA19-9之后的胰腺癌诊断次选标志物。但对其他恶性疾病的临床敏感度和特异性较低。

临床适应证:卵巢癌的诊断和病情监测。在胰腺癌患者中作为CA19-9之后的次选标志物。

【临床意义】

(1) 良性疾病:CA125 浓度增高可见于:急性子宫附件炎、宫外子宫内膜异位、子宫内膜异位相关的囊肿、骨盆炎症疾病、腹膜炎、肠梗阻、良性胃肠道疾病、急性胰腺炎、胆石病、胆囊炎、急慢性活动性肝炎、慢性肝脏疾病、肝硬化、无肝硬化的黄疸、肝肉芽肿病、自身免疫性疾病、心和肾脏功能不全、良性附件肿瘤、Meigs 综合征和平滑肌瘤。

(2) 卵巢癌:CA125 临床敏感度为 82%～96%(界值为 35 IU/ml)和 74%～78%(界值为 65 IU/ml)。界值为 65 IU/ml 时的临床特异性为:健康妇女为 99%,子宫附件炎病例为 83%,良性卵巢肿瘤为 92%。肿瘤实体质量与 CA125 增高程度之间存在明显的相关性。此外,阳性率还依赖肿瘤的组织学类型。卵巢上皮癌的术前 CA125 水平与预后明显相关。若仅出现轻微的增高,提示肿瘤体积小,预示治疗效应佳和复发率低。相反,术前 CA125 水平高多表明疾病正在继续发展,化疗效果差。外科手术或化疗后,87%～94%的卵巢癌病例中发现血 CA125 浓度与疾病进程有很好的相关性。

(3) 其他妇科肿瘤:CA125 的临床敏感度为:乳房癌 8%～13%,宫颈癌 13%～54%,子宫内膜癌 9%～41%。

(4) 胃肠道肿瘤:CA125 的临床敏感度为:胰腺癌 45%～79%,肝转移癌 70%,肝肿瘤 40%～77%,胆管癌 46%,结直肠癌 20%～39%,胃癌 39%。CA125 浓度与肿瘤分期有很好相关性。

【注意事项】

尽管使用相同的单克隆抗体和相似的检测技术,不同生产商的试剂盒相关性较差。肿瘤患者血清中 CA125 水平可能极高,为避免高剂量 Hook 效应,测定值＞350～400 IU/ml 时应使用血清 1∶10 稀释后重复测定。用 OC125 放射免疫疗法的患者血清中常有人抗鼠 CA125 抗体,这可能会使 CA125 水平假性增高或降低。非妊娠妇女在月经期 CA125 水平偶尔会轻度增高。一些妊娠妇女的 CA125 增高,特别在妊娠第一阶段(16～268 IU/ml),会比第二阶段(12～25 IU/ml)、第三阶段(17～44 IU/ml)高。

13.4.4　CA72-4

CA72-4 是监测胃癌患者病程和疗效的首选肿瘤标志物,可与次选标志物(CEA 或 CA19-9)联合使用。CA72-4 在卵巢癌中具有一定的指示作用,可作为仅次于 CA125 的次选标志物辅助检测,对于黏蛋白型卵巢癌有较高的临床敏感度。

【临床适应证】

监测胃癌患者病程和疗效的首选肿瘤标志物,CA19-9 或 CEA 可作为次选标志物。黏蛋白型卵巢癌的次选肿瘤标志物。

【临床意义】

(1) 良性疾病:多种良性疾病的患者血清 CA72-4 浓度可升高:胰腺炎(3%)、肝硬化(4%)、肺病(17%～19%)、风湿性疾病(21%)、妇产科疾病(0～10%)、良性卵巢疾病(腺瘤、囊肿 3%～4%)、卵巢囊肿(25%)、乳房疾病(10%)、良性胃肠道疾病(5%)。相对于其他肿瘤标志物(CEA、CA19-9),CA72-4 在良性疾病中高的临床特性值得关注。这也使 CA72-4 检测不适合作为肿瘤筛查指标,仅可作为监测病程和疗效使用。

(2) 胃癌:CA72-4 与 CA19-9、CEA 相比,在肿瘤不同时期中阳性率分别为:11%, 33%, 0(ⅠA 期),20%, 20%, 13%(ⅠB 期)、13%, 16%, 19%(Ⅱ期),46%, 42%, 25%(ⅢA 期)、41%, 28%, 21%(ⅢB 期)、58%, 42%, 37%(Ⅳ期)和 56%, 32%, 11%(肿瘤复发期)。手术后的 CA72-4 水平在 1～2 周内下降到正常。70%的肿瘤复发病例中 CA72-4 的浓度会在临床发现之前或同时升高(CA19-9 为 50%、CEA 仅 20%)。CA72-4 和 CA19-9 联合检测,临床敏感度从 42%增加到 57%,而和 CEA 联合检测临床敏感度只增加到 51%。

(3) 结肠直肠癌:结肠直肠癌中 CA72-4 的临床敏感度为 20%～41%。CA72-4 浓度的上升与肿瘤的临床分期有关,这是 CA72-4 阳性率的特点。

（4）其他胃肠道肿瘤：在35%～52%的胆管癌，17%～35%的胰腺癌，以及4%～25%的食管癌患者中可见CA72－4的水平升高，但在这些病例中，CA19－9检测显著优于CA72－4。

（5）卵巢癌：卵巢癌中CA72－4的临床敏感度为47%～80%，Ⅲ～Ⅳ期的临床敏感度(56%)高于Ⅰ～Ⅱ期(10%)。在黏蛋白型卵巢癌中CA72－4的临床敏感度高于CA125。

（6）其他妇科疾病：在24%的乳腺癌，14%的宫颈癌以及54%的子宫内膜癌患者中可见CA72－4浓度上升。

13.4.5 CA15－3

CA15－3是一种300×10³的大分子糖类抗原。CA15－3是转移性乳腺癌患者病程监测的有价值的指标。由于CA15－3的检测对于局部病变的临床敏感度太低，而且在良性乳腺疾病和其他器官的癌症中也有相当数量的患者CA15－3的水平升高，因此并不适合于作为筛查和诊断指标。

【临床适应证】

乳腺癌患者治疗效果和病情监测。

【临床意义】

（1）良性疾病：血清CA15－3浓度升高可见于依赖透析的肾功能不全患者、HIV感染患者、慢性肝炎患者、支气管疾病患者、良性乳腺疾病和胸腔其他良性疾病。

（2）乳腺癌：对乳腺癌的临床敏感度为，术前在19%和22%之间。M0期为32%。淋巴结阴性病例为16%，淋巴结阳性病例为54%。转移性肿瘤为54%～91%。

（3）CA15－3阳性率与肿瘤分期：Ⅰ期为4%～16%，Ⅱ期为13%～54%，Ⅲ期为65%，Ⅳ期为54%～91%。转移性疾病中，CA15－3的血清浓度取决于转移的位置。皮肤转移时临床敏感度低(平均水平25 IU/ml，36.5%＞50 IU/ml)，结缔组织转移时临床敏感度40%或47%～83%。在并发骨转移时CA15－3水平较高，32%～75%＞27 IU/ml。

（4）监测复发：CA15－3监测肿瘤复发的临床敏感度为45%～77%，特异性为94%～98%。

（5）其他恶性疾病：在卵巢癌，子宫内膜癌，子宫癌，肺癌，胃、胰、肝细胞癌患者中也可见CA15－3浓度上升。

【注意事项】

尽管使用的抗体相同，检测方法也类似，但使用不同厂商试剂盒的结果有差异。4%～7%的哺乳期妇女血清CA15－3＞25 IU/ml，8%孕妇＞30 IU/ml。

13.4.6 CEA

CEA是一种糖蛋白，碳水化合物占50%。从结肠直肠癌或培养的克隆癌细胞中分离的CEA分子量为180×10³。CEA是结肠直肠黏膜的正常组分，同时也存在于其他上皮如阴道上皮和腺体组织如胃小弯和汗腺中。

【临床适应证】

监测结肠直肠癌术后的复发。

肝肿瘤的鉴别诊断。

【临床意义】

（1）非恶性疾病：年长或吸烟者血清中平均CEA浓度稍高于年轻人或不吸烟者。非恶性的情况下，以下疾病常可引起CEA增高：肝炎，酒精性肝硬化，胰腺炎，结肠直肠炎症疾病如溃疡性结肠直肠炎、憩室炎，以及肺炎等，但通常不超过正常值的4倍。

（2）恶性疾病：CEA浓度超过参考范围4倍则可能存在有恶性肿瘤，如CEA浓度在监测过程上升或超过参考范围上限8倍则很有可能为恶性疾病。

（3）结直肠癌：CEA临床敏感度及特异性有限。CEA上升与肿瘤分期有关：Dukes A＜20%；Dukes B 40%～60%；Dukes C 60%～80%；Dukes D 80%～85%。术后监测：如果术前增高的CEA

浓度没有达到稳定水平，肿瘤切除后6～8周逐渐上升，可能存在残留癌。如果CEA用于监测术后肿瘤复发，不管术前CEA是否增高，应该在最初的2年内每2～3个月测定一次。如果怀疑上升，CEA测定间隔应该缩短。对肿瘤进程进行诊断时，CEA增高的阳性预期值为65%～84%，阴性预期值85%～90%。

(4) 肝肿瘤的鉴别诊断：在肝肿瘤的鉴别诊断中，除影像学检查外，CEA可作为一种附加手段，尤其是连续测定时。约一半的结肠直肠癌、胰腺癌伴有肝转移的患者血清CEA水平高于参考范围上限的8～10倍，仅6%的原发性肝癌患者CEA浓度可达此水平。非恶性的肝疾病中极少见此种情况。

【注意事项】

血清或血浆CEA浓度的中位数与年龄和吸烟习惯有关。参考人群应有明确规定。通常参考范围测定应该在健康非吸烟年龄<40岁的人群中进行。CEA浓度并不呈正态分布，应取第95百分位点为参考范围的上限。CEA携有特异的和有交叉反应的抗原决定簇。交叉反应抗原存在于正常的血清或血浆中。CEA分析应避免交叉反应抗原的影响。在那些接受鼠免疫球蛋白治疗或诊断的患者血清中可能存在抗鼠Ig抗体，可干扰以鼠单克隆抗体为基础的检测。

13.4.7 NSE(神经特异性烯醇化酶，γ-烯醇化酶)

NSE检测有助于监测神经内分泌肿瘤患者的疗效和病程，尤其适用于小细胞肺癌和神经母细胞瘤。由于临床敏感度和特异性较低，NSE检测不适用于临床筛选或辅助诊断。

【临床适应证】

神经内分泌肿瘤和胺前体摄取脱羧细胞瘤患者的治疗效果和病程的监测。

小细胞肺癌(SCLC)、神经母细胞瘤。

甲状腺髓样癌。

【临床意义】

(1) 良性疾病：血清中NSE浓度升高可见于以下疾病：良性肺病(5%>12 μg/L)。脑部疾病、尿毒症患者以及50%的怀有神经管缺陷胎儿的妇女的NSE会升高。

(2) 肺癌：在恶性肺部肿瘤中，NSE的临床敏感度在非小细胞肺癌中为7%～25%，大细胞肺癌为30%～38%，腺癌为18%～30%，鳞癌为13%～20%。根据参考范围上限，小细胞肺癌患者中NSE浓度升高的百分比为60%～81%。其中局限性和扩散性疾病患者NSE升高的百分比分别为39%～67%和86%～88%。

(3) 神经母细胞瘤：在儿童神经母细胞瘤患者中，62%血清NSE水平>30 μg/L。在儿童Wilms肿瘤患者中，NSE浓度升高较低(20%的患者>30 μg/L)。在神经母细胞瘤患者中，NSE升高的水平与异常NSE值的发生率以及肿瘤分期有明显的相关性而与存活期呈负相关。

(4) 含胺和/或胺前体摄取和脱羧细胞瘤(APUDomas)：34%的APUDomas患者的血清NSE水平升高(>12.5 μg/L)，而甲状腺髓质癌患者只有11%～15%有NSE水平升高。与降钙素相比，NSE与肿瘤的程度无任何临床相关性。而且NSE的升高也见于39%的胃肠道类癌和56%的胃肠道非类癌神经内分泌肿瘤的患者中。

(5) 精原细胞瘤：68%～73%的转移性精原细胞瘤患者的NSE浓度显著升高，平均浓度达40.3 μg/L。在转移性睾丸非精原细胞胚胎细胞肿瘤患者中，只有15%的病例NSE浓度异常。NSE与精原细胞瘤病程有很好的相关性。

(6) 其他肿瘤：除肺癌外，在以下肿瘤也可见NSE升高：肾癌、乳腺癌、淋巴瘤、白血病、原发性脑肿瘤、恶性黑色素瘤和嗜铬细胞瘤。

【注意事项】

由于红细胞可释放大量的NSE，因此溶血可导致结果偏高。同样NSE也可从血小板中释放，因此，离心不充分的血浆样本NSE结果也会偏高。脂血或黄疸血清对NSE检测无干扰。

13.4.8 PSA(前列腺特异性抗原)

PSA是筛检前列腺癌的一个非常有价值的指标,常与直肠指检以及经直肠超声检查联合应用于无明显症状的>50岁的男性。另外,在原发性或转移性前列腺癌患者中,PSA还可用于疾病的分期,以及监测疗效和病程。

【临床适应证】

(1) 前列腺癌筛查。

(2) 前列腺癌治疗前疾病分期的辅助方法。

(3) 前列腺癌患者治疗效果和病程监测。

【临床意义】

1) 良性疾病

前列腺良性增生时血清PSA浓度可升高,升高的程度取决于年龄和疾病程度。21%~86%的患者PSA浓度为4~10 μg/L,大于10 μg/L不到25%。在前列腺炎和前列腺梗死的患者中也可见血清PSA浓度升高。

2) 前列腺癌

(1) 前列腺癌的筛检:前列腺癌PSA筛检的检出率为3%。同时进行直肠指检或联合经直肠超声检查和异常的病理组织活检,PSA的检出率上升到5%。若PSA检测和直肠指检均为异常,则前列腺癌的阳性预示值达50%,明显高于单独的PSA检测(20%)或直肠指检(10%)。

(2) 治疗前PSA的测定:PSA与肿瘤体积相关,尽管体积存在明显的个体差异,但仍是肿瘤病理学分期的一个独立的指标。63%的A期患者、71%的B期患者、81%的C期患者以及88%的D期患者的血清PSA水平>4 μg/L。据研究,手术前PSA水平<2 μg/L的70%的患者疾病仍局限于器官内,而PSA水平>50 μg/L的82%的患者显示无手术指征或有骨盆淋巴结转移。

(3) 前列腺根除术后病程的监测:经有效的前列腺根除术后,因PSA的半衰期2~3 d,术后PSA的水平应在3~6个月内就无法检出。若PSA浓度仍升高则预示存在残留前列腺癌组织。

(4) 放疗后病程的监测:放疗后PSA的半衰期>88 d是肿瘤进展的标志。而PSA水平在12个月内下降至参考范围是预后较好的标志(93%无进展性疾病),而PSA下降到<4 μg/L,则有进展性疾病发生的高风险(61%)。

(5) 雄激素去除治疗期间病程的监测:在转移性前列腺癌中,激素治疗前的PSA水平与无进展性疾病的生存期之间存在一定的关系。PSA的表达受激素直接影响:通过雄激素受体在分子水平下调PSA的表达。因此,雄激素抑制疗法可导致PSA浓度选择性的下降,与肿瘤无关。雄激素去除后的PSA水平高度预示临床肿瘤复发:治疗后PSA浓度下降至4 μg/L的患者维持治疗效果的时间更长,而半衰期延长至7.3±5个月则临床预示疾病进展。

【注意事项】

不同厂商PSA试剂的测定结果可能并不相同,这是由于在游离PSA和ai-抗胰蛋白酶(ACT)结合PSA的复合物的检测中存在差异。

13.4.9 促甲状腺激素(TSH)

如果下丘脑和垂体前叶功能正常,TSH浓度反映了组织中甲状腺激素的状态。TSH浓度与FT_4浓度成反相相关。

【临床适应证】

(1) 原发性甲亢或甲状腺功能减退的检测。

(2) 对继发甲状腺功能障碍,与FT_4联合测定。

(3) 先天性甲状腺功能减退的筛查。

(4) 甲状腺替代或抑制治疗的监测。

(5) 高催乳素血症的评估。

(6) 高胆固醇血症的评估。

(7) 下丘脑或垂体功能紊乱。

【临床意义】

TSH 测定是对甲状腺功能评估的重要手段,若 TSH 浓度在参考范围内,临床上没有甲亢、甲减或其他类型甲状腺功能紊乱存在,可无需再做其他检查。TSH 浓度＞4 mIU/L 表示甲减,当 TSH 浓度＜0.05 mIU/L 表示甲亢。TSH 浓度在 0.05～0.4 mIU/L 之间时,提示可能在甲状腺功能紊乱的开始阶段,需检测甲状腺激素。若单独 TSH 升高,提示亚临床甲减。

有时 TSH 水平与甲状腺激素浓度可能不一致,其发生原因可能是:①口服避孕药的妇女。孕妇 TT_4 浓度升高,TSH 水平正常表示甲状腺功能正常;②老年人。相对于年龄＜60 岁的人来说,老年人 TSH 水平可能在 0.05～0.4 mIU/L 而 TT_4(FT_4),T_3 浓度正常。

治疗中 TSH 监测:在左旋甲状腺素的治疗中,TSH 的浓度都会降至抑制范围内,如果治疗剂量不合适,服用激素不规则,则可未见 TSH 抑制,甚至会升高。在甲减的甲状腺素治疗中,最佳的治疗会引起 TSH 浓度下降至参考范围内的较低值。在甲亢的抗甲状腺药物治疗中,TSH 会升至参考范围。血样采集应在末次服药 24 h 后。

【注意事项】

孕期:大约 3%孕妇 TSH 明显降低或无法检测。据考虑是高 hCG 浓度引起的。

继发(中枢)性甲减,TSH 有可能正常,但 TSH 生物活性降低。

13.4.10　甲状腺素

甲状腺激素的测定是作为 TSH 水平不正常的进一步检测,反映了甲状腺功能障碍的存在。在血浆中,甲状腺激素绝大多数与血浆蛋白结合,只有很小部分以游离形式存在。

血浆 TT_4 的浓度依赖于激素的代谢和转运蛋白的结合能力,后者是已知的影响甲状腺功能测定批内、批间变异的关键因素。甲状腺激素的血清结合能力与下列生物因素有关:①TBG、转运蛋白、白蛋白的浓度;②这些蛋白结合特征的改变;③结合蛋白的竞争物质。

甲状腺素检测中的干扰因素总结于表 13-3。

表 13-3　甲状腺素检测中的干扰因素

干扰因素	TT_4	FT_4	FT_3
TBG 增高			
服避孕药	增高	减低	减低
先天性 TBG 增高	增高	减低	减低
孕期	增高	减低	减低
新生儿	增高	轻度增高	轻度增高
急性肝炎	增高	增高或减低	减低
TBG 减低			
先天性	减低	减低	减低
空腹	减低	轻度增高	轻度增高
肝硬化	减低	增高或轻度减低	减低
白蛋白的改变			
家族性异常白蛋白血症性高甲状腺素血症	增高	增高	增高

（续表）

干扰因素	TT_4	FT_4	FT_4
肾小球蛋白丢失	轻度减低	减低	减低
竞争结合蛋白物质			
肝素治疗	减低	增高	减低
糖尿病酮症酸中毒	减低	增高	
禁食	减低	增高	减低
乙酰水杨酸	减低	增高	轻度减低
苯妥英、苯巴比妥、卡马西平	减低	减低	减低
胺碘酮	增高或减低	增高	

FT_1 为游离甲状腺素指数，为 TT_4 值乘以 T_4 摄取试验结果得出。

13.4.10.1　总 T_4（TT_4），游离 T_4（FT_4）

【适应证】

（1）原发性甲亢或甲减患者，作为 TSH 分析的补充。

（2）甲亢治疗开始时（在治疗几周或几月后，TSH 分泌受抑制）。

（3）继发性甲亢。

【临床意义】

TT_4 和 FT_4 检测的临床意义总结于表 13-4。

表 13-4　TT_4 和 FT_4 检测的临床意义

检测值	临 床 意 义
参考范围内	健康甲状腺 地方性甲状腺肿，由缺碘引起，外周甲状腺功能正常。 在甲状腺抑制治疗中（参考范围的上限） 在甲状腺激素治疗中 潜在甲亢，如自身腺瘤的早期（单个或多个），偶尔可见 Grave's 病。 单独 T_3 升高甲亢，如自主产生激素的甲状腺瘤早期，格雷弗病 潜在甲减
升高	自主性腺瘤 Grave's 病 桥本甲状腺炎或亚急性甲状腺炎早期 药物性甲亢 甲状腺抑制治疗中（最后一次服用甲状腺激素 24 h 后收集血样） 与碘放射造影剂或含碘药物有关 垂体瘤
降低	原发性甲减 慢性甲状腺炎，甲状腺肿外科手术或放射活性碘治疗后 抗甲状腺药物治疗期间 极端碘缺乏 继发性（垂体）甲减

13.4.10.2　总 T_3(TT_3),游离 T_3(FT_3)

近 80%的外周 T_3 是由外周 T_4 转化而来,20%是由甲状腺直接分泌。在血浆中,T_3 主要结合于 TBG,与甲状腺转运蛋白结合较少。FT_3 的代谢活性是 FT_4 的 5 倍,rT_3 的代谢活性比 FT_4 活性的 5%还少。血清中 TT_3 和 FT_3 浓度反映了 T_4 向 T_3 的转化状况。

【适应证】

(1) TT_4、FT_4 正常的 T_3 甲状腺毒症的诊断。

(2) 甲亢中甲状腺毒性严重程度的指征。

(3) 亚临床甲亢病人的确诊。

(4) 原发性甲减程度的评估。

(5) 对 Grave's 病治疗的诊断评估,治疗前 TT_3(FT_3)的高浓度是一个高复发率的指标。

【临床意义】

血清中 0.1%～0.3%的 T_3 以游离形式存在,剩余＞99%与血浆蛋白结合。TT_3 血清浓度依赖于蛋白结合力的变化,由于它与蛋白结合力较 T_4 弱 10 倍,T_3 在随蛋白结合力改变影响方面明显减少。除了甲状腺分泌和蛋白结合位置,TT_3 和 FT_3 浓度更加依赖于组织中 T_4 向 T_3 的转化。转化率及随后 TT_3 和 FT_3 浓度可能会因为以下原因减少:①严重非甲状腺系统性疾病可引起低 T_3 症;②药物诱发:如糖化可的松,吲哚美辛、胺碘酮(抗心律失常药);③老年人。

TT_3 和 FT_3 检测的临床意义总结于表 13－5。

表 13－5　TT_3 和 FT_3 检测的临床意义

检测值	临 床 意 义
在参考范围内	甲状腺功能正常。 潜在功能障碍。 由于 T_4 向 T_3 转化代偿性增加引起的甲减。
增加	甲亢(绝大部分)与 T_4 不成比例升高。 甲亢病例的 5%～10%只有 TT_3(FT_3)升高。 激素结合力增加(FT_3 正常,只有 TT_3 升高)。 含 T_3 激素的服用。
减低	明显甲减(在潜在甲减中,T_3 代偿性上升)。 长期抗甲状腺治疗。 严重慢性患者和 T_4 到 T_3 转化减少的老人,可出现低 T_3 症。

【注意事项】

老年人的 TT_3(FT_3)浓度比青年人低 10%～15%,是 T_4 向 T_3 转化减少引起。孕期,在妊娠末 3 个月 TT_3 并无明显升高,产前会上升近 1.5 倍,产后 1 周恢复正常。

13.4.11　过氧化物酶抗体(TPOAb)

甲状腺过氧化物酶(TPO)是一种与膜结合的血红素蛋白,分子量约为 100 000,在甲状腺激素的生物合成中参与两种不同的反应:①酪氨酸残基的碘化;②甲状腺球蛋白上两个碘酪氨酸残基的氧化偶联。TPOAbg 一般属于 IgG1,或 IgG4。TPOAb 代表自身免疫性甲状腺疾病或有甲状腺功能障碍的危险。

【适应证】

(1) 不明原因的 TSH 升高。

(2) 不明原因的甲状腺肿。

(3) 多腺体自身免疫性疾病的评估。

(4) 自身免疫性甲状腺疾病的家族性评价。

(5) 产后甲状腺炎(孕期或产后)危险筛选。

(6) 不明原因甲亢的鉴别诊断。

【临床意义】

TPOAb 在甲状腺功能完全正常的健康人体内也可能呈阳性,特别是老年人。TPOAb 轻度上升在非免疫性甲状腺功能障碍中也有发现。在桥本甲状腺炎、萎缩性甲状腺炎和产后甲状腺炎的患者中,TPO 升高率达 90%。在 Grave's 病中,比率稍低。在自身免疫性甲状腺疾病中,TPO 浓度与临床表现一致,因为 TPOAb 是通过激活补体和淋巴细胞介导的细胞裂解作用来破坏甲状腺细胞。

【注意事项】

有些 TPOAb 分析会得到假阳性结果,这是因为与甲状腺球蛋白抗体存在交叉反应性。

13.4.12 促甲状腺激素受体抗体(TRAb)

直接抗受体的抗体性质属于异原性质,同时有兴奋和阻断性质,但整体的效果是对受体有刺激作用。

【适应征】

(1) 甲亢的鉴别诊断。

(2) 内分泌性眼病的评估。

(3) Grave's 病治疗随访。

【临床意义】

在 80%未治疗的 Grave's 患者中可检测到 TRAb。较罕见的在桥本甲状腺炎和原发性黏液性水肿的患者中也可发现。在一些 Grave's 中,促甲状腺素会发生突变,这些受体受到 TRAb 更加强有力的刺激,而患者会出现治疗不顺利的过程。用抗甲状腺药物治疗,若 TRAb 持续存在,一旦治疗中断,便有复发的危险。

13.5 推荐阅读文献

[1] 李龙、杜明华. 检验核医学(高等医学院校教材)[M]. 南京:东南大学出版社,2009.

[2] (德)托马斯主编,朱汉民等译. 临床实验诊断学:实验结果的应用和评估[M]. 上海:上海科学技术出版社,2004.

(孙晓光)

常用医学缩略语

一、临床常用缩略语

T	体温	Sig	乙状结肠镜检查术
P	脉搏	CG	膀胱造影
HR	心率	CAG	心血管造影,脑血管造影
R	呼吸	IVC	下腔静脉
BP	血压	RP	逆行肾盂造影
BBT	基础体温	RUG	逆行尿路造影
Wt	体重	UG	尿路造影
Ht	身长,身高	PTC	经皮肝穿刺胆管造影
AC	腹围	GA	胃液分析
CVP	中心静脉压	LNP	淋巴结穿刺
VE	阴道内诊	LP	肝穿刺,腰穿刺
ECG	心电图	Ca	癌
EEG	脑电图	LMP	末次月经
EGG	胃电图	PMB	绝经后出血
EMG	肌电图	PPH	产后出血
LS	腹腔镜手术	HSG	子宫输卵管造影术
MRI	磁共振成像	CS	剖宫产术
UCG	超声心动图	AID	异质(人工)授精
UT	超声检测	AIH	配偶间的人工授精
SEG	脑声波图	EPS	前列腺按摩液
BC	血液培养	DC	更换敷料
Bx	活组织检查	ROS	拆线
Cys	膀胱镜检查	KUB	尿路平片
ESO	食管镜检查	BB	乳房活检

二、实验室检查常用缩略语(1)

项目	缩写			含义
自动血液分析仪检测项目	WBC			白细胞计数
	RBC			红细胞计数
	Hb			血红蛋白浓度
	HCT			红细胞比容
	MCV			红细胞平均体积
	MCHC			红细胞平均血红蛋白浓度
	MCH			红细胞平均血红蛋白量
	RDW			红细胞分布宽度
	PLT			血小板计数
	MPV			血小板平均体积
	LY			淋巴细胞百分率
	MO			单核细胞百分率
	N			中性粒细胞百分率
	LY$_{\#}$			淋巴细胞绝对值
	MO$_{\#}$			单核细胞绝对值
	N$_{\#}$			中性粒细胞绝对值
DC	白细胞分类计数	GR 粒细胞	N	中性粒细胞
			E	嗜酸性粒细胞
			B	嗜碱性粒细胞
		LY		淋巴细胞
		MO		单核细胞
Rt	常规检查	B		血
		U		尿
		S		粪
EOS				嗜酸性粒细胞直接计数
Ret				网织红细胞计数
ESR				红细胞沉降率
MP				疟原虫
Mf				微丝蚴
LEC				红斑狼疮细胞
BG				血型
BT				出血时间
CT				凝血时间
PT				凝血酶原时间
PTR				凝血酶原时间比值

项目	缩写	含义
	APTT	部分活化凝血活酶时间
	CRT	血块收缩时间
	TT	凝血酶时间
	3P 试验	血浆鱼精蛋白副凝固试验
	ELT	优球蛋白溶解时间
	FDP	纤维蛋白(原)降解产物
	HbEP	血红蛋白电泳
	ROFT	红细胞渗透脆性试验
尿液分析仪检查项目	pH	酸碱度
	SG	比重
	PRO	蛋白质
	GLU	葡萄糖
	KET	酮体
	UBG	尿胆原
	BIL	胆红素
	NIT	亚硝酸盐
	WBC	白细胞
	RBC/BLD	红细胞/隐血
	Vc，VitC	维生素 C
尿沉渣显微镜检查	GC	颗粒管型
	HC	透明管型
	WC	蜡状管型
	PC	脓细胞管型
	UAMY	尿淀粉酶
	EPG	粪便虫卵计数
	OBT	粪便隐血试验
	OCT	催产素激惹试验
	LFT	肝功能检查
	TB	总胆红素
	DB	结合胆红素，直接胆红素
	IB	未结合胆红素，间接胆红素
	TBA	总胆汁酸
	II	黄疸指数
	CCFT	脑磷脂胆固醇絮状试验

三、实验室检查常用缩略语(2)

RFT	肾功能试验	β-LP	β-脂蛋白
BUN	尿素氮	ALT	丙氨酸氨基转移酶
SCr	血肌酐	AST	天门冬氨酸氨基转移酶
BUA	血尿酸	γ-GT	γ-谷氨酰转肽酶
Ccr	内生肌酐清除率	ALP/AKP	碱性磷酸酶
UCL	尿素清除率	ACP	酸性磷酸酶
NPN	非蛋白氮	ChE	胆碱酯酶
PFT	肺功能试验	LDH	乳酸脱氢酶
TP	总蛋白	AMY，AMS	淀粉酶
ALB	白蛋白	LPS	脂肪酶，脂多糖
GLB	球蛋白	LZM	溶菌酶
A/G	白蛋白球蛋白比值	CK	肌酸激酶
Fib	纤维蛋白原	RF	类风湿因子
SPE	血清蛋白电泳	ANA	抗核抗体
HbAlc	糖化血红蛋白	ASO	抗链球菌溶血素“O”
FBG	空腹血糖	C_3	血清补体 C_3
OGTT	口服葡萄糖耐量试验	C_4	血清补体 C_4
BS	血糖	RPR	梅毒螺旋体筛查试验
HL	乳酸	TPPA	梅毒螺旋体确证试验
PA	丙酮酸	WT	华氏反应
KB	酮体	KT	康氏反应
β-HB	β-羟丁酸	NG	淋球菌
TL	总脂	CT	沙眼衣原体
TC	总胆固醇	CP	肺炎衣原体
TG	甘油三酯	UU	解脲脲原体
FFA	游离脂肪酸	HPV	人乳头状瘤病毒
FC	游离胆固醇	HSV	单纯疱疹病毒
PL，PHL	磷脂	MPn	肺炎支原体
HDL-C	高密度脂蛋白胆固醇	TP	梅毒螺旋体
LDL-C	低密度脂蛋白胆固醇	HIV	人类免疫缺陷病毒
LPE	脂蛋白电泳		

四、实验室检查常用缩略语(3)

Hp	幽门螺杆菌	CEA	癌胚抗原
AFP	甲胎蛋白	PSA	前列腺特异抗原

（续表）

TGF	肿瘤生长因子	HLA	组织相容性抗原
PRL	催乳素	CO_2CP	二氧化碳结合力
LH	促黄体生成素	$PaCO_2$	二氧化碳分压
FSH	促卵泡激素	TCO_2	二氧化碳总量
TSTO，T	睾酮	SB	标准碳酸氢盐
E_2	雌二醇	AB	实际碳酸氢盐
PRGE，P	孕酮	BB	缓冲碱
HPL	胎盘泌乳素	BE	碱剩余
TT_4	总甲状腺素	PaO_2	氧分压
PTH	甲状旁腺激素	SaO_2	氧饱和度
ALD	醛固酮	AG	阴离子间隙
RI	胰岛素	BM-DC	骨髓细胞分类
Apo	载脂蛋白	CSF	脑脊液
EPO	促红细胞生成素	Ig(A，G，M，D，E)	免疫球蛋白
GH	生长激素	PA	前白蛋白

五、处方常用缩略语

ac	饭前	qn	每晚一次
am	上午	qod	隔日一次
aj	空腹时	sos	需要时(限用一次)
bid	1天二次	st	立即
cm	明晨	tid	1天三次
dol urg	剧痛时	prn	必要时(可多次)
hn	今晚	pc	饭后
hs	临睡前	aa	各
int. cib	饭间	ad us ext	外用
qm	每晨一次	ad us int	内服
q10 min	每10分钟一次	co	复方的
pm	下午	dil	稀释的
qd	每天一次	dos	剂量
qh	每小时一次	D. S.	给予，标记
q4h	每4小时一次	g	克
q6h	每6小时一次	ivgtt	静脉滴注
q8h	每8小时一次	id	皮内注射
q12h	每12小时一次	ih	皮下注射

六、部分常用药品名缩写

药品名	缩写	药品名	缩写
青霉素	PEN	头孢曲松	CRO，CTR
氨苄青霉素	AMP	头孢他啶	CAZ
阿莫西林	AMO，AMX，AML	头孢哌酮	CFP，CPZ
甲氧西林(新青Ⅰ)	MET	头孢甲肟	CMX
苯唑西林(新青Ⅱ)	OXA	头孢匹胺	CPM
羧苄西林	CAR	头孢克肟	CFM
替卡西林	TIC	头孢泊肟	CPD
哌拉西林	PIP	第四代头孢菌素：	
阿帕西林	APA	头孢匹罗	CPO
阿洛西林	AZL	头孢吡肟	FEP
美洛西林	MEZ	其　他：	
美西林	MEC	头孢西丁	FOX
第一代头孢菌素：		头孢美唑	CMZ
头孢噻吩(先锋Ⅰ)	CEP	头孢替坦	CTT
头孢噻啶(先锋Ⅱ)	CER	头孢拉宗	CE
头孢来星(先锋Ⅲ)	CEG	拉氧头孢	MOX
头孢氨苄(先锋Ⅳ)	CEX	舒巴坦	SUL
头孢唑啉(先锋Ⅴ)	CFZ	克拉维酸	CLAV
头孢拉定(先锋Ⅵ)	RAD	氨曲南	ATM
头孢乙腈(先锋Ⅶ)	CEC，CAC	亚胺培南	IMI，IMP
头孢匹林(先锋Ⅷ)	HAP，CP	他唑巴坦	TAZ
头孢硫脒(先锋18)	CSU		
头孢羟氨苄	CFR，FAD	链霉素	STR
头孢沙定	CXD	卡那霉素	KAN
头孢曲秦	CFT	阿米卡星	AMK
第二代头孢菌素：		庆大霉素	GEN
头孢呋辛	CFX，CXM	妥布霉素	TOB
头孢呋辛酯	CXO	奈替米星	NET
头孢孟多	CFM，FAM	西索米星	SIS
头孢磺啶	CFS	地贝卡星	DBK
头孢替安	CTM	异帕米星	ISP，ISE
头孢克洛	CEC	新霉素	NEO
第三代头孢菌素：		大观霉素	SPE，STP
头孢噻肟	CTX	红霉素	ERY
头孢唑肟	CZX	螺旋霉素	SPI，SPM

（续表）

罗红霉素	ROX	四环素	TET，TCY
阿奇霉素	AZI，AZM	多西环素（强力霉素）	DOX
交沙霉素	JOS	米诺环素（美满霉素）	MIN，MNO
氯霉素	CMP	环丙沙星	CIP，COFX，CPLX
林可霉素	LIN	培氟沙星	PEF，PEFX
克林霉素	CLI	依诺沙星	ENO，ENX，ENOX
甲硝唑	MNZ	芦氟沙星	RUFX
替硝唑	TNZ	氨氟沙星	AMFX
利福平	RFP	妥苏沙星	TFLX
甲哌利福素	RFP	加替沙星	GTFX
利福定	RFD	洛美沙星	LOM，LFLX
异烟肼	INH	新三代喹诺酮类抗菌药：	
乙胺丁醇	EMB	氟罗沙星	FLE
吡嗪酰胺	PZA	左氧氟沙星	LEV，LVX，LVFX
磷霉素	FOS	司帕沙星	SPX，SPFX
褐霉素	FD	司巴沙星	SPA
对氨基水杨酸	PAS	短效磺胺药：	
杆菌肽	BAC	磺胺二甲嘧啶	SMZ
万古霉素	VAN	磺胺异噁唑	SIZ
壁霉素	TEC	磺胺二甲异嘧啶	SIMZ
原始霉素	PTN	中效磺胺药：	
曲古霉素	TSA	磺胺嘧啶	SD，SDI
丰加霉素	TMC	磺胺甲噁唑	SMZ
卷须霉素	CPM	磺胺苯唑	SPP
粘杆菌素	COM	长效磺胺药：	
争光霉素	BLM	磺胺邻二甲氧嘧啶	SDM
第一代喹诺酮类抗菌药：		磺胺对甲氧嘧啶	SMD
萘啶酸	NAL	磺胺间甲氧嘧啶	SMM
恶喹酸	OXO	磺胺甲氧嗪	SMP，SMPZ
西诺沙星	CIN	磺胺二甲氧嗪	SDM
第二代喹诺酮类抗菌药：		甲氧苄胺嘧啶	TMP
吡哌酸	PPA		
第三代喹诺酮类抗菌药：		两性霉素 B	AMB
诺氟沙星	NOR，NFLX	制霉菌素	NYS
氧氟沙星	OFL，OFX，OFLX	咪康唑	MIC

（续表）

益康唑	ECO	利巴韦林	RBV
酮康唑	KET	干扰素	IFN
氟康唑	FCZ，FLU	胸腺肽	XXT
伊曲康唑	ICZ，ITC	肌酐	HXR
阿昔洛韦	ACV	γ-氨酪酸（γ-氨基丁酸）	GABA
更昔洛韦	GCV	乙烯雌酚	DES
泛昔洛韦	FCV	6-氨基己酸	EACA
伐昔洛韦	VCV	破伤风抗毒素	TAT